《中国老年糖尿病诊疗指南（2021 年版）》

专家解读

U0230227

主　编　郭立新　肖新华

副主编　潘　琦　刘幼硕

　　　　　国 家 老 年 医 学 中 心
指　导　中华医学会老年医学分会
　　　　　中国老年保健协会糖尿病专业委员会

人民卫生出版社

·北 京·

图书在版编目（CIP）数据

《中国老年糖尿病诊疗指南（2021年版）》专家解读 /
郭立新，肖新华主编 . —北京：人民卫生出版社，
2022.9

ISBN 978-7-117-33530-0

Ⅰ. ①中… Ⅱ. ①郭… ②肖… Ⅲ. ①老年病–糖尿
病–诊疗–指南 Ⅳ. ①R587.1-62

中国版本图书馆 CIP 数据核字（2022）第 160763 号

人卫智网	www.ipmph.com	医学教育、学术、考试、健康， 购书智慧智能综合服务平台
人卫官网	www.pmph.com	人卫官方资讯发布平台

《中国老年糖尿病诊疗指南（2021 年版）》
专家解读
《Zhongguo Laonian Tangniaobing Zhenliao Zhinan（2021 Nian Ban）》
Zhuanjia Jiedu

主　　编：郭立新　　肖新华
出版发行：人民卫生出版社（中继线 010-59780011）
地　　址：北京市朝阳区潘家园南里 19 号
邮　　编：100021
E - mail：pmph @ pmph.com
购书热线：010-59787592　010-59787584　010-65264830
印　　刷：北京顶佳世纪印刷有限公司
经　　销：新华书店
开　　本：710×1000　1/16　　印张：14
字　　数：201 千字
版　　次：2022 年 9 月第 1 版
印　　次：2022 年 10 月第 1 次印刷
标准书号：ISBN 978-7-117-33530-0
定　　价：49.00 元

编 者 （按姓氏拼音排序）

毕　艳　（南京鼓楼医院）

陈　宏　（南方医科大学珠江医院）

陈　彤　（北京医院·国家老年医学中心）

陈　伟　（北京协和医学院北京协和医院）

陈　阳　（南京医科大学第一附属医院）

陈逗逗　（南京医科大学第一附属医院）

陈莉明　（天津医科大学朱宪彝纪念医院）

陈树春　（河北省人民医院）

陈晓平　（中日友好医院）

崔　巍　（西安交通大学第一附属医院）

邓明群　（北京医院·国家老年医学中心）

窦京涛　（解放军总医院第一医学中心）

杜建玲　（大连医科大学附属第一医院）

杜瑞琴　（火箭军特色医学中心）

谷伟军　（解放军总医院第一医学中心）

郭立新　（北京医院·国家老年医学中心）

贺洁宇　（中南大学湘雅二医院）

侯新国　（山东大学齐鲁医院）

黄剑锋　（北京医院·国家老年医学中心）

康　琳　（北京协和医学院北京协和医院）

匡洪宇　（哈尔滨医科大学附属第一医院）

李　军　（石河子大学医学院第一附属医院）

李　玲　（中国医科大学附属盛京医院）

李　梅　（北京协和医学院北京协和医院）

李　爽　（中南大学湘雅二医院）

李　焱　（中山大学孙逸仙纪念医院）

李春霖　（解放军总医院第一医学中心）

李全民　（火箭军特色医学中心）

李延峰　（北京协和医学院北京协和医院）

李玉秀　（北京协和医学院北京协和医院）

梁瑜祯　（广西医科大学第二附属医院）

刘　静　（甘肃省人民医院）

刘　铭　（天津医科大学总医院）

刘　煜　（南京医科大学附属逸夫医院）

刘幼硕　（中南大学湘雅二医院）

麻　静　（上海交通大学医学院附属仁济医院）

潘　琦　（北京医院·国家老年医学中心）

冉兴无　（四川大学华西医院）

沈　洁　（南方医科大学顺德医院）

孙亚东　（吉林省人民医院）

汪志红　（重庆医科大学附属第一医院）

王　清　（吉林大学中日联谊医院）

王　翼　（中南大学湘雅二医院）

王爱红　（解放军战略支援部队特色医学中心）

王海宁　（北京大学第三医院）

王世东　（北京中医药大学东直门医院）

王艳姣　（中南大学湘雅二医院）

王正珍　（北京体育大学运动医学与康复学院）

武晓泓　（浙江省人民医院）

肖新华　（北京协和医学院北京协和医院）

谢　云　（天津医科大学朱宪彝纪念医院）

徐　勇　（西南医科大学附属医院）

杨　涛　（南京医科大学第一附属医院）

袁戈恒　（北京大学第一医院）

袁明霞　（首都医科大学附属北京友谊医院）

曾天舒　（华中科技大学同济医学院附属协和医院）

詹俊鲲　（中南大学湘雅二医院）

章　秋　（安徽医科大学第一附属医院）

张献博　（北京医院·国家老年医学中心）

赵　冬　（首都医科大学附属北京潞河医院）

肇炜博　（解放军战略支援部队特色医学中心）

周丽媛　（北京协和医学院北京协和医院）

前　言

我国已进入老龄化社会,国家统计局 2020 年 2 月 28 日公布的《中华人民共和国 2019 年国民经济和社会发展统计公报》数据显示,我国 65 岁及以上人口约 1.76 亿,占比为 12.6%。按照国际惯例,65 岁及以上的人群定义为老年人,而年龄≥65 岁的糖尿病患者定义为老年糖尿病患者,包括 65 岁以前和 65 岁及以后诊断糖尿病的老年人。随着我国老龄化的加剧以及日益增长的老年糖尿病管理需求,老年糖尿病患者的管理亟须规范,但目前国内尚无一部关于老年糖尿病管理的权威指南。国务院办公厅印发的《中国防治慢性病中长期规划(2017—2025 年)》强调,至 2025 年,糖尿病患者管理人数将达到 4 000 万人,糖尿病患者规范管理率须达到 70%。

尽管糖尿病诊疗的一般性原则可能适用于老年患者,但老年糖尿病患者具有并发症和 / 或伴发病多、症状不典型、低血糖风险高、患者自我管理能力差等特点,在血糖管理手段和目标制定、药物选择原则等方面有其特殊性。国家老年医学中心、中华医学会老年医学分会、中国老年保健协会糖尿病专业委员会组织国内糖尿病、老年病及相关领域的知名专家共同撰写了《中国老年糖尿病诊疗指南(2021 年版)》(简称《指南》)。《指南》依据目前国内外老年糖尿病领域的最新研究成果,同时参考相关专业学会的指南和 / 或共识,结合我国具体临床实践,经过多轮线下、线上讨论,反复凝练而成。自发布以来,《指南》在学界引起了广泛关注,对于指导和帮助临床医师对老年糖尿病患者进行全方位、全周期的规范化综合管理,改善中国老年糖尿病患者的临床结局具有重要意义。

由于《指南》篇幅有限,无法详尽阐述证据及推荐。为了更好地帮助临床医师,尤其是基层医师,理解并使用《指南》,《指南》编写委员会再次组织全国糖尿病、老年病及相关领域专家共同撰写了《〈中国老年糖尿病诊疗指南（2021年版）〉专家解读》（简称《指南专家解读》）。《指南专家解读》在章节排布上基本与《指南》一致,每个章节分为两部分:指南内容和解读,在介绍指南内容后,围绕指南内容进行解读,在解读中对指南的推荐进行了更广和更深的阐释,对于正确理解并应用《指南》指导临床工作具有重要作用。希望在本《指南专家解读》的帮助下,老年糖尿病患者管理的分层和个体化策略、适用于老年糖尿病患者的血糖管理路径以及老年患者血糖管理的简约治疗理念和"去强化治疗"策略能被更好地应用,为改善我国老年糖尿病患者的临床结局,实现我国慢性病防治中长期规划目标和"健康中国2030"添砖加瓦。

郭立新　肖新华
2022年5月

目　录

第一章　老年糖尿病及其并发症的流行病学

📍 指南内容

2019 年的数据显示,中国≥65 岁的老年糖尿病患者数约 3 550 万,居世界首位,占全球老年糖尿病患者的 1/4,且呈现上升趋势[1]。我国 60 岁以上人群糖尿病患病率仍有随年龄增长的趋势,70 岁以后渐趋平缓。2017 年一项关于中国大陆人群的大型横断面研究结果显示,依据美国糖尿病学会 2018 年糖尿病诊断标准,60~69 岁人群糖尿病患病率为 28.8%,≥70 岁的人群中患病率为 31.8%,女性患病率高于男性[2]。

老年糖尿病并发症的确切发生率尚无高质量数据。年龄和病程均为糖尿病慢性并发症发生的高危因素[3],糖尿病与缺血性心脏病、脑卒中、慢性肝病、肿瘤、女性慢性泌尿生殖系统疾病等死亡风险相关[4],且老年糖尿病患者的死亡率明显高于未患糖尿病的老年人[5]。

老年人是多种慢性疾病的易发人群,老年 2 型糖尿病(T2DM)患者合并高血压和 / 或血脂异常的比例高达 79%[6]。制定临床诊疗方案时,应进行充分评估,争取安全有益地控制多项代谢异常所致的损害,延缓老年糖尿病患者的病程进展,全面改善生活质量。

❓ 解　读

糖尿病是老龄化社会中巨大的慢性疾病负担。随着中国经济的高速发展、生活方式的改变,以及人口老龄化进程的加速,老年糖尿病的患病率急速上升,已成为继心脑血管疾病、癌症之后另一严重危害健康的重要慢性非传染性疾病[7]。国际糖尿病联盟糖尿病地图显示,据估计 2019 年 65~99 岁全球人群中有 1.356 亿人(19.3%)患糖尿病,预计到 2030 年将达 1.952 亿人,2045 年达 2.762 亿人。我国多次全国糖尿病流行病学调查数据显示,老年人群糖尿病患病率明显增加[8-12]。2007—2008 年我国流行病学调查数据显示,老年糖尿病的患病率为 20.4%[7];2010 年升至 22.86%,另有数量众多的糖耐量减低(IGT)人群[12]。2019 年中国≥65 岁的老年糖尿病患者数约 3 550 万,占全球老年糖尿病患者的 1/4,居世界首位,且呈上升趋势,预测到 2030 年将达到 5 430 万,2045 年将达到 7 810 万[1]。国家统计局 2020 年 2 月 28 日公布的《中华人民共和国 2019 年国民经济和社会发展统计公报》数据显示,我国 65 岁及以上人口约 1.76 亿,占总人口的 12.6%[13],其中,45% 以上的老年人处于糖尿病前期状态。老年糖尿病患病率表现为城市高于农村、经济发达地区高于经济不发达地区、女性略高于男性。综上,老年糖尿病患病率高,老年糖尿病前期人数多,应加强老年人群糖尿病的筛查,老年人群是糖尿病防治的重点对象。

糖尿病显著增加缺血性心脏病、脑卒中、慢性肝病、肿瘤(肝癌、乳腺癌)的死亡风险[8],老年糖尿病患者的死亡率明显高于老年非糖尿病人群[5]。老年糖尿病的治疗目标是减少急慢性并发症导致的伤残和死亡,改善生存质量,提高预期寿命。但国内糖尿病患者延迟诊断很常见,大约 10% 的患者在糖尿病确诊时已合并一种及以上慢性并发症;随着病程的不断发展,并发症发生率进一步增加。目前尚不清楚老年糖尿病并发症的确切发生率。老年人是多种慢性病的易发人群,老年人群中 40%~70% 患高血压,30%~50% 患血脂异常;同时合并糖代谢紊乱、高血压、腹型肥胖、高甘油三酯血症的老年人高达 30%~40%。高血压和血脂异常是老年人心脑血管疾病死亡最主要的危险因素,老年 T2DM 患者合并高血压和/或血脂异常的比例高达 79%[6],三者并存将使心脑血管疾病死亡风险增加 3 倍。在制定临床诊疗方案时,应充分评估病情,争取安全有效地控制多项代谢异常所致的损害,减少不良结局,延缓老年糖尿病患者的病情进展,全面改善生活质量。

总之,中国老年糖尿病人数众多,老年糖尿病患者具有合并症/并发症高发的特点,需要针对老年糖尿病患者的特点进行科学有效的管理。

(杜瑞琴 李全民)

参考文献

[1] SINCLAIR A, SAEEDI P, KAUNDAL A, et al. Diabetes and global ageing among 65-99-year-old adults：Findings from the International Diabetes Federation Diabetes Atlas, 9th edition [J]. Diabetes Res Clin Pract, 2020（162）: 108078.

[2] LI Y, TENG D, SHI X, et al. Prevalence of diabetes recorded in mainland China using 2018 diagnostic criteria from the American Diabetes Association：nation cross sectional study [J]. BMJ（Clinical researched）, 2020（369）: m997.

[3] 刘赢, 许琳. 2型糖尿病慢性并发症危险因素分析 [J]. 社区医学杂志, 2020, 18（17）: 1187-1190.

[4] BRAGG F, HOLMES M V, IONA A, et al. Association between diabetes and cause-specific mortality in rural and urban areas of China [J]. JAMA, 2017, 317（3）: 280-289.

[5] BARNETT K N, MCMURDO M E, OGSTON S A, et al. Mortality in people diagnosed with type 2 diabetes at an older age：a systematic review [J]. Age Ageing, 2006, 35（5）: 463-468.

[6] JI L, HU D, PAN C, et al. Primacy of the 3B approach to control risk factors for cardiovascular disease in type 2 diabetes patients [J]. Am J Med, 2013, 126（10）: e11-e22.

[7] 中华医学会糖尿病学分会. 中国2型糖尿病防治指南（2017年版）[J]. 中华糖尿病杂志, 2018, 10（1）: 4-67.

[8] 全国糖尿病研究协作组调查研究组. 全国14省市30万人口中糖尿病调查报告 [J]. 中华内科杂志, 1981, 20（11）: 678-683.

[9] PAN X R, YANG W Y, LI G W, et al. Prevalence of diabetes and it risk factors in China, 1994. National Diabetes Prevention and Control Cooperative Group [J]. Diabetes Care, 1997, 20（11）: 1664-1669.

[10] 李立明, 饶克勤, 孔灵芝, 等. 中国居民2002年营养与健康状况调查 [J]. 中华流行病学杂志, 2005, 26（7）: 478-484.

[11] YANG W, LU J, WENG J, et al. Prevalence of diabetes among men and women in China [J]. N Engl J Med, 2010, 362（12）: 1090-1101.

[12] XU Y, WANG L, HE J, et al. Prevalence and control of diabetes in Chinese adults [J]. JAMA, 2013, 310（9）: 948-959.

[13] 国家统计局. 中华人民共和国2019年国民经济和社会发展统计公报 [A/OL]. （2020-2-28）[2022-2-10]. http：//www.stats.gov.cn/tjsj/zxfb/202002/t202002281728913.html.

第二章　老年糖尿病的诊断、分型及特点

！ 要点提示

1. 采用世界卫生组织（1999 年）糖尿病诊断标准。（A）[①]

2. 老年糖尿病分为 1 型糖尿病（T1DM）、T2DM 和特殊类型糖尿病等。（A）

3. 老年糖尿病具有其自身特点，包括症状不典型、并发症和／或伴发病多等。（B）

4. 建议对初诊的老年糖尿病患者进行肿瘤相关筛查。（C）

指南内容

一、老年糖尿病的诊断

采用世界卫生组织 1999 年的糖尿病诊断标准，即根据空腹血糖、随机血糖或口服葡萄糖耐量试验后 2 小时血糖作为糖尿病诊断的主要依据，没有糖尿病典型临床症状时必须重复检测以确认诊断。

老年糖尿病诊断标准为：典型糖尿病症状（烦渴多饮、多尿、多食、不明原因体重下降）加上随机静脉血浆葡萄糖≥11.1mmol/L；或加上空腹静脉血浆葡萄糖≥7.0mmol/L；或加上葡萄糖负荷后 2 小时静脉血浆葡萄糖≥11.1mmol/L。无糖尿病典型症状者，需改日复查确认（表 2-1）。WHO 建议在条件具备的国家和地区采用糖化血红蛋白（HbA_{1c}）≥6.5% 作为糖尿病的诊断切点[1]。国内符合要求的实验室检测的 HbA_{1c} 也可以作为糖尿病的诊断指标。

---

① 《中国老年糖尿病诊疗指南（2021 年版）》将证据级别分为 A、B、C。证据级别 A：证据基于多项随机对照试验或 Meta 分析。证据级别 B：证据基于单项随机对照试验或多项非随机对照研究。证据级别 C：仅为专家共识意见和／或基于小规模研究、回顾性研究和注册研究结果。

表 2-1 老年糖尿病诊断标准

诊断标准	静脉血浆葡萄糖或 HbA$_{1c}$ 水平
有典型糖尿病症状（烦渴多饮、多尿、多食、不明原因体重下降）加上	
随机血糖	≥11.1mmol/L
或加上空腹血糖	≥7.0mmol/L
或加上葡萄糖负荷后 2 小时血糖	≥11.1mmol/L
或加上 HbA$_{1c}$	≥6.5%
无糖尿病典型症状者,需改日复查确认	

注:随机血糖指不考虑上次用餐时间,一天中任意时间的血糖,不能用来诊断空腹血糖受损或糖耐量异常;空腹状态指至少 8 小时没有进食热量;HbA$_{1c}$ 须在符合标准化测定要求的实验室进行检测。

二、老年糖尿病的分型及特点

老年糖尿病是指年龄≥65 岁,包括 65 岁以前诊断和 65 岁以后诊断的糖尿病患者。老年糖尿病患者以 T2DM 为主,包含少数的 T1DM 和其他类型糖尿病。

《指南》分型根据世界卫生组织 1999 年糖尿病病因学分型体系,将老年糖尿病分为 T1DM、T2DM 和特殊类型糖尿病（如单基因糖尿病、胰腺外分泌疾病、药物或化学品所致的糖尿病等）。近年来不断有学者提出新的糖尿病分型方案,但各方案均存在一定的局限性。老年糖尿病患者的分型虽然重要,但更应关注老年糖尿病患者的特殊性。多数老年糖尿病患者的临床症状不典型,无明显的"三多一少"（即烦渴多饮、多尿、多食、不明原因体重下降）症状;老年糖尿病患者合并症和 / 或伴发病较多,甚至以并发症或伴发病为首发表现。由于糖尿病和多种恶性肿瘤相关,尤其是 68% 的胰腺癌患者存在血糖升高[2-3],建议对初诊的老年糖尿病患者进行肿瘤筛查。

? 解 读

一、老年糖尿病的诊断

"老年人"是人为界定的概念,其标准国际上尚未完全统一。随着人类平均寿命的延长,越来越多的国家或组织将年龄≥65 岁的人界定为老年人。《指南》中老年糖尿病患者指年龄≥65岁,包括65岁以前诊断和65岁以后新诊断的糖尿病患者。

随着年龄增加,血糖水平会逐渐升高。但目前缺乏针对老年人基于年龄增加的血糖参考值界定标准的研究,因此遵照一般人群的糖尿病诊断标准进行诊断。《中国2型糖尿病防治指南(2020年版)》中明确指出,在有严格质量控制的实验室,采用标准化方法测定的HbA_{1c}可以作为糖尿病的补充诊断标准,并与世界卫生组织的建议一致,将HbA_{1c}的诊断切点定在6.5%[1]。《指南》同样将HbA_{1c}纳为老年糖尿病的诊断指标之一。老年人以碳水化合物为主要供能来源,餐后血糖升高更为突出,仅筛查空腹血糖或HbA_{1c}具有一定局限性,易漏诊以餐后血糖升高为主要血糖异常表现的患者。因此,葡萄糖负荷后2小时血糖是老年人群中糖尿病诊断的重要指标。

但上述糖尿病诊断标准在老年人群中仍存在局限性。例如,老年人的血红蛋白寿命与一般人群不同,而HbA_{1c}水平受血红蛋白寿命影响,因此,以HbA_{1c}≥6.5%作为老年糖尿病的诊断切点需要进一步研究支持。此外,老年人常合并多种疾病,共病状态是否影响血糖以及HbA_{1c}的检测也需进一步研究。基于一般人群糖尿病诊断标准进行的老年糖尿病诊断与预后相关性也缺乏研究证据支持,仍需开展更多针对老年人群血糖与并发症关联的研究,为制定针对老年人的糖尿病诊断标准提供依据。

二、老年糖尿病的分型及特点

近20年来,随着基因组学和代谢组学等现代生物技术的发展,糖尿病的分型有了新的探索。2018年,来自瑞典隆德大学的Leif Groop教授团队根据诊断时的年龄、体质指数(BMI)、谷氨酸脱羧酶抗体(GADA)、HbA_{1c}、β细胞功能和胰岛素抵抗指数6个变量,将患者分为严重自身免疫性糖尿病(SAID)、严重胰岛素缺乏糖尿病(SIDD)、严重胰岛素抵抗糖尿病(SIRD)、轻度肥胖相关糖尿病(MOD)和轻度年龄相关糖尿病(MARD)[4]。其他地区及种族中的研究提示此分型方法具有一定的可重复性[5-6]。Leif Groop教授团队的研究中,39.1%的患者被归为MARD,

这一类型患者的年龄较其他类型更大,而代谢紊乱较轻。他们的研究发现,MARD 与 T2DM 易感基因 $TCF7L2$($rs7903146$)以及胰岛素分泌风险评分显著相关。MARD 可以代表一部分老年糖尿病患者,对认识和理解老年糖尿病的临床特点和发病机制有意义。尽管学者对糖尿病分型进行了积极的探索,但被广泛认可的糖尿病新分型方法仍未出现。上述糖尿病分型也是基于一般糖尿病人群进行的探索,而并非针对老年糖尿病患者。在老年糖尿病患者中,有助于指导治疗并改善患者预后的糖尿病分型系统仍需进一步探索。《指南》沿用目前临床广泛接受的 1999 年世界卫生组织的糖尿病分型体系,将老年糖尿病分为 T1DM、T2DM 和特殊类型糖尿病(如单基因糖尿病、胰腺外分泌疾病、药物或化学品所致的糖尿病等)。

老年糖尿病患者分型固然重要,但关注老年患者的特殊性,基于患者特点个体化制定糖尿病管理策略更不容忽视。相较非老年患者,老年糖尿病患者具有以下特点:①尽管老年糖尿病患者是根据年龄进行定义的,但年龄不能反映患者的健康状况。老年糖尿病患者在身体健康程度、功能状态以及认知能力等多个方面个体差异较大。②高血糖相关临床症状可能不典型,无口干、多饮、体重下降等表现,而以合并症或伴发病为首发表现。③通常病程较长,合并大血管病变、视网膜病变、肾脏病变和神经病变等慢性并发症的比例更高。④常伴发高血压、血脂异常、高尿酸血症等代谢异常,以及心脏、肝脏、肾脏功能不全等慢性疾病。⑤可能合并多种老年综合征,如肌少症、衰弱、跌倒、阿尔茨海默病等。⑥由于知识水平限制、认知功能下降、肢体活动障碍等,自我管理能力降低,出现药物漏服、重复用药等问题的概率更高。⑦多重用药是老年人较为普遍且难以避免的现象。多重用药会增加药物相互作用风险,不仅可能影响降糖疗效,也可能增加低血糖等不良事件的风险。⑧神经反应性减弱,低血糖的反应阈值下降,低血糖风险更高,可导致患者跌倒、心律失常,甚至昏迷及死亡等不良结局。⑨胃肠道功能差,营养不良风险高。应重视老年糖尿病患者的营养治疗,选择胃肠道不良反应小与对体重影响小的降糖药物,避免诱发或加重老年患者营养不良。⑩老年糖尿病患者,多表现为餐后血糖升高。⑪增龄和糖尿病均是肿瘤发生的危险因素,老年糖尿病患者须警惕肿瘤,尤其须警惕胰腺癌。但对所有初诊的老年糖尿病患者进行胰腺影像学检查不实际,应根据患者是否存在体重下降、肿瘤家族史等临床特点,个体化选择肿瘤筛查项目。

　　总之,强调老年糖尿病的临床特点,有利于制定个体化的治疗策略,改善患者预后和临床结局。

(郭立新)

参考文献

[1] WORLD HEALTH ORGANIZATION. Use of Glycated Haemoglobin(HbA$_{1c}$)in the Diagnosis of Diabetes Mellitus:Abbreviated Report of a WHO Consultation[A/OL]. WHO/NMH/CHP/CPM/11.1. 2011. https://www.ncbi.nlm.nih.gov/books/NBK304267/pdf/Bookshelf_NBK304267.pdf.

[2] AGGARWAL G,KAMADA P,CHARI S T. Prevalence of diabetes mellitus in pancreatic cancer compared to common cancers[J]. Pancreas,2013,42(2):198-201.

[3] ANDERSEN D K,KORC M,PETERSEN G M,et al. Diabetes,Pancreatogenic diabetes,and pancreatic cancer[J]. Diabetes,2017,66(5):1103-1110.

[4] AHLQVIST E,STORM P,KÄRÄJÄMÄKI A,et al. Novel subgroups of adult-onset diabetes and their association with outcomes:a data-driven cluster analysis of six variables[J]. Lancet Diabetes Endocrinol,2018,6(5):361-369.

[5] ZOU X,ZHOU X,ZHU Z,et al. Novel subgroups of patients with adult-onset diabetes in Chinese and US populations[J]. Lancet Diabetes Endocrinol,2019,7(1):9-11.

[6] WANG W H,PEI X B,ZHANG L N,et al. Application of new international classification of adult-onset diabetes in Chinese inpatients with diabetes mellitus[J]. Diabetes Metab Res Rev,2021,37(7):e3427.

第三章　老年糖尿病的三级预防

指南内容

一、一级预防

增龄是糖尿病的高危因素之一,老年人是糖尿病的易患人群。在老年人中开展健康教育,通过传递健康知识、改进生活方式(如合理膳食、强度适宜的运动等)以降低罹患糖尿病的风险。此外,有必要对老年人进行血糖与 HbA_{1c} 的筛查,加强对老年人群的心血管疾病风险因素管理(如戒烟、限酒、控制血压和血脂等)。

二、二级预防

对老年糖尿病患者应尽早诊断,并且在诊断时即应进行全面的并发症筛查及重要脏器功能评估,指导生活方式干预并结合患者情况进行合理治疗,定期进行并发症的筛查,以减少并发症的发生。

三、三级预防

对已出现并发症的老年糖尿病患者应采取及时有效的综合治疗措施,多学科联合管理,阻止糖尿病并发症的发生或延缓其进展,降低老年患者致残率和死亡率,提高生命质量。

? 解　读

一、老年糖尿病一级预防策略

主要目的是预防糖尿病的发生,主要策略包括:在老年人群中宣传糖尿病防治知识,提高对糖尿病危害的认识;提倡健康的生活方式,如合理饮食、强度适宜的运动、戒烟限酒、心理平衡;定期检查血糖与 HbA_{1c},一且发现有糖耐量受损或空腹血糖受损，应及早进行严格的生活方式干预，以预防或延缓糖尿病的发生。多项随机对照研究显示，IGT人群接受生活方式干预可延迟或预防T2DM的发生[1-3]。二甲双胍、α-葡萄糖苷酶抑制剂、噻唑烷二酮（thiazolidinedione，TZD）类药物、胰高血糖素样肽-1（glucagon-like protein 1，GLP-1）受体激动剂以及减重药物奥利司他等均可降低糖尿病发生风险。但上述药物研究并非针对老年人，且需考虑到老年期发病的糖尿病对预期寿命影响较小，服用预防糖尿病药物后不良反应可能更多。综上，建议老年人一级预防手段主要为：健康教育、改进生活方式、筛查血糖与HbA$_{1c}$、加强心血管疾病风险因素管理。

二、老年糖尿病二级预防策略

　　糖尿病二级预防的关键是尽早诊断糖尿病，且在诊断时即进行全面的并发症筛查及重要脏器功能评估。必须强调综合管理，除血糖达标外，还要求血脂、血压达标，体重保持在合理范围，以控制导致并发症的危险因素，定期进行并发症筛查，以减少并发症的发生。①老年高危人群的糖尿病筛查：建议针对高危人群进行糖尿病筛查[4-5]。空腹血糖筛查宜作为常规的筛查方法，但有漏诊的可能性，条件允许时应筛查任意点血糖和HbA$_{1c}$。如果空腹血糖≥6.1mmol/L或随机血糖≥7.8mmol/L，建议行口服葡萄糖耐量试验。首次筛查结果正常者，每3年至少重复筛查一次[6]。②血糖控制：糖尿病控制与并发症试验（DCCT）、英国前瞻性糖尿病研究（UKPDS）等结果提示，早期严格控制血糖可显著降低糖尿病微血管病变的发生风险，并与长期随访中糖尿病微血管病变、心肌梗死及全因死亡的发生风险下降相关[7-8]。但是，在糖尿病病程较长、年龄较大且具有多个心血管疾病危险因素或合并心血管疾病的人群中，强化血糖控制与全因死亡风险增加相关[9-11]。因此，尽早诊断糖尿病并进行血糖控制，可能有助于降低老年糖尿病并发症及死亡风险，但血糖控制目标应个体化。③血压、血脂控制：英国前瞻性糖尿病研究（UKPDS）显示，在新诊断的T2DM患者中，强化血压控制可以显著降低糖尿病大血管及微血管病变的发生风险[12]。英国心脏保护研究-糖尿病亚组分析（HPS-DM）等结果显示,应用他汀类药物可以减少心血管事件[13]。建议对于老年糖尿病患者采取降糖、降压、调脂等综合治疗,以预防心血管疾病和糖尿病微血管病变的发生,但要注意老年糖尿病患者异质性大,应制定个体化的控制目标和治疗方案。

三、老年糖尿病三级预防策略

糖尿病三级预防的重点在于通过综合管理,阻止并发症发生或延缓其进展,降低死亡率,改善生活质量。应遵循分层及个体化管理的原则,继续采取降糖、降压、调脂等综合管理措施,延缓并发症进展;对已出现严重糖尿病慢性并发症者,应及时请相关专科医师会诊,必要时可以转科治疗。

（杜瑞琴　李全民）

参考文献

[1] GONG Q, ZHANG P, WANG J, et al. Morbidity and mortality after lifestyle intervention for people with impaired glucose tolerance: 30-year results of the Da Qing Diabetes Prevention Outcome Study[J]. Lancet Diabetes Endocrinol, 2019, 7(6): 452-461.

[2] KNOWLER W C, BARRETT-CONNOR E, FOWLER S E, et al. Reduction in the incidence of type 2 diabetes with lifestyle intervention or metformin[J]. N Engl J Med, 2002, 346(6): 393-403.

[3] DIABETES PREVENTION PROGRAM RESEARCH GROUP. Long-term effects of lifestyle intervention or metformin on diabetes development and microvascular complications over 15-year follow-up: the Diabetes Prevention Program Outcomes Study[J]. Lancet Diabetes Endocrinol, 2015, 3(11): 866-875.

[4] 中华医学会内分泌学分会,中华医学会糖尿病学分会,中国医师协会内分泌代谢科医师分会,等. 中国成人糖尿病前期干预的专家共识[J]. 中华内分泌代谢杂志, 2020, 36(5): 371-380.

[5] 中华人民共和国卫生部. 糖尿病筛查和诊断: WS 397—2012[S]. 北京: 中国标准出版社, 2012.

[6] JIA W P, PANG C, CHEN L, et al. Epidemiological characteristics of diabetes mellitus and impaired glucose regulation in a Chinese adult population: the Shanghai Diabetes Studies, a cross-sectional 3-year follow-up study in Shanghai urban

communities[J]. Diabetologia, 2007, 50 (2): 286-292.

[7] NATHAN D M, CLEARY P A, BACKLUND J Y, et al. Intensive diabetes treatment and cardiovascular disease in patients with type 1 diabetes[J]. N Engl J Med, 2005, 353 (25): 2643-2653.

[8] HOLMAN R R, PAUL S K, BETHEL M A, et al. 10-year follow-up of intensive glucose control in type 2 diabetes[J]. N Engl J Med, 2008, 359 (15): 1577-1589.

[9] PATEL A, MACMAHON S, CHALMERS J, et al. Intensive blood glucose control and vascular outcomes in patients with type 2 diabetes[J]. N Engl J Med, 2008, 358 (24): 2560-2572.

[10] GERSTEIN H C, MILLER M E, BYINGTON R P, et al. Effects of intensive glucose lowering in type 2 diabetes[J]. N Engl J Med, 2008, 358 (24): 2545-2559.

[11] DUCKWORTH W, ABRAIRA C, MORITZ T, et al. Glucose control and vascular complications in veterans with type 2 diabetes[J]. N Engl J Med, 2009, 360 (2): 129-139.

[12] UK PROSPECTIVE DIABETES STUDY GROUP. Tight blood pressure control and risk of macrovascular and microvascular complications in type 2 diabetes: UKPDS 38 [J]. BMJ, 1998, 317 (7160): 703-713.

[13] COLLINS R, ARMITAGE J, PARISH S, et al. MRC/BHF Heart Protection Study of cholesterol-lowering with simvastatin in 5963 people with diabetes: a randomised placebo-controlled trial[J]. Lancet, 2003, 361 (9374): 2005-2016.

第四章　老年糖尿病患者的健康状态综合评估

要点提示

1. 依托多学科团队对老年糖尿病患者进行老年综合评估。(A)

2. 根据评估结果,把老年糖尿病患者的健康状态分为良好(Group 1)、中等(Group 2)、差(Group 3)三个等级。(A)

3. 依据健康状态分层制定个体化的综合治疗、护理及康复策略。(A)

指南内容

老年综合评估(comprehensive geriatric assessment, CGA)是指采用多学科方法评估老年人的躯体情况、功能状态、心理健康和社会环境状况等,并据此制订以维持和改善老年人健康及功能状态为目的的治疗计划,最大限度地提高老年人的生活质量。目前国内普遍应用的 CGA 量表包括:中国老年人健康综合功能评价量表[1]、《中国健康老年人标准》评估量表[2]和老年健康功能多维评定量表[3]。老年糖尿病患者健康状态个体差异很大,常伴有不同程度的认知功能障碍及复杂的基础疾病,以多学科团队为依托,在临床医师、营养师、康复治疗师和护士的相互协作下,对患者各方面情况进行综合评估,进而制定个体化的可长期坚持的方案。根据上述量表,对老年糖尿病患者的健康状态,包括共患疾病情况、肝肾功能、用药情况、日常生活活动能力(activities of daily living, ADL)和工具性ADL(instrumental activities of daily living, IADL)、认知功能、精神状态、营养情况等多方面综合评估,将每一位老年糖尿病患者的健康状态分为"良好(Group 1)""中等(Group 2)""差(Group 3)"三个等级(表4-1)[4]。基于评估结果,制定老年糖尿病患者个体化的治疗、护理及康复策略。

表 4-1　老年健康状态综合评估

健康等级	老年糖尿病患者特点
良好（Group 1）	患者无共病或合并≤2 种除糖尿病外的慢性疾病（包括脑卒中、高血压、1~3 期肾脏病、骨关节炎等）和患者无 ADL 损伤，IADL 损伤数量≤1
中等（Group 2）	患者合并≥3 种除糖尿病外的慢性疾病（包括脑卒中、高血压、1~3 期肾脏病、骨关节炎等）和 / 或患者满足以下任意一项：①中度认知功能受损或早期痴呆；②IADL 损伤数量≥2
差（Group 3）	患者满足以下任意一项：①合并≥1 种治疗受限的慢性疾病（包括转移性恶性肿瘤、需氧疗的肺部疾病、需透析的终末期肾病、晚期心力衰竭）且预期寿命较短；②中、重度痴呆；③ADL 损伤数量≥2；④需长期护理

注：ADL 为日常生活活动能力，包括如厕、进食、穿衣、梳洗、行走等；IADL 为工具性日常生活活动能力，包括打电话、购物、做饭、服药和财务管理等[5]。

？　解　读

　　老年综合评估（CGA）是指采用多学科方法评估老年人的躯体健康、功能状态、心理健康和社会环境状况，并制订和启动以保护老年人健康和功能状态为目的的治疗计划，最大限度地提高老年人生活质量。目前全球尚无标准化的 CGA 共识或指南。国内主要借鉴和改编国外量表或者组合多种量表从多个维度进行综合评价。较为常用的 CGA 量表包括：《中国健康老年人标准》评估量表、中国老年人健康综合功能评价量表和老年健康功能多维评定量表。未来需要结合我国老年人群的实际情况进一步开发或完善 CGA 评估工具，通过大规模人群数据测评，修订一套简便、客观、有效、适用于我国老年人群的评估工具。

　　根据我国目前应用较为广泛的综合评估量表，参考美国内分泌学会发布的老年糖尿病治疗临床实践指南，《指南》推荐对老年糖尿病患者的健康状态，包括共患疾病情况、肝肾功能、用药情况、躯体功能状态、认知功能、精神状态、营养情况等多方面进行综合评估。其中躯体功能状态评估包括 ADL 和 IADL（表 4-2、表 4-3）[5]。ADL 指如厕、进食、穿衣、梳洗、行走等；IADL 包括打电话、购物、做饭、服药和财务管理等。

表 4-2　日常生活能力（ADL）量表

项目	0 分	5 分	10 分	15 分
大便	失禁	偶尔失禁	能控制	
小便	失禁	偶尔失禁	能控制	
梳洗	需帮助	独立洗脸、刷牙、梳头、剃须		
如厕	依赖别人	需部分帮助	自理	
吃饭	完全依赖	需部分帮助	全面自理	
转移	完全依赖,不能坐	能坐;转移需2人帮助	需1人帮助或指导	自理
活动（步行）	不能动	在轮椅上独立活动,需体力或语言指导	需1人帮助步行	独自步行(可用辅助器)
穿衣	依赖	需部分帮助	自理	
上楼梯	不能	需体力帮助或语言指导	自理	
洗澡	依赖	自理		

表 4-3　工具性日常生活能力（IADL）量表

项目	0 分	1 分
交通	从不离开家; 或仅在他人陪伴下打车	能独立坐公共交通工具或自驾; 可以打车但不能使用公共交通工具; 或在他人帮助下坐公共交通工具
做饭	不能做饭; 或加热或准备已做好的饭菜; 或自己能做饭但需别人准备原料	独立计划、准备、制备餐食
服药	需别人把药准备好后自己服用; 或不能自己服药	能在正确时间服用正确剂量的药物
洗衣	所有衣物必须由别人洗	能洗自己所有的衣物; 或能洗小的衣物,洗短袜或长裤等

续表

项目	0分	1分
打电话	不能用电话	能接能打； 或能拨熟悉的电话号码； 或能接不能打
理财	不能管理钱财	能独立处理财务,包括银行业务； 或能处理日常开支,但银行业务等 需有人帮助
购物	不能购物； 或需要陪同才能购物； 或仅能独立进行小型购物	能独立购买所有东西
做家务	不能做家务	能做各种家务； 或能做轻的家务； 或能做轻的家务但做得不好或需要 人帮助

目前我国老年糖尿病患者的常规评估大多缺少对 ADL 及 IADL 的考量,在一定程度上影响了对老年糖尿病患者个体治疗、护理及康复策略的制定。《指南》引入了老年综合评估量表,通过共患疾病数目(<3 种疾病和 $\geqslant 3$ 种疾病除外糖尿病),认知障碍(无、轻度、中度、重度)和 ADL、IADL($\leqslant 1$, $\geqslant 2$)来定义健康状态,将患者分为三个等级:良好、中等、差,基于此评估结果对老年糖尿病患者进行分层,从而制定更为科学且操作性强的个体化治疗目标、策略及医疗、护理、康复方案,确保安全有效合理诊治,提高老年糖尿病患者的综合管理水平。

（郭立新）

参考文献

[1] 胡秀英,龙纳,吴琳娜,等 . 中国老年人健康综合功能评价量表的研制 [J]. 四川大学学报 (医学版),2013,44 (4): 610-613.

[2] 樊瑾,于普林,李小鹰 . 中国健康老年人标准 (2013)解读 2- 健康评估方法 [J]. 中华老年医学杂志,2014,33 (1): 1-3.

［3］茅范贞,陈俊泽,苏彩秀,等. 老年健康功能多维评定量表的研制［J］. 中国卫生统计, 2015, 32（3）: 379-382.

［4］LEROITH D, BIESSELS G J, BRAITHWAITE S S, et al. Treatment of Diabetes in Older Adults: An Endocrine Society Clinical Practice Guideline［J］. J Clin Endocrinol Metab, 2019, 104（5）: 1520-1574.

［5］BLAUM C, CIGOLLE C T, BOYD C, et al. Clinical complexity in middle-aged and older adults with diabetes: the Health and Retirement Study［J］. Med Care, 2010, 48（4）: 327-334.

第五章 健康教育

1. 结合每位老年糖尿病患者的特点进行个体化健康教育。（A）

2. 老年糖尿病患者教育内容包括糖尿病的病因、危害、治疗及治疗目标等。（B）

3. 在老年糖尿病患者的健康教育中,尤其要关注低血糖、骨质疏松、衰弱和心理健康等。（B）

指南内容

老年糖尿病患者通常病程较长,并发症、伴发病多,应结合每位老年糖尿病患者的特点进行个体化健康教育。教育内容应包括糖尿病的病因、疾病进展、临床表现、糖尿病的危害、糖尿病急慢性并发症的识别和处理、个体化治疗目标、生活方式干预、各类药物的特点、临床药物选择及使用方法、血糖监测等。应加强对患者本人、家庭成员及看护者、社区相关人员的健康教育,使其正确了解疾病相关知识,避免过于激进或者过于宽松的血糖管理,从而提高老年糖尿病患者的生活质量。糖尿病教育的形式可以采取集体教育或针对性比较强的社区小组教育、同伴教育及个体教育。有条件者也可以采取远程教育的模式,如微信公众号、手机应用程序、网络培训班等。不同的糖尿病教育形式互为补充,可以同时开展,以更好地传递患者需要的信息资讯。开展健康教育之前需对老年患者进行评估,包括基本信息、受教育程度、既往治疗状况、血糖水平、伴发病、认知功能及有无看护人等,开展个体化的健康教育与管理。

在老年糖尿病患者的健康教育中尤其需要关注的是:老年糖尿病患者低血糖风险大且感知低血糖能力差,在制定血糖控制目标、饮食运动方案、血糖监测策略和药物选择时应警惕低血糖的发生。同样,老年糖尿病患者也是骨量减少、骨质疏松,甚至骨质疏松性骨折的高风险人群,一旦发生骨折,致残率、致死率高,因此,需加强老年糖尿病患者骨折风险评估及预防骨质疏松知识的教育。衰弱对老年人健康影响巨大,其主要表现除肌少症外,还包括机体功能缺陷、跌倒、认知障碍、抑郁、营养不良等,应进行合理的营养、饮食、运动、防跌倒以及心理健康教育。在疾病诊断初期,医护人员及家庭成员需要帮助患者正视疾病,使其接受糖尿病教育、了解糖尿病的相关知识,减轻患者的恐惧心理及自暴自弃的负面想法,对于患者有利于糖尿病管理的行为及时予以肯定和鼓励,引导患者从正面评价自我,接受并积极参与糖尿病的全程管理。

? 解　读

老年糖尿病患者是健康教育管理的重要主体,据国际糖尿病联盟预计,全球糖尿病患病人数将从2015年的4.15亿人增长至2040年的6.42亿人,其中近50%为超过65岁的老年人群,糖尿病照护的医疗成本将增加3倍。

一、老年糖尿病患者的特点

不同年龄段糖尿病患者的健康教育管理不尽相同,老年糖尿病的管理具有其独特的特点:①疾病管理时间更充足:老年人有更多的时间和精力用于糖尿病管理,这是非常有优势的。②治疗达标时间更长:为了安全起见,老年糖尿病患者降糖速度不可过快。此外,很多老年糖尿病患者还可能合并高血压、高脂血症等,疾病相互影响,使血糖控制更难以达标。③血糖管理目标不同:老年糖尿病患者更强调个体化,血糖目标的设定需结合患者的并发症及伴发疾病的严重程度、躯体功能状态、低血糖风险高低等。目前很多老年糖尿病患者存在"过度治疗"的状况,增加了低血糖发生的危险,而低血糖的危害比高血糖更直接、更严重。④认知功能不同:老年糖尿病患者易合并认知功能障碍,导致重复用药,易造成低血糖。⑤身体状况不同:随着年龄的增长,人体肌肉含量会逐渐减少,而脂肪含量却在逐渐增加,胰岛素抵抗程度增大,增加了糖尿病管理难度。同时,如肌肉量减少出现肌少症,导致活动能力降低,也增加了血糖控制的难度。

综上,老年糖尿病患者病程较长,并发症、伴发病多,用于疾病管理的时间更充裕,但治疗达标的时间可能延长,血糖管理标准更强调个体化,合并认知功能障碍可导致控糖依从性、安全性降低,身体衰老变化不利于血糖控制。因此,需要结合每位老年糖尿病患者的特点进行个体化的健康教育。

二、老年糖尿病患者健康教育内容及形式

健康教育内容应包括糖尿病的病因、疾病进展、临床表现、危害、急慢性并发症的识别和处理、个体化治疗目标、生活方式干预、各类药物的特点、临床药物选择及使用方法、血糖监测等。健康教育形式可以是集体教育,包括大课堂式、小组式,也可以是个体教育。大课堂教育[1]指以课堂授课的形式,由医生或护士为患者讲解糖尿病相关知识,每次课时1.5小时左右,患者人数在50~200人不等;小组教育指针对多个患者的共同问题同时与他们沟通并给予指导,每次教育时间1小时左右,患者人数10~15人为佳;个体教育指糖尿病教育者与患者进行一对一沟通和指导,适合一些需要重复练习的技巧学习,如自我注射胰岛素、自我血糖监测。根据患者需求和具体教育目标以及资源条件,可采取多种形式的健康教育,包括演讲、讨论、示教与反示教、场景模拟、角色扮演、电话咨询、联谊活动、媒体宣传等[1]。糖尿病的健康教育和指导应该是长期和及时的,特别是当血糖控制较差、需调整治疗方案时,或因出现并发症需进行胰岛素治疗时,必须给予具体的教育和指导。而且健康教育应尽可能标准化和结构化,并结合各地条件做到"因地制宜"。

三、老年糖尿病患者健康教育的特殊性

老年糖尿病患者的健康状态个体差异大,常伴有复杂的基础疾病和不同程度的认知功能障碍等,在健康教育过程中需要注意老年糖尿病患

者的特殊性。①低血糖的防治：老年糖尿病患者低血糖风险大且感知低血糖能力差,需特别注意。老年人发生低血糖的原因很多,包括进食不规律、胰岛素用量过大、肾功能不全等。此外,老年人常合并认知功能下降,使自我血糖监测、胰岛素剂量的调整变得困难,导致低血糖风险增加。应对老年糖尿病患者进行充分的低血糖知识教育,包括如何避免低血糖以及如何处理低血糖。②骨质疏松：老年糖尿病患者是骨量减少、骨质疏松,甚至骨质疏松性骨折的高风险人群,一旦发生骨折,致残率、致死率高,因此,需加强老年糖尿病患者预防骨质疏松知识的教育,如增加日晒、加强运动,尤其是抗阻练习可以维持或增强肌肉的体积和力量,增加骨密度,延缓骨质疏松。③衰弱：老年糖尿病患者衰弱风险增加,除肌少症外,还包括机体功能缺陷、跌倒、认知障碍、抑郁、营养不良等,导致患者活动能力下降、血糖监测和管理难度增加,影响患者的预后。与残疾不同,导致衰弱的病因在一定程度上尚能逆转,因此对衰弱的老年人进行早期识别、评估、干预有助于改善预后。④心理健康：对老年人的心理健康进行五个维度（认知效能、情绪体验、自我认识、人际交往和适应能力）的全面考察[2],并帮助老年患者正视疾病,减轻患者的恐惧心理及自暴自弃的负面想法。

（章　秋）

参考文献

[1] 中华医学会糖尿病学分会护理及糖尿病教育学组.中国糖尿病护理及教育指南[A/OL].(2022-02-28). https://diab.cma.org.cn/UploadFile/Ueditor/file/20160811/636065090003400003924937.pdf.

[2] 中国老年保健医学研究会老龄健康服务与标准化分会,《中国老年保健医学》杂志编辑委员会.老年人心理健康评估指南（草案）[J].中国老年保健医学,2018,16(03):40-41.

第六章 老年糖尿病患者的血糖控制目标

⚠ 要点提示

1. 制定老年糖尿病患者血糖控制目标需考虑获益风险比。（A）
2. 基于老年健康状态分层制定血糖控制目标。（B）
3. 以 HbA_{1c} 和点血糖值作为老年糖尿病患者血糖控制的评价指标。（A）
4. 关注血糖波动,必要时血糖波动指标可作为血糖控制目标的补充指标。（C）

⊙ 指南内容

　　通过严格控制血糖减少老年糖尿病患者并发症的获益有限,严格的血糖控制在一定程度上会增加低血糖风险,因此,需权衡患者治疗方案的获益风险比,对老年糖尿病患者进行分层管理、施行个体化血糖控制目标尤为重要。对健康状态差（Group 3）的老年糖尿病患者可适当放宽血糖控制目标,但应基于以下原则:不因血糖过高而出现明显的糖尿病症状;不因血糖过高而增加感染风险;不因血糖过高而出现高血糖危象。根据老年糖尿病患者健康综合评估的结果和是否应用低血糖风险较高药物两项指标,推荐患者血糖控制目标如下[1]（表 6-1）。若老年患者使用低血糖风险较高药物,HbA_{1c} 控制目标不应过低,因此,对此类患者设立明确的血糖控制目标下限,降低患者低血糖发生风险。此外,葡萄糖目标范围时间（TIR）、葡萄糖低于目标范围时间（TBR）、葡萄糖高于目标范围时间（TAR）及血糖变异系数（CV）等指标可以反映血糖波动情况,参照国际共识,可将上述指标作为血糖控制目标的补充[2]（表 6-2）。

表 6-1 老年糖尿病患者血糖控制目标

血糖监测指标	未使用低血糖风险较高药物			使用低血糖风险较高药物		
	良好（Group 1）	中等（Group 2）	差（Group 3）	良好（Group 1）	中等（Group 2）	差（Group 3）
HbA$_{1c}$/%	<7.5	<8.0	<8.5	7.0~7.5	7.5~8.0	8.0~8.5
空腹或餐前血糖 /（mmol·L^{-1}）	5.0~7.2	5.0~8.3	5.6~10.0	5.0~8.3	5.6~8.3	5.6~10.0
睡前血糖 /（mmol·L^{-1}）	5.0~8.3	5.6~10.0	6.1~11.1	5.6~10.0	8.3~10.0	8.3~13.9

注：低血糖风险较高的药物,如胰岛素、磺脲类药物、格列奈类药物等；HbA$_{1c}$、空腹或餐前血糖及睡前血糖控制目标源于美国内分泌学会发布的老年糖尿病治疗临床实践指南[11]。餐后血糖控制目标暂无充分的临床证据或指南依据进行推荐,可根据 HbA$_{1c}$ 对应的餐后平均血糖水平（糖尿病医学诊疗标准临床指南[3]）确定餐后血糖控制目标,即 HbA$_{1c}$ 6.50%~6.99% 对应血糖 9.1mmol/L, HbA$_{1c}$ 7.00%~7.49% 对应血糖 9.8mmol/L, HbA$_{1c}$ 7.50%~7.99% 对应血糖 10.5mmol/L, HbA$_{1c}$ 8.00%~8.50% 对应血糖 11.4mmol/L。

表 6-2 老年糖尿病患者血糖波动控制目标

指标	TIR	TBR	TAR	CV
血糖范围 /（mmol·L^{-1}）	3.9~10.0	<3.9	>13.9	—
控制目标（占全天时间的百分比）	>50%	<1%	<10%	≤36%
控制目标（每天持续时间）	>12 小时	<15 分钟	<144 分钟	—

注：TIR 为葡萄糖目标范围时间；TBR 为葡萄糖低于目标范围时间；TAR 为葡萄糖高于目标范围时间；CV 为血糖变异系数；—为不适用。

? **解 读**

一、严格血糖控制带来的益处和不足

糖尿病控制和并发症研究（DCCT）及糖尿病干预和并发症流行病学研究（EDIC）[4]发现,针对 T1DM 早期强化治疗可显著降低视网膜病变、肾病及神经病变的发生风险。英国前瞻性糖尿病研究（UKPDS）证实,新诊断的 T2DM 患者强化血糖控制可以减少微血管并发症的发生。

ACCORD-2008 和 VADT-2009 临床研究表明,强化血糖控制（HbA$_{1c}$<7%）

没有显著降低主要心血管事件（心肌梗死、脑卒中和心血管源性死亡）的发生率；而在之后的 UKPDS-2008 和 VADT-2015 长期观察随访试验中发现，糖尿病患者主要心血管事件发生率的降低与强化血糖控制有关。在这两项长期随访试验中，患者进行了长达 10 年以上的强化血糖控制后才表现出心血管事件发生率的下降，因而这些研究不支持短期内（10 年内）通过强化血糖控制来降低主要心血管事件的发生率。VADT-2009 和 ADVANCE-2014 两项研究结果显示，强化血糖控制对主要微血管事件（眼底、肾脏和神经病变）的发生、发展并没有明显影响；而 UKPDS 临床长期随访试验结果显示，强化血糖治疗在 8 年内并没有降低微血管疾病的发生风险，而在随访 8~15 年却出现了微血管部分获益。因此，强化血糖控制为老年糖尿病患者带来微血管事件风险降低方面的获益是很小的，且该获益在强化血糖治疗长期达标的第 8~15 年才可以获得。

综上，在制定降糖目标时须考虑患者的年龄、糖尿病病程、各种并发症的严重程度和预期寿命等多方面因素。

二、老年糖尿病患者血糖的控制目标

通过严格控制血糖减少老年糖尿病患者大血管和微血管并发症的获益有限，却在一定程度上增加低血糖风险。年龄是发生严重低血糖的独立危险因素，老年糖尿病患者比非老年糖尿病患者发生低血糖的风险增加，加之自我感知低血糖能力减弱，更容易出现无意识低血糖、夜间低血糖和严重低血糖，导致严重不良后果。伴有认知功能障碍、自主神经病变、服用 β 受体阻滞剂或有反复低血糖发作史的老年患者需要警惕严重低血糖的发生。为降低低血糖风险，老年糖尿病患者需要更加宽松的血糖控制目标[5]。我国老年糖尿病人群中 95% 以上是 T2DM，其中大多为 60~75 岁，新发糖尿病、病程在 10 年以内、预期寿命在 10 年以上、有条件接受健康理念的患者是大多数。制定老年糖尿病血糖控制标准时，既要关注衰弱的老年患者，也要考虑大多数非衰弱老年患者的长期获益。对于认知功能良好、预期寿命长的患者积极获得持续稳定的血糖达标，从而提高其改善生活质量的可能性，该类患者的 HbA$_{1c}$ 目标值可设定在较严格的范围内。总之,对老年糖尿病患者进行分层管理、施行个体化血糖控制目标尤为重要,针对不同患者制定不同的血糖控制目标。

相较于一般成年人糖尿病,2018 年 ADA/ 欧洲糖尿病研究协会(EASD)、美国临床内分泌学会(AACE)以及日本糖尿病学会对老年糖尿病患者的血糖控制标准均有不同程度的放宽(7.5%~9.5%)。《指南》参考美国内分泌学会发布的《老年糖尿病治疗临床实践指南》,根据老年糖尿病患者健康综合评估结果和是否应用低血糖风险较高药物两项指标,推荐患者血糖控制目标见表 6-1[1]。若老年患者使用低血糖风险较高药物(如胰岛素、磺脲类药物、格列奈类药物等),HbA_{1c}、空腹或餐前血糖控制目标不应过低。因此,对此类患者设立明确的血糖控制目标下限,降低患者低血糖发生风险。餐后 2 小时血糖控制目标目前无充分的临床证据或国内外指南作为依据,可根据 HbA_{1c} 对应的餐后平均血糖水平(糖尿病医学诊疗标准临床指南[3])确定餐后 2 小时血糖控制目标。

三、持续葡萄糖监测系统在老年糖尿病患者中的作用

持续葡萄糖监测系统(continuous glucose monitoring system, CGM)是血糖监测方法之一,是通过葡萄糖感应器监测皮下组织液的葡萄糖浓度间接反映血糖水平的监测技术,可以提供连续、全面、可靠的全天血糖波动趋势,发现不易被传统监测方法所监测到的高血糖和低血糖,是传统血糖监测方法的有效补充[6]。TIR 指 24 小时内葡萄糖水平在目标范围内的时间占比,亦可用时间长度(通常采用分钟)表示。TIR 定义中最常用的目标范围为 3.9~10.0mmol/L,但尚缺乏循证医学证据支撑。TIR 的目标范围可以根据研究目的、研究对象进行相应调整。广义的 TIR 可包括葡萄糖水平处于不同范围内的时间,理论上包括 TAR 和 TBR[7]。TAR 为 24 小时内葡萄糖水平高于目标范围(例如≥10.0mmol/L)的时间占比;TBR 为 24 小时内葡萄糖水平低于目标范围(例如 <3.9mmol/L 或 <3.0mmol/L)的时间占比。TAR 和 TBR 分别可用于评估患者高血糖及低血糖情况。尽管缺乏关于老年人和 / 或高危人群 TIR 的证据,但大量研究显示这些人群发生低血糖的风险较高,老年糖尿病患者作为一类特殊人群,TIR 值

的目标确定需要考虑老年糖尿病患者的个体差异和低血糖的风险[8]。因此,与一般成人糖尿病目标不同,国际和国内的共识将老年糖尿病 TIR 目标定为 >50%(3.9~10.0mmol/L),TBR 目标为 <1%(<3.9mmol/L),TAR 目标为 <10%(<13.9mmol/L)。总之,减少低血糖风险应在老年糖尿病患者血糖目标中占重要的位置。

(谢　云　陈莉明)

参考文献

[1] LEROITH D, BIESSELS G J, BRAITHWAITE S S, et al. Treatment of Diabetes in Older Adults: An Endocrine Society Clinical Practice Guideline[J]. J Clin Endocrinol Metab, 2019, 104(5): 1520-1574.

[2] BATTELINO T, DANNE T, BERGENSTAL R M, et al. Clinical Targets for Continuous Glucose Monitoring Data Interpretation: Recommendations From the International Consensus on Time in Range[J]. Diabetes Care, 2019, 42(8): 1593-1603.

[3] AMERICAN DIABETES ASSOCIATION. (6)Glycemic targets[J]. Diabetes Care, 2015, 38(Suppl): S33-S40.

[4] NATHAN D M, BAYLESS M, CLEARY P, et al. Diabetes control and complications trial/epidemiology of diabetes interventions and complications study at 30 years: advances and contributions[J]. Diabetes, 2013, 62(12): 3976-3986.

[5] VIGERSKY R A, FONDA S J, CHELLAPPA M, et al. Short-and long-term effects of real-time continuous glucose monitoring in patients with type 2 diabetes[J]. Diabetes Care, 2012, 35(1): 32-38.

[6] BECK R W, BERGENSTAL R M, RIDDLESWORTH T D, et al. Validation of time in range as an outcome measure for diabetes clinical trials[J]. Diabetes Care, 2019, 42(3): 400-405.

[7] LU J Y, MA X J, SHEN Y, et al. Time in range is associated with carotid intima-media thickness in type 2 diabetes[J]. Diabetes Technol Ther, 2020, 22(2): 72-78.

[8] BECK R W, BERGENSTAL R M, CHENG P, et al. The relationships between time in range, hyperglycemia metrics, and HbA_{1c}[J]. J Diabetes Sci Technol, 2019, 13(4): 614-626.

第七章　老年糖尿病患者的生活方式治疗

! 要点提示

1. 生活方式干预是老年糖尿病患者的基础治疗,所有的老年糖尿病患者均应接受生活方式治疗。(A)

2. 根据老年糖尿病患者的健康状态分层结果给予个体化的生活方式指导。(B)

3. 评估老年糖尿病患者的营养状态并尽早发现营养不良,在制定营养治疗方案时应注意适度增加蛋白质和能量摄入。(A)

4. 老年糖尿病患者开始运动治疗前需要进行运动风险评价和运动能力评估。(A)

5. 鼓励老年患者选择可长期坚持的合适的运动方式(如有氧运动、抗阻训练等),运动过程中应防止老年患者跌倒,警惕运动过程中及运动后低血糖,一旦发现应及时处理。(B)

指南内容

生活方式治疗是老年糖尿病的基础治疗。所有的老年糖尿病患者均应接受生活方式治疗。对于一部分健康状态良好(Group 1)、血糖水平升高不明显的老年糖尿病患者,单纯的生活方式干预即可达到预期血糖控制。

一、营养治疗

营养治疗是糖尿病治疗的基础,应贯穿于糖尿病治疗的全程。首先应对老年糖尿病患者的营养状态进行评估。老年患者出现营养不良可能引发住院日延长、医疗支出增加以及再住院率增加等一系列问题。早期识别并管理营养不良有助于阻止及延缓并发症的发生发展。老年人改变长久生活形成的饮食习惯较为困难,可基于固有的饮食习惯进行适当调整。老年糖尿病患者肌肉含量较低,足够的能量摄入可避免肌肉蛋白分解,应适度增加蛋白质摄入,以富含亮氨酸等支链氨基酸的优质蛋白质摄入为主。健康的老年人需摄入蛋白质 1.0~1.3g/(kg·d^{-1}),合并急、慢性疾病的老年患者需摄入蛋白质 1.2~1.5g/(kg·d^{-1}),而合并肌少症或严重营养不良的老年人至少摄入蛋白质 1.5g/(kg·d^{-1})[1]。除动物蛋白外,也可选择优质的植物蛋白[2]。碳水化合物是中国老年糖尿病患者主要的能量来源,碳水化合物可以快速分解供能,也可以降低药物治疗过程中发生低血糖的风险。进食碳水化合物同时摄入富含膳食纤维的食物可以延缓血糖升高,减少血糖波动,改善血脂水平。膳食纤维增加饱腹感、延缓胃排空,胃轻瘫和胃肠功能紊乱的老年患者避免过量摄入。应关注患者进食碳水化合物、蛋白质与蔬菜的顺序,延后进食碳水化合物时间有助于降低患者餐后血糖增幅[3]。对于长期食物摄入不均衡的老年糖尿病患者还需注意补充维生素和矿物质。老年糖尿病患者与非糖尿病人群相比,营养不良发生风险更高[4],更易发生肌少症和衰弱,因此,应避免过度限制能量摄入,强调合理膳食、均衡营养,警惕老年糖尿病患者营养不良,定期采用《营养风险筛查2002》《微型营养评定简表》等营养筛查工具确认患者营养风险,尽早发现并干预,有利于改善患者临床预后。

二、运动治疗

运动是预防和治疗老年糖尿病的有效方法之一,以规律运动为主的生活方式干预可以改善糖尿病患者的胰岛素抵抗。但老年患者常伴有多种慢性疾病,如骨关节病变使步行能力下降,合并脑血管病变、周围神经病变或严重肌少症的患者易发生跌倒,因此,老年糖尿病患者开始运动治疗前应根据病史、家族史、身体活动水平以及相关的医学检查结果等进行运动风险评价,并通过心肺耐力、身体成分、肌肉力量和肌肉耐力、柔韧性以及平衡能力等多项测试对老年患者的运动能力进行评估,为运动治疗方案的制定提供依据。此外,老年患者常需要服用多种药物,应指导患者合理安排服药时间和运动时间的间隔,并评估运动对药物代谢的影响,避免运动相关低血糖、低血压等事件的发生。低血糖事件可能发生在运动过程中,也可能在运动后出现延迟性低血糖,应加强运动前、后和运动中的血糖监测,运动过程中、运动后或增加运动量时需注意观察患者有无头晕、心悸、乏力、手抖、出冷汗等低血糖症状,一旦发生,立即停止运动并及时处理。若糖尿病患者合并心脏疾病,则应按照心脏疾病的运动指导方案进行运动。

老年糖尿病患者首选中等强度的有氧运动,运动能力较差者可选低强度有氧运动。低、中等强度有氧运动对绝大多数老年糖尿病患者是安全的,具体形式包括快走、健身舞、韵律操、骑自行车、水中运动、慢跑等。运动强度通常可通过主观疲劳感来评价,在中等强度运动中常感觉心跳加快、微微出汗、轻微疲劳感,也可以是运动中能说出完整句子,但不能唱歌。每周运动 5~7 天,最好每天都运动,运动的最佳时段是餐后 1 小时,每次运动 20 分钟左右。若在餐前运动,应根据血糖水平适当摄入碳水化合物后再进行。抗阻训练同样适用于老年人群,可通过哑铃、弹力带等器械进行抗阻训练,也可以采用自身重量练习(如俯卧撑或立卧撑),应加强下肢肌力练习,预防和延缓老年性肌少症。老年糖尿病患者常伴有平衡能力下降等问题,加强柔韧性和平衡能力训练可以增强平衡能力,交替性单脚站立、走直线都是增强平衡能力的有效方法,瑜伽、太极拳、五禽戏和八段锦练习也可以提高协调性及平衡能力。增强下肢肌力和平衡能力可以降低老年糖尿病患者跌倒风险[5],增加运动的依从性。

? 解　读

生活方式治疗是老年糖尿病的基础治疗,能预防或延迟糖尿病及并发症的发生及发展,因此所有的老年糖尿病患者无论是否启动药物治疗,均应接受生活方式干预。一部分健康状态良好(Group 1)、血糖水平升高不明显的老年糖尿病患者,通过单纯的生活方式干预即可达到预期血糖控制。生活方式治疗包括医学营养治疗和运动治疗。

一、医学营养治疗

医学营养治疗是糖尿病治疗的基础,应贯穿糖尿病治疗的全程[6]。通过医学营养治疗可以使成人 T1DM 和 T2DM 的 HbA_{1c} 下降 1.0%~1.9%[7-8] 和 0.3%~2.0%[9]。总体来说,老年糖尿病患者实施饮食控制的意识更强,配合也更积极。基于老年人固有的饮食习惯、器官功能衰退以及健忘等因素,应对老年糖尿病患者给予更科学、合理的个体化营养指导,发挥饮食管理作为糖尿病基础治疗的作用。

研究显示,老年糖尿病患者 BMI 为 24~31kg/m^2 死亡风险较低,BMI<23kg/m^2 者死亡风险较 BMI>33kg/m^2 者更高[10];低 BMI 者死亡风险增加的趋势在 >75 岁老年患者中更加明显[11]。因此,应评估老年糖尿病患者的营养状态,尽早发现营养不良,及时给予营养治疗。

随着年龄的增加,人体肌肉量逐渐减小,同时脂肪量增加。如果没有适度的能量及蛋白质营养支持,易发生肌少症,成为老年人体重降低的主要原因。老年糖尿病患者以腰臀比和体脂百分比等为代表的肥胖相关指标与老年非糖尿病患者相似,而肌肉质量和力量均低于老年非糖尿病患者。优质蛋白质的合理摄入是维持肌肉质量的关键饮食因素。老年患者摄入较高量蛋白质可以补偿减少的能量,改善胰岛素分泌,减轻年龄相关的肌肉萎缩[12]。也有研究发现,老年人每日摄入蛋白质低下会增加肿瘤以及全因死亡发生的风险[13]。健康的老年人需摄入蛋白质 1.0~1.3g/(kg·d^{-1}),合并急慢性疾病的老年患者需摄入蛋白质 1.2~1.5g/(kg·d^{-1}),而合并肌少症或严重营养不良的老年人至少摄入蛋白质 1.5g/(kg·d^{-1})[11]。除动物蛋白外,也可以选择优质植物蛋白质[2]。糖尿病肾脏疾病(DKD)是老年患者在选择蛋白质种类和量的另一顾虑,2012 年肾脏疾病结果质量倡议(kidney disease outcome quality initiative,KDOQI)建议的蛋白质摄入量相对宽松,应保持在 0.8g/(kg·d^{-1}),但不要超过 1.3g/(kg·d^{-1})。没有足够证据表明,DKD 患者膳食蛋白质摄入长期低于 0.8g/(kg·d^{-1})有益。2021 年中国慢性肾病营养治疗临床实践指南指出,对于糖尿病合并 CKD 1~2 期患者应避免高蛋白摄入[>1.3g/(kg·d^{-1})],建议蛋白质摄入量

$0.8g/(kg \cdot d^{-1})$。建议糖尿病合并 CKD 3~4 期且代谢稳定的患者蛋白质摄入量 $0.6g/(kg \cdot d^{-1})$，并可补充酮酸制剂 $0.12g/(kg \cdot d^{-1})$；建议平衡饮食蛋白结构，适量增加植物蛋白质摄入比例。对于糖尿病合并 CKD 5 期的维持性血液透析和腹膜透析患者推荐蛋白质摄入量 $1.0~1.2g/(kg \cdot d^{-1})$ [14]。2013 年美国发表的《成人糖尿病患者管理的营养治疗建议》[15]，对微量和大量蛋白尿的糖尿病肾病（2 期和 3 期）患者不建议低于常规蛋白质的摄入量，因为限制蛋白质的摄入既不能改善血糖及大血管病变危险因素的控制，也不能延缓肾小球肌酐清除率下降的进程。但目前缺乏针对老年糖尿病肾病蛋白质摄入量的临床研究。

碳水化合物是中国老年糖尿病患者主要的能量来源，碳水化合物可以快速分解供能，也可以降低药物治疗中的低血糖发生风险。多糖相较于单糖和双糖消化时间长，升糖较慢，应作为饮食中碳水化合物的主要组成成分。蔗糖吸收迅速，多用于预防和治疗低血糖，如果糖摄入过多则会导致高血糖并转化为脂肪储存，因此摄入量不应超过总能量的 10%。膳食纤维可以延缓血糖升高，减少血糖波动，改善脂类代谢，并且高膳食纤维增加饱腹感，因此鼓励摄入富含纤维的食物。但对于胃轻瘫和胃肠功能紊乱的老年患者避免过量摄入。ADA 推荐老年糖尿病患者的膳食纤维摄入量 14g/d（1 000kcal/d）[16]。食物加工会造成纤维流失，因此推荐非精制的高纤维食物。另外，一项临床研究显示，应关注患者进食碳水化合物、蛋白质与蔬菜的顺序，延后进食碳水化合物可降低患者的餐后血糖增幅[17]。

老年糖尿病患者脂肪摄入的关键是限制饱和脂肪酸和胆固醇的摄入量，以控制低密度脂蛋白胆固醇（LDL-C）和总胆固醇（TC）的水平。单不饱和脂肪酸是优质的膳食脂肪来源，可以有效改善糖脂代谢。

对于合并高血压、高脂血症、心脑血管疾病、骨质疏松等慢性病的老年糖尿病患者，目前尚无针对性的膳食营养研究。基本膳食原则：①膳食多样化：平均每天摄入 12 种以上食物，每周 25 种以上；②保证谷薯类摄入，果汁不能代替鲜果；③保证蛋白质摄入；④足量饮水，提倡饮用白开水和淡茶水，不喝含糖饮料、咖啡及碳酸饮料；⑤清淡饮食：少吃高盐和油炸食品,用不饱和脂肪酸(橄榄油等)代替饱和脂肪酸(动物脂肪及部分植物脂肪,如椰子油),钠盐小于 5g/d;⑥少食用烟熏和腌制肉制品;⑦戒烟限酒;⑧如遇到食品采购困难或因长期食欲不振、疾病等原因导致食物摄入量减少,可应用营养制剂进行补充(均衡型肠内营养制剂、蛋白质补充剂及维生素矿物质补充剂等)[18]。

对于长期食物摄入不均衡的老年糖尿病患者还需注意补充维生素和矿物质。尤其是合并骨质疏松患者,应保证充足的钙及维生素 D 的摄取。建议每天至少饮用 300ml 牛奶,外加深绿叶蔬菜等其他富含钙的食物以满足机体需要。富含维生素 D 的食物种类很少,如脂肪较多的野生海鱼和接受阳光照射后的蘑菇,其他种类食物含量很低或缺乏。根据中华医学会骨质疏松和骨矿盐疾病分会的共识[19],维生素 D 缺乏或不足的人群,需要通过阳光照射或补充维生素 D 以纠正维生素 D 缺乏或不足。在可以暴露四肢皮肤的季节,如夏季,尽量通过阳光照射获得维生素 D。接受阳光照射时要求四肢暴露、不使用防晒霜、不隔玻璃、不打伞,以 10:00—14:00 之间比较理想,照射时间为 5~10 分钟,频率为每周 2~3 次。老年人和皮肤颜色较深的个体,需要更长时间的阳光照射。而在无法暴露四肢皮肤的季节,可以根据基础 25(OH)D 水平,决定维生素 D 的补充剂量[19]。

综上所述,老年糖尿病患者医学营养治疗至关重要,其营养状态直接影响患者预后。因此,应避免过度限制能量摄入,强调合理膳食、均衡营养,警惕老年糖尿病营养不良,定期采用营养风险筛查 2002、微型营养评价简表等营养筛查工具尽早了解营养风险,尽早干预,有利于改善患者的临床结局。

二、运动治疗

(一)运动可以有效预防和治疗老年糖尿病

身体活动是指由骨骼肌收缩产生的任何身体运动,使能量消耗增加到基础水平以上。身体活动可分为职业性、交通性、家务性和休闲性活动[20-21]。体育锻炼指有计划、有组织、可重复,旨在改善或保持体质健康、身体表现或健康的身体活动。规律体育锻炼指每周进行 3 次及以上身体活动、运动强度达到中等及以上、每次运动时间至少 30 分钟，并保持 3 个月以上。规律体育锻炼可以预防或延缓 T2DM 的发展[22]，可改善 T1DM 和 T2DM 的血糖控制，减轻体重，增加肌肉力量，降低心血管疾病风险，提高生活质量。

有氧运动可以提高胰岛素敏感性，降低血糖，减少脂肪，保持理想体重[23]。每周 150~300 分钟的有氧运动可显著降低 T1DM 和 T2DM 患者的心血管疾病和全因死亡风险。T2DM 患者进行规律有氧运动可降低血压、HbA_{1c}、胰岛素和甘油三酯水平。抗阻练习可以维持或增强肌肉力量、耐力和肌肉的体积，提高基础代谢，控制体重，提高胰岛素敏感性、优化血糖和血压控制，增加骨密度、延缓骨质疏松，尤其是增加下肢肌力有助于防止跌倒、维持独立生活能力和减少跌倒后损伤的风险。

老年人在持续参与身体活动或体育锻炼时可能面临关节损伤、关节炎、骨质疏松和骨折、跌倒和衰弱的风险。老年糖尿病患者进行规律的体育锻炼使下肢肌肉力量增加、骨关节血液循环改善，可缓解关节症状，并防止关节功能的进一步退化。规律的体育锻炼可以减少骨质流失，刺激骨量增加，降低骨折风险。与跌倒有关的主要风险因素是股四头肌无力、平衡能力下降、步态失调、感觉缺失、直立姿势等。抗阻练习以及有针对性的改善平衡、柔韧性和姿势的运动可以降低跌倒风险，如太极拳能够有效增加下肢肌肉力量和平衡能力，减少跌倒风险。

（二）老年糖尿病患者运动治疗方案的制定流程

运动治疗方案，也称为运动处方，是由运动处方师依据运动处方需求者的健康信息、医学检查、运动风险筛查、体质测试结果，以规定的运动频率、强度、时间、方式、总运动量以及进阶，形成目的明确、系统性、个体化健康促进及疾病防治的运动指导方案。

应按照以下流程为老年糖尿病患者制定运动处方[24]：

1. 了解患者的疾病史、心血管疾病家族史、吸烟史、身体活动水平等健康信息。

2. 获取心率、血压、心电图、血脂、肥胖程度，以及糖尿病诊断相关指标,并进行心血管和肾脏相关的物理检查,明确患者是否患心血管疾病和肾脏疾病。

3. 根据上述资料进行运动前的筛查与评价[25],主要目的是:①确定在开始运动计划前或在增加当前计划的运动频率、强度和/或运动量前,是否需要进行进一步医学筛查;②确定运动中医务监督的水平,如在自我监督或有医生在场的心电监护下运动;③确定运动的禁忌证:运动前血糖的理想范围是 5.0~13.9mmol/L,若血糖 >13.9mmol/L,应检查尿酮,若尿酮阳性应暂停运动[26];若血糖 >16.7mmol/L,应首先进行药物调整,待血糖降至此水平以下再开始中等强度的运动。

4. 开展运动能力(体质健康)测试与评价[27-28]。①心肺耐力测试与评价:可采用功率车、运动平板进行心电图、血压监测下的递增运动负荷试验测试及推算心肺耐力,也可以采用 6 分钟步行试验测试及推算心肺耐力;②身体成分测试与评价:可采用生物电阻抗体成分仪或双能 X 线骨密度测试仪测试身体成分,评价肥胖程度、肌肉量和骨密度;③肌肉力量及耐力测试:30 秒坐站试验测试下肢肌力、提踵试验测下肢肌力、30 秒臂弯举测上肢肌力、握力测上肢肌力;④柔韧性测试:坐位体前屈测量测试在静止状态下躯干、腰、髋等关节可能达到的活动幅度;⑤平衡能力测试:采用单脚站立(睁眼或闭眼)测静态平衡能力。

5. 制定运动处方。首先针对不同个体明确运动的目的,如进行为期 3~6 个月的规律运动,达到心肺耐力提升 1 梅脱(MET)、HbA_{1c} 下降 1%、BMI 下降 $1kg/m^2$ 的"三个一"目标[29];明确运动的频率、强度、时间、方式、总运动量和进阶,即运动处方的 FITT-VP 原则。

6. 明确运动中的注意事项[24]。①为了防止低血糖,最好从餐后 1 小时开始体育锻炼,每次锻炼时间不超过 1 小时;若餐前进行锻炼,应在血糖检测的基础上适当摄入碳水化合物;最好结伴去锻炼,并携带一些小点心。②合并眼底病变的老年糖尿病患者,建议尽量不参加高撞击性有氧运动(如跑步、跳跃)、运动发力时屏息;避免举起重物、负重运动和头低至腰部以下,如立位弯腰触摸脚趾。③合并高血压者,应在血压得到良好控制(≤160/100mmHg)后参加体育锻炼,运动中避免运动发力时屏息、举起重物、负重运动和头低至腰部以下,如立位弯腰触摸脚趾。④合并肾脏病变、神经病变者,应进行中低强度运动,建议尽量不参加高撞击性有氧运动。⑤合并自主神经病变者,应结合主观疲劳感觉控制运动强度,中等强度运动中的感觉是"有点累,还可以",或"能说话、不能唱歌";有周围神经病变者,鞋袜要舒适合脚,锻炼结束后仔细检查有无足部的皮肤损伤。⑥老年糖尿病患者无症状低血糖和认知功能受损常同时存在,这是运动中血糖管理需要考虑的问题。⑦多尿患者运动可能增加脱水的风险,应注意保持良好的水合。

7. 运动干预效果的评价。规律运动4~8周后可通过检测以下指标进行运动干预效果的评价:①检测空腹及餐后 2 小时血糖、HbA$_1$c、胰岛素评价降糖效果;②检测血压、血脂等指标评价运动对心血管疾病危险因素的影响;③通过体质健康测试评价对心肺耐力、身体成分、肌肉力量、耐力、柔韧性和平衡能力的影响;④心理、睡眠等指标测试与评价。

8. 根据干预效果的评价调整运动处方,采用循序渐进的原则,通过调整运动频率、时间和强度增加运动量,以期取得进一步疗效。增加运动量时应先保持强度不变,只增加运动频率或延长运动时间,适应后再增加运动强度。遵循由少至多、由轻至重、由疏至密、周期性、适度恢复等原则,对运动时间、频率、方式和强度进行适当调整以制定下一阶段的运动方案。

（三）运动与药物治疗

运动可增加胰岛素敏感性,提高骨骼肌对葡萄糖的摄取,降低血糖水平[30]。不同的运动方式、强度和时长对血糖的影响不同。在实施运动处方的早期阶段,应该监测运动前后的血糖,确定是否需要相应调整运动前或运动后的口服降糖药和胰岛素剂量。所有胰岛素使用者都有较高的运动性低血糖风险,为了预防低血糖,建议老年糖尿病患者的运动时段尽量从餐后 30~60 分钟[31]开始,每次运动 20~30 分钟,若延长运动时间或在餐前进行运动,应在监测血糖的基础上摄入 30g 左右的碳水化合物再进行运动[32-33]。随着运动降糖效益的出现及稳定,可根据血糖变化的规律适当减少降糖药的种类和用量。老年糖尿病患者常服用多种药物,需注意药物可能对运动能力产生的影响。例如使用β受体阻滞剂患者的安静心率和运动中心率会低于服药前水平,不宜采用目标心率控制运动强度,应结合自觉疲劳程度量表(RPE);他汀类药物会使肌痛的风险增加一倍;使用利尿剂可能增加低钾血症和其他电解质紊乱、心律失常、脱水、低血压和跌倒的风险;抗抑郁药物可能使安静时和运动中心率上升、血压下降;镇静剂会影响运动测试和运动处方实施中的心率反应。应指导患者合理安排服药时间,调整与运动时间的间隔,避免在药物作用的高峰期进行运动;并评估运动对药物代谢的影响,预防运动相关低血糖、低血压等事件的发生。

(四)适合老年糖尿病患者的有氧运动

有氧运动指人体在氧气充分供应的情况下进行的体育锻炼,是大肌肉群、中低强度、较长时间的周期性运动,如快走、慢跑、有氧舞蹈、水中运动、太极拳等多种形式。运动频率和时间:建议老年糖尿病患者每天进行30~60分钟有氧运动,可以分2~3段完成,如每餐后运动20分钟。具体建议如下:①运动强度:建议老年糖尿病患者进行中等强度的有氧运动,可用目标心率(运动中应达到和维持的心率)来控制运动强度。用储备心率算法来确定目标心率,储备心率=最大心率[220-年龄(岁)]-安静时心率,目标心率=(储备心率×拟采用的强度)+安静心率。推荐一般老年人可采用40%~60%储备心率强度范围进行循序渐进的运动。体弱或初始锻炼者可采用30%的储备心率作为有效起始强度。中等强度运动中的主观感觉是微微出汗、有点累,也可边运动边说话,但是唱不出来。②运动时间段:一般建议在餐后0.5~1小时开始运动,每次运动20~30分钟。③运动方式:步行是最适合老年糖尿病患者的运动方式,太极拳、导引养生功、八段锦、骑功率车、水中运动等也是有效的运动方式。④运动量:推荐老年糖尿病患者每周循序渐进地进行中等强度运动150~300分钟。⑤运动进阶:经过一段时间运动后(8~12周),心肺功能、血糖水平、心理状况可有所改善,运动强度和运动时间均应逐渐增加,进行运动处方的调整。⑥注意事项:中等及较大强度运动前应以更低强度的有氧运动作为准备活动,运动后则需进行整理运动或放松运动。有关节炎或外周神经病变患者,选择低负重的运动方式,在运动后检查足部皮肤有无破损。老年人还应在运动前后应注意补水,保持良好的水合状态。

(五) 适合老年糖尿病患者的抗阻练习

抗阻练习(力量练习)指肌肉克服外来阻力时进行的主动运动。抗阻练习可以增加肌肉量和肌肉力量,减缓并逆转骨钙和矿物质的流失。老年糖尿病患者应加强抗阻练习。具体建议包括:①每周 2~3 次抗阻练习,两次练习间隔 1~2 天。②低中等强度抗阻训练对改善机体的糖脂代谢有良好作用。运动方式可采用弹力带、小哑铃、握力计等小型设备,也可以采用坐站交替、靠墙蹲、立卧撑、坐位或卧位举腿、立位后踢腿等练习增强肌肉力量和耐力。③练习部位应涉及上肢、下肢、腰腹、背部、胸部、臀部等部位,特别增强下肢肌力练习,以增加防跌倒的能力。④可以通过每个部位练习的组数和重复次数控制抗阻练习量。每个部位练习 1~3 组,每组重复 10~15 次,两组之间间歇 1~3 分钟。⑤为了避免运动中血压骤然升高,抗阻练习中应注意在发力时保持呼气状态。抗阻练习时注意身体两侧肌肉对称、平衡发展。

(六) 适合老年糖尿病患者的柔韧性和平衡能力练习

糖尿病患者关节柔韧性下降,尤其当血糖水平控制不佳时。柔韧性练习可以促进肌肉放松、增加关节活动度、减少疲劳、降低受伤的风险、减少肌肉酸痛。平衡、协调性练习有助于防止跌倒、增加灵活性,对保持身体功能能力有重要作用,特别是伴有周围神经病变的老年糖尿病患者。运动后的整理活动进行静态拉伸是最常见的柔韧性练习方式。交替单脚站立、走直线增强平衡能力都是提高平衡协调能力的常用锻炼方式,每坐30~60 分钟,起身慢步行走 100 步,交替单脚站立 10 秒钟。

有氧运动、抗阻练习、柔韧性练习和平衡练习都是老年糖尿病患者必不可少的运动方式,平衡、协调性练习也是保证日常生活功能、锻炼安全性的重要内容。老年人进行上述身体活动,不仅可以控制血糖,还可以改善肌肉张力、柔韧性和精神状态。推荐老年人进行规律的低强度和中等强度有氧运动和抗阻练习,以增加体育锻炼的依从性和减少运动损伤。除此以外,老年糖尿病患者应增加生活中的身体活动,如适当的家务劳动、取报纸等低强度身体活动，减少每天静坐少动的时间，如看电视、上网或使用手机等状态。

（陈 伟 张献博 王正珍）

参考文献

[1] OP DEN KAMP C M, LANGEN R C, HAEGENS A, et al. Muscle atrophy in cachexia: can dietary protein tip the balance? [J]. Curr Opin Clin Nutr Metab Care, 2009, 12 (6): 611-616.

[2] MARKOVA M, PIVOVAROVA O, HORNEMANN S, et al. Isocaloric diets high in animal or plant protein reduce liver fat and inflammation in individuals with type 2 diabetes[J]. Gastroenterology, 2017, 152 (3): 571-585.

[3] SHUKLA A P, DICKISON M, COUGHLIN N, et al. The impact of food order on postprandial glycaemic excursions in prediabetes[J]. Diabetes Obes Metab, 2019, 21 (2): 377-381.

[4] TURNBULL P J, SINCLAIR A J. Evaluation of nutritional status and its relationship with functional status in older citizens with diabetes mellitus using the mini nutritional assessment (MNA) tool: a preliminary investigation[J]. J Nutr Health Aging, 2002, 6 (3): 185-189.

[5] MORRISON S, COLBERG S R, MARIANO M, et al. Balance training reduces falls risk in older individuals with type 2 diabetes[J]. Diabetes Care, 2010, 33 (4): 748-750.

[6]《中国糖尿病防治指南》编写组 . 中国糖尿病防治指南[M]. 北京: 北京大学医学出版社, 2004.

[7] LAURENZI A, BOLLA A M, PANIGONI G, et al. Effects of Carbohydrate Counting on Glucose Control and Quality of Life Over 24 Weeks in Adult Patients With Type 1 Diabetes on Continuous Subcutaneous Insulin Infusion: A randomized, prospective clinical trial (GIOCAR) [J]. Diabetes Care, 2011, 34 (4): 823.

[8] SEAVONE G, MANTO A, PITOCEO D, et al. Effect of carbohydrate counting and medical nutritional therapy on glycaemie control in Type 1 diabetic subjects: a pilot study[J]. Diabet Med, 2010, 27 (4): 477-479.

[9] MACLEOD J, FRANZ M J, HANDU D, et al. Academy of Nutrition and Dietetics Nutrition Practice Guideline for Type 1 and Type 2 Diabetes in Adults: Nutrition Intervention Evidence Reviews and Recommendations[J]. Journal of the Academy of

Nutrition & Dietetics, 2017, 117（10）: 1637-1658.

[10] WINTER J E, MACLNNIS R J, WATTANAPENPAIBOON N, et al. BMI and all cause mortality in older adults: a meta—analysis[J]. Am J Clin Nutr, 2014, 99（4）: 875-890.

[11] TANAKA S, TANAKA S, IIMURO S, et al. Body mass index and mortality among Japanese patients with type 2 diabetes: pooled analysis of the Japan diabetes complications study and the Japanese elderly diabetes intervention trial[J]. J Clin Endocrinol Metab, 2014, 99（12）: E2692-E2696.

[12] MORAIS J A, CHEVALIER S, GOUGEON R. Protein turnover and requirements in the healthy and frail elderly[J]. J Nutr Health Aging, 2006, 10（4）: 272-283.

[13] LEVINE M, SUAREZ J, BRANDHORST S, et al. Low protein intake is associated with a major reduction in IGF-1, cancer, and overall mortality in the 65 and younger but not older population[J]. Cell Metabolism, 2014, 19（3）: 407-417.

[14] KIDNEY DISEASE: IMPROVING GLOBAL OUTCOMES KDIGO DIABETES WORK GROUP. KDIGO 2020 Clinical Practice Guideline for Diabetes Management in Chronic Kidney Disease[J]. Kidney International, 2020, 98（4S）: S1-S115.

[15] EVERT A B, BOUCHER J L, CYPRESS M, et al. Nutrition Therapy Recommendations for the Management of Adults With Diabetes[J]. Diabetes Care, 2013, 36（11）: 3821-3842.

[16] BANTLE J P, WYLIE R, ALBRIGHT A L, et al. Nutrition recommendations and interventions for diabetes: a position statement of the American Diabetes Association [J]. Diabetes Care, 2008, 31（Suppl 1）: S61-S78.

[17] SHUKLA A P, DICKISON M, COUGHLIN N, et al. The impact of food order on postprandial glycaemic excursions in prediabetes[J]. Diabetes Obes Metab, 2019, 21（2）: 377-381.

[18] 中国营养学会. 中国居民膳食指南（2016）[M]. 北京: 人民卫生出版社, 2016.

[19] 中国营养学会骨营养与健康分会, 中华医学会骨质疏松和骨矿盐疾病分会. 原发性骨质疏松症患者的营养和运动管理专家共识[J]. 中华内分泌代谢杂志, 2021, 36（8）: 643-653.

[20] US DEPARTMENT OF HEALTH AND HUMAN SERVICES. Physical Activity Guidelines for Americans, 2nd edition[A/OL].（2022-2-14）. https: //health. gov/ sites/default/files/2019-09/Physical_Activity_Guidelines_2nd_edition. pdf.

[21] WORLD HEALTH ORGANIZATION. WHO guidelines on physical activity and sedentary behaviour[A/OL].（2022-2-15）. https: //www.who.int/publications/i/ item/9789240015128.

[22] 王正珍. 糖尿病前期人群运动处方研究与应用[M]. 北京: 北京体育大学出版

社, 2010.

[23] ROUSSON V. Exercise dose and insulin sensitivity: relevance for diabetes prevention [J]. Medicine & Science in Sports & Exercise, 2012, 44 (5): 793-799.

[24] 王正珍. ACSM 运动测试与运动处方指南[M]. 10 版. 北京: 北京体育大学出版社, 2019.

[25] THOMPSON P D, BAGGISH A L, FRANKLIN B, et al. American College of Sports Medicine Expert Consensus Statement to Update Recommendations for Screening, Staffing, and Emergency Policies to Prevent Cardiovascular Events at Health Fitness Facilities[J]. Current Sports Medicine Reports, 2020, 19 (6): 223-231.

[26] COLBERG S R. Exercise and diabetes: a clinician's guide to prescribing physical activity[M]. American Diabetes Association, 2013.

[27] 安江红, 谭京京, 孙金秋. 老年人体适能测试手册[M]. 2 版. 北京: 人民体育出版社, 2017.

[28] GARY L. ACSM's health-related physical fitness assessment manual[M]. 5th edition. Philadelphia: Lippincott Williams & Wilkins, 2018.

[29] 张献博, 郭立新. 2016 年美国糖尿病学会体力活动 / 运动与糖尿病立场声明解读[J]. 中华糖尿病杂志, 2017, 9 (8): 4.

[30] DIJK J, MANDERS R, CANFORA E E, et al. Exercise and 24h glycemic control: equal effects for all type 2 diabetes patients? [J]. Med Sci Sports Exerc, 2013, 45 (4): 628-635.

[31] TEO S, KANALEY J A, GUELFI K J, et al. Exercise Timing in Type 2 Diabetes Mellitus: A Systematic Review[J]. Medicine & Science in Sports & Exercise, 2018, 50 (12): 1.

[32] KONDO S, TANISAWA K, SUZUKI K, et al. Preexercise Carbohydrate Ingestion and Transient Hypoglycemia: Fasting versus Feeding[J]. Med Sci Sports Exerc, 2019, 51 (1): 168-173.

[33] DUBE M C, WEISNAGEL S J, HOMME D P, et al. Exercise and newer insulins: how much glucose supplement to avoid hypoglycemia? [J]. Med Sci Sports Exerc, 2005, 37 (8): 1276.

第八章 老年2型糖尿病患者降糖药物及治疗路径

① 要点提示

1. 结合老年T2DM患者健康状态分层和血糖控制目标制定降糖方案。（B）

2. 生活方式干预是老年T2DM治疗的基础，单纯生活方式治疗血糖不达标时进行药物治疗。（A）

3. 老年T2DM患者应该选择安全、简便的降糖方案。（A）

4. 老年糖尿病患者的胰岛素治疗强调"去强化"。（B）

✎ 指南内容

结合患者健康状态综合评估结果以及相应的血糖控制目标，经过生活方式干预后血糖仍不达标的老年T2DM患者应尽早进行药物治疗。药物治疗的原则包括：①优先选择低血糖风险较低的药物；②选择简便、依从性高的药物，降低多重用药风险；③权衡获益风险比，避免过度治疗；④关注肝肾功能、心脏功能、并发症及伴发症等因素。

一、二甲双胍

二甲双胍是国内外多个指南和/或共识推荐的老年T2DM患者的一线降糖药物之一。估算的肾小球滤过率（estimated glomerular filtration rate, eGFR）是能否使用以及是否减量的决定性因素。胃肠道反应与体重下降限制了二甲双胍在部分老年患者中的使用，老年患者应小剂量起步（500mg/d），逐渐增加剂量，最大剂量不应超过2 550mg/d。使用缓释剂型或肠溶剂有可能减轻胃肠道反应，且缓释剂型服药次数减少[1]。若老年患者已出现肾功能不全，需定期监测肾功能，并根据肾功能调整二甲双胍剂量[2]。eGFR为45~59ml/（min·1.73m^2）的老年患者应考虑减量，当

eGFR<45ml/（min·1.73m^2）时应考虑停药[2]。重度感染、外伤以及存在可造成组织缺氧疾病（如失代偿性心力衰竭、呼吸衰竭等）的老年患者禁用二甲双胍。eGFR≥60ml/（min·1.73m^2）的患者使用含碘对比剂检查时需在当天停用二甲双胍，在检查完至少48小时且复查肾功能无恶化后可继续用药；若患者eGFR为45~59ml/（min·1.73m^2），需在接受含碘对比剂及全身麻醉术前48小时停药，之后仍需停药48~72小时，复查肾功能无恶化后可继续用药[2]。二甲双胍会增加老年糖尿病患者维生素B$_{12}$缺乏的风险[3]，根据需要，在用药后测定维生素B$_{12}$水平。

二、磺脲类

常用的磺脲类药物主要有格列本脲、格列齐特、格列吡嗪、格列喹酮和格列美脲。磺脲类药物降糖疗效明确，但易致低血糖及体重增加；长效磺脲类药物上述不良反应更常见，老年患者应慎用[4]，短效类药物以及药物浓度平稳的缓释、控释剂型可在权衡获益和风险后选用。磺脲类药物与经CYP2C9和CYP2C19等肝脏CYP450酶代谢药物（如他汀类、抗菌药物、部分心血管药物及质子泵抑制剂等）合用时，应警惕低血糖事件[5]及其他不良反应。格列喹酮血浆半衰期为1.5小时，仅5%代谢产物经肾脏排泄，肾功能不全的老年糖尿病患者选择磺脲类药物时应选择格列喹酮。

三、格列奈类

格列奈类药物主要有瑞格列奈、那格列奈。格列奈类药物降糖效果与磺脲类药物相近，体重增加的风险相似，而低血糖风险较低[6]。该类药物须餐前15分钟内服用，对患者用药依从性要求较高。格列奈类药物主要经肝脏代谢，可用于肾功能不全的老年患者，无须调整剂量。

四、α-葡萄糖苷酶抑制剂

α-葡萄糖苷酶抑制剂主要有阿卡波糖、伏格列波糖、米格列醇。α-葡萄糖苷酶抑制剂通过抑制小肠α-葡萄糖苷酶活性，延缓碳水化合物的分解、吸收，从而降低餐后血糖，适用于高碳水化合物饮食结构和餐后血糖升高的糖尿病患者。该类药物的常见不良反应包括腹胀、腹泻、排气增多等胃肠道反应，一定程度上影响了其在老年人群中的应用[7]。应小剂量起始，逐渐增加剂量。该类药物单独使用低血糖风险较低，若出现低血糖应使用葡萄糖纠正，食用淀粉等碳水化合物升糖效果差。

五、噻唑烷二酮类

噻唑烷二酮类是胰岛素增敏剂，通过增加骨骼肌、肝脏及脂肪组织对胰岛素的敏感性发挥降糖作用。目前常用的噻唑烷二酮有罗格列酮、吡格列酮。单独使用时不易诱发低血糖，但与胰岛素或胰岛素促泌剂联用时可增加患者低血糖风险[6]。噻唑烷二酮类作为目前唯一的胰岛素增敏剂，研究显示其有心血管保护作用[8]。存在严重胰岛素抵抗的老年糖尿病患者可考虑选用该类药物，但该类药物有可能导致患者体重增加、水肿、骨折和心力衰竭的风险增加[9]，有充血性心力衰竭、骨质疏松、跌倒或骨折风险的老年患者应谨慎使用该类药物[4,10,11]。

六、二肽基肽酶Ⅳ抑制剂

二肽基肽酶Ⅳ（DPP-4）抑制剂是近年来国内外指南和／或共识推荐的老年糖尿病患者一线降糖药之一。该类药物通过抑制 DPP-4 酶活性提高内源性 GLP-1 的水平，葡萄糖浓度依赖性地促进内源性胰岛素分泌，抑制胰高血糖素分泌，降低血糖[12]。目前国内上市的 DPP-4 抑制剂为西格列汀、维格列汀、沙格列汀、阿格列汀和利格列汀。该类药物单独应用时一般不引起低血糖，对体重影响中性，胃肠道反应少[13]，较适用于老年患者[14]。西格列汀、利格列汀和沙格列汀的心血管结局试验（CVOT）老年亚组结果显示，不增加老年患者主要心血管不良事件（MACE）中心血管死亡、非致死性心肌梗死、非致死性卒中（3P-MACE）或心血管死亡、非致死性心肌梗死、非致死性卒中、需要住院治疗的不稳定型心绞痛（4P-MACE）的发生风险，利格列汀不增加老年患者肾脏复合结局（肾性死亡、进展为终末期肾病或持续 eGFR 下降≥40%）的风险[15-17]，但沙格列汀会增加患者因心力衰竭住院的风险[17]。利格列汀应用于肝功能不全患者、沙格列汀应用于肝功能受损患者时无须调整药物剂量,西格列汀在轻中度肝功能不全的患者中无须调整药物剂量,阿格列汀慎用于肝病患者,维格列汀禁用于肝功能异常(血清丙氨酸氨基转移酶或天冬氨酸氨基转移酶超过正常值上限3倍或持续升高)患者。利格列汀可用于任何肾功能状态的老年患者,无须调整药物剂量,其余DPP-4抑制剂需根据患者肾功能调整剂量或停用。若怀疑患者出现胰腺炎,应停止使用本类药物。

七、钠-葡萄糖协同转运蛋白2抑制剂

钠-葡萄糖协同转运蛋白2(SGLT2)抑制剂通过抑制近端肾小管SGLT2的活性增加尿葡萄糖排泄,从而达到降糖作用[18]。我国目前批准临床使用的SGLT2抑制剂包括达格列净、恩格列净和卡格列净。由于其降糖机制并不依赖胰岛素[19],因此,极少发生低血糖[20-22]。SGLT2抑制剂还有减重,特别是减少内脏脂肪的作用[23]。恩格列净和卡格列净的CVOT显示其可降低T2DM患者主要心血管不良事件(3P-MACE)风险,老年亚组结果显示与总人群相似[24-25]。达格列净、恩格列净的CVOT结果显示其能降低T2DM患者因心力衰竭住院的风险,在老年亚组中,达格列净和恩格列净的结果与总人群相似[24,26],卡格列净的肾脏结局试验(renal outcome trial,ROT)结果显示降低患者心血管死亡或心力衰竭住院风险[27],老年亚组结果与总人群具有一致性。达格列净、恩格列净的CVOT结果均显示可改善患者肾脏结局[28-29],老年亚组结果显示,达格列净对心肾复合结局、恩格列净对肾脏结局的改善与总人群一致[24,26]。卡格列净的ROT结果证实其可改善患者肾脏结局,老年亚组结果与总人群一致。SGLT2抑制剂常见的不良反应为泌尿生殖系统感染、血容量减少等,老年患者使用时风险有可能更高,需注意。eGFR<45ml/($min\cdot1.73m^2$),不建议使用达格列净、卡格列净,不应使用恩格列净。eGFR<30ml/($min\cdot1.73m^2$)的患者禁用卡格列净和达格列净。SGLT2抑制剂上市后临床监测中有少见的糖尿病酮症酸中毒的报告。

八、GLP-1受体激动剂

GLP-1受体激动剂通过与GLP-1受体结合发挥作用,以葡萄糖浓度

依赖的方式促进胰岛素分泌和抑制胰高血糖素分泌降低血糖,并能延缓胃排空,抑制食欲中枢、减少进食量,兼具降低体重、血压和血脂的作用,更适用于胰岛素抵抗、腹型肥胖的糖尿病患者[30-32],且单独应用 GLP-1 受体激动剂时低血糖发生风险低。GLP-1 受体激动剂在老年人群(≥65 岁)中的安全性和有效性与成人相似[33-35]。目前国内上市的 GLP-1 受体激动剂有艾塞那肽、利拉鲁肽、利司那肽、度拉糖肽、贝那鲁肽和洛塞那肽,均需皮下注射。利拉鲁肽每日注射一次,可在任意时间注射。利司那肽每日注射一次,可在任意一餐前注射。艾塞那肽周制剂、洛塞那肽、度拉糖肽每周注射一次,且无时间限制。GLP-1 受体激动剂灵活的给药方式提高了老年糖尿病患者用药的依从性,周制剂的用药依从性更高。利拉鲁肽、度拉糖肽显著降低 T2DM 患者心血管不良事件风险[36-37],度拉糖肽在动脉粥样硬化性心血管疾病(atherosclerosis cardio vascular disease, ASCVD)高风险的 T2DM 患者中有一级预防证据,且在基线异质性分析中,66 岁以上与 66 岁以下患者结果一致[36]。应考虑选择简便的、有降糖以外获益的 GLP-1 受体激动剂[38]。GLP-1 受体激动剂主要不良反应为恶心、呕吐、腹泻等胃肠道反应,且有延缓胃排空的作用,警惕诱发或加重老年糖尿病患者营养不良、肌少症以及衰弱。

九、胰岛素

老年 T2DM 患者在生活方式和非胰岛素治疗的基础上,血糖控制仍未达标,可加用胰岛素治疗。在起始胰岛素治疗前,需要充分考虑老年糖尿病患者的整体健康状态、血糖升高的特点和低血糖风险等因素,权衡患者获益风险比,个体化选择治疗方案。

起始胰岛素治疗时,首选基础胰岛素,用药方便、依从性高,适用于多数老年患者[4]。选择基础胰岛素时,应选择血药浓度较平稳的剂型(如德谷胰岛素,甘精胰岛素 U100、甘精胰岛素 U300),并在早上注射,以减少低血糖,尤其是夜间低血糖的发生风险。可根据体重计算起始剂量,通常设定为 0.1~0.3U/(kg·d)[39],根据空腹血糖水平,每 3~5 天调整一次剂量,直至空腹血糖达到预定目标。如空腹血糖达标,但 HbA_{1c} 不达标时,应重点关注餐后血糖,必要时可添加餐时胰岛素[40]。基础胰岛素联合餐时胰岛素(3次/d)较符合人体生理胰岛素分泌模式,但复杂的给药方案会降低患者长期治疗的依从性,且不适用于健康状态差(Group 3)、预期寿命短的老年糖尿病患者。双胰岛素每日注射1~2次,与多次胰岛素注射疗效相当,注射次数少,患者用药依从性较高[41],并在老年糖尿病患者中具有与非老年患者相似的药代动力学、疗效和安全性[42-43]。预混胰岛素与基础联合餐时的方案相比注射次数少,但在老年患者中,尤其是长病程、自身胰岛功能较差、进餐不规律的患者中,每日2次预混胰岛素治疗灵活性差,可能增加低血糖风险[44]。

老年糖尿病患者 HbA_{1c}>10.0%,或伴有高血糖症状(如烦渴、多尿),或有分解代谢证据(如体重降低),或严重高血糖(空腹血糖>16.7mmol/L)时,根据患者的健康状态及治疗目标,可采用短期胰岛素治疗。除自身胰岛功能衰竭者外,老年糖尿病患者经短期胰岛素治疗血糖控制平稳、高糖毒性解除后,应及时减少胰岛素注射次数并优化降糖方案[45]。

老年糖尿病患者中,胰岛素治疗方案应强调"去强化"。对于已应用胰岛素的老年糖尿病患者,应评估胰岛素治疗是否是必需的,以及是否可以简化胰岛素治疗方案。高龄、预期寿命短或健康状态差(Group 3)的老年糖尿病患者不建议多针胰岛素治疗。非胰岛素治疗可将血糖控制达标的老年糖尿病患者,应逐步将胰岛素进行减停。必须联用胰岛素才能将血糖控制达标的老年糖尿病患者,应尽量简化胰岛素方案,需考虑下列几点:①尽量减少注射次数;②采用长效或超长效胰岛素类似物控制空腹及餐前血糖满意后,在餐后血糖不达标时再考虑加用餐时胰岛素;③尝试将预混胰岛素转换为基础胰岛素,以简化方案并减少低血糖风险。

十、治疗路径

根据老年患者健康状态选择治疗药物,健康状态综合评估结果为良好(Group 1)和中等(Group 2)的老年患者可参照老年T2DM患者非胰岛素治疗路径图(图8-1)与老年T2DM患者胰岛素治疗路径图(图8-2)。老年T2DM患者短期胰岛素治疗路径见图8-3。当单药治疗

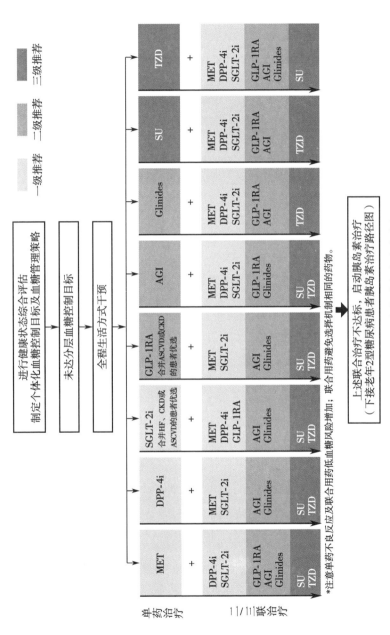

图 8-1 老年 T2DM 患者非胰岛素治疗路径图

注：MET 为二甲双胍；DPP-4i 为二肽基肽酶Ⅳ抑制剂；SGLT-2i 为钠 - 葡萄糖协同转运蛋白 2 抑制剂；GLP-1RA 为胰高糖素样肽 -1 受体激动剂；AGI 为 α- 糖苷酶抑制剂；Glinides 为格列奈类药物；SU 为磺脲类；TZD 为噻唑烷二酮类；ASCVD 为动脉粥样硬化性心血管疾病；HF 为心力衰竭；CKD 为慢性肾脏病。此路径图适用于健康状态良好（Group 1）和中等（Group 2）的老年患者。

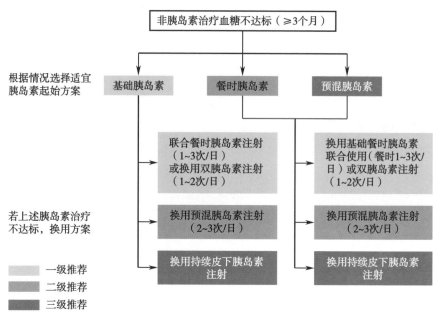

图 8-2　老年 T2DM 患者胰岛素治疗路径图

注：上述胰岛素包括胰岛素和胰岛素类似物，优选类似物。选用预混胰岛素注射 3 次 /d 时需选用人胰岛素类似物。预混胰岛素、双胰岛素不能 3 次 /d 注射。此路径图适用于健康状态良好（Group 1）和中等（Group 2）的老年患者。

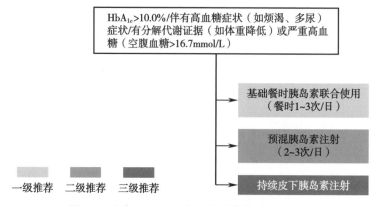

图 8-3　老年 T2DM 患者短期胰岛素治疗路径图

注：此路径图参考 2021 年美国糖尿病学会发布的糖尿病医学诊疗标准临床指南；HbA$_{1c}$为糖化血红蛋白；上述胰岛素包括胰岛素和胰岛素类似物，优选类似物；预混胰岛素类似物可 3 次 /d 注射，预混胰岛素、双胰岛素不能 3 次 /d 注射；短期胰岛素治疗时根据情况考虑停用非胰岛素治疗方案，高糖状态解除时应再次评估并优化治疗策略。

3个月以上血糖控制仍不佳时,应联合不同机制的药物进行治疗,但要避免联合应用增加低血糖及其他不良反应风险的药物。经过规范的非胰岛素治疗无法达到血糖控制目标的老年患者应及时启动胰岛素治疗,使用胰岛素治疗方案应加强患者低血糖防治及胰岛素注射方法宣教,尽量减少低血糖的发生。

健康状态综合评估结果为差(Group 3)的患者(包括临终前状态的患者),不建议依据上述路径进行方案选择,而应基于重要脏器功能、药物治疗反应、低血糖风险等,制定相对宽松的血糖控制目标,以不发生低血糖和严重高血糖为基本原则。要尊重患者及家属的意愿,选择合适的降糖方案,应用不易引起低血糖的口服药和 / 或超长效基础胰岛素(如德谷胰岛素、甘精胰岛素等)较使用一日多次速效胰岛素或预混胰岛素更为安全,剂量也更容易调整。

?　解　读

老年糖尿病患者的健康状态个体差异大,常伴有复杂的基础疾病和不同程度的认知功能障碍等,因此《指南》推荐在临床医师、营养师、康复治疗师和护士等多学科团队协助下,对患者进行共患病、肝肾功能、用药现状、营养情况、日常生活活动能力、认知功能、精神状态、心理健康和社会环境状况等综合评估,将老年糖尿病患者的健康状况分为"良好"(Group 1)、"中等"(Group 2)和"差"(Group 3)三个等级。根据患者健康综合评估结果和目前是否服用低血糖风险较高的药物制定个体化的血糖控制目标。营养和运动治疗是基础,贯穿于治疗的全过程。生活方式干预后血糖仍然不达标的老年 T2DM 患者应启动降糖药物治疗。

鉴于老年糖尿病患者具有低血糖风险高、并发症和伴发症多、认知功能下降、自我管理能力降低、多重用药普遍等特点,《指南》强调针对老年糖尿病患者药物治疗的原则包括:①老年糖尿病患者低血糖发生风险较高,由于神经反应性减弱,对低血糖的反应阈值下降,低血糖表现异质性较大,且易发生严重低血糖,是常见的急性并发症之一。可导致患者心律失常、心肌梗死、跌倒,甚至昏迷、死亡等不良事件。因此进行药物治疗时应优先选择低血糖风险较低的药物。②老年糖尿病患者认知功能下降,自我管理能力降低,易出现漏服、重复用药等问题;同时老年糖尿病患者多合并高血压、冠心病、脑卒中及慢性呼吸系统疾病等,多重用药在老年糖尿病患者中较为普遍且难以避免,而药物之间的相互作用不仅可能影响降糖药物的疗效,还可能增加低血糖风险。因此药物治疗时应选择简便、依从性高的药物,降低多重用药风险。③老年患者健康状况异质性大,常伴发多种疾病,需根据其具体情况建立个体化的血糖控制目标。若让同时患多种疾病的老年糖尿病患者严格控制血糖,被认为是一种过度治疗,且会增加低血糖的风险。因此针对老年患者药物治疗时需权衡获益风险比,避免过度治疗。④老年糖尿病患者通常病程较长,合并心脏等大血管病变、视网膜及肾脏等微血管病变和神经病变等慢性并发症的比例更高;且常伴发高血压、高脂血症、高尿酸血症等代谢异常,以及共存肝肾功能不全、心功能不全等多种慢性疾病。因此药物治疗时需关注肝肾功能、心脏功能、并发症及伴发症等因素。

一、老年糖尿病患者高血糖控制的策略和治疗路径

《指南》建议根据老年患者健康状态综合评估结果选择治疗药物:健康状态综合评估结果为良好(Group 1)和中等(Group 2)的老年患者参照老年 T2DM 患者非胰岛素治疗路径(见图 8-1)、老年 T2DM 患者胰岛素治疗路径(见图 8-2)和老年 T2DM 患者短期胰岛素治疗路径(见图 8-3)。当单药治疗 3 个月以上血糖仍控制不佳时,应联合不同机制的药物进行治疗,但要避免联用增加低血糖及其他不良反应风险的药物。经过规范的非胰岛素治疗无法达到血糖控制目标的老年患者应及时启动胰岛素治疗,使用胰岛素治疗方案应加强患者低血糖防治及胰岛素注射方法宣教,尽量减少低血糖的发生,做到"去强化"。

健康状态综合评估结果为差(Group 3)的患者(包括临终前状态的患者)由于循证医学证据较缺乏,《指南》未提供治疗路径。治疗时以不发生低血糖和严重高血糖为基本原则。应基于重要脏器功能、药物治疗

反应、低血糖风险等,制定更为宽松的血糖控制目标,尊重患者及家属的意愿,选择合适的降糖方案,应用不易引起低血糖的口服药和/或超长效基础胰岛素(如德谷胰岛素、甘精胰岛素 U300 等)较使用每日多次的速效胰岛素或预混胰岛素更为安全,剂量也更容易调整。

(一)良好和中等健康状态的老年 T2DM 患者的非胰岛素治疗路径

营养治疗和运动治疗是老年糖尿病患者治疗的基础,应贯穿于糖尿病管理的始终。经生活方式干预后血糖仍未达标的老年患者,需考虑起始降糖药物治疗。《指南》依据低血糖风险、老年患者的健康状态进行一级、二级以及三级药物推荐。

如图 8-1 所示,二甲双胍、DPP-4 抑制剂和 SGLT2 抑制剂的降糖疗效好,低血糖发生风险较低,作为老年 T2DM 患者非胰岛素降糖治疗的一级推荐药物。目前已发表的国际大型前瞻性随机、双盲、安慰剂对照 CVOT 临床研究均显示 SGLT2 抑制剂能够降低主要心血管不良事件(MACE)发生率、降低心力衰竭住院风险和带来肾脏获益,因此《指南》推荐合并 ASCVD、心力衰竭或 CKD 的老年 T2DM 患者优先选择 SGLT2 抑制剂。GLP-1 受体激动剂、α- 糖苷酶抑制剂和格列奈类药物的低血糖风险也较低,但 GLP-1 受体激动剂常引起胃肠道不良反应,如恶心、呕吐、腹泻等,需警惕诱发或加重老年糖尿病患者营养不良、肌少症以及衰弱;同时 GLP-1 受体激动剂为注射用药,对患者的认知能力、行为能力要求更高。α- 糖苷酶抑制剂的常见不良反应包括腹胀、腹泻、排气增多等胃肠道反应,影响了其在老年人群中的应用。格列奈类药物具有体重增加风险,且需多次餐前服用,对患者用药依从性要求较高。因此上述药物作为老年 T2DM 患者单药治疗的二级推荐药物,有一级推荐药物禁忌证或不耐受的患者可根据情况选择这些药物。GLP-1 受体激动剂的 CVOT 研究也证实其可降低老年 T2DM 患者的 MACE 和肾脏不良结局事件等发生风险,因此合并 ASCVD 或 CKD 的患者在不能使用 SGLT2 抑制剂时可考虑选用 GLP-1 受体激动剂。磺脲类药物易致低血糖及体重增加,噻唑烷二酮类药物可能导致体重增加、水肿、骨折和心力衰竭的风险增加,作为三级推荐药物。

当单药治疗3个月以上血糖仍控制不佳时,应联合不同机制的药物进行二联或三联治疗,但避免联用增加低血糖及其他不良反应风险的药物。由于DPP-4抑制剂与GLP-1受体激动剂均通过GLP-1发挥降糖效应,磺脲类药物与格列奈类药物均通过促进胰岛素分泌而降低血糖,因此不建议联合。在单药治疗基础上血糖未达标时,《指南》推荐优先联合使用低血糖风险低的二甲双胍、DPP-4抑制剂和SCLT2抑制剂。但对于合并ASCVD或心血管高危因素的口服SGLT2抑制剂降糖的老年T2DM患者,优先加用具有心血管获益或心血管安全性好的二甲双胍、DPP-4抑制剂或GLP-1受体激动剂;对于合并CKD的口服SGLT2抑制剂降糖的老年T2DM患者,可优先联用具有肾脏获益的GLP-1受体激动剂。单药治疗作为二级推荐药物的α-糖苷酶抑制剂、格列奈类药物和GLP-1受体激动剂在二/三联治疗时也作为二级推荐加用药物。磺脲类药物和噻唑烷二酮类药物由于其不良反应作为联合治疗的三级推荐药物,在加用前述降糖药物仍不能控制好血糖时可考虑联合用药。上述降糖药物联合治疗后血糖仍不达标时,需启动胰岛素治疗。

(二)良好和中等健康状态的老年T2DM患者的胰岛素治疗路径

经过规范非胰岛素治疗≥3个月无法达到血糖控制目标的老年患者应及时启动胰岛素治疗,《指南》胰岛素治疗路径中首次提出"去强化",重在降低低血糖发生风险,包括:①对已应用胰岛素的老年糖尿病患者,应评估胰岛素治疗是否必需;②非胰岛素治疗可将血糖控制达标的老年糖尿病患者,应逐步将胰岛素进行减停;③高龄、预期寿命短或健康状态差(Group 3)的老年糖尿病患者不建议多针胰岛素治疗。同时使用胰岛素治疗方案应加强患者低血糖防治及胰岛素注射方法宣教,尽量减少低血糖的发生。此外,《指南》胰岛素治疗方案强调"尽量简化",减少注射次数。《指南》推荐老年T2DM患者起始胰岛素治疗时首选基础胰岛素,用药方便、依从性高,适用于多数老年患者。由于胰岛素类似物与人胰岛素相比降糖效能相似,但在模拟生理性胰岛素分泌和减少低血糖发生风险方面胰岛素类似物优于人胰岛素,因此优选胰岛素类似物。餐时胰岛素和预混胰岛素由于注射次数较多,老年患者长期治疗的依从性和灵活性较差,因此分别作为胰岛素起始治疗的二级和三级推荐方案。

基础胰岛素治疗血糖不达标时,《指南》推荐优先联合餐时胰岛素注射(1~3 次 /d)或换用双胰岛素注射(1~2 次 /d)控制血糖;对于餐时胰岛素或预混胰岛素起始治疗血糖不达标的老年糖尿病患者优先推荐换用基础餐时胰岛素联合使用(1~3 次 /d)或双胰岛素注射治疗(1~2 次 /d);在老年患者中,尤其是长病程、自身胰岛功能较差、进餐不规律的患者,每日 2~3 次预混胰岛素治疗灵活性差,可能增加低血糖风险,因此作为二级推荐换用方案;上述方案均不合适时可换用持续皮下胰岛素注射。

(三)良好和中等健康状态的老年 T2DM 患者的短期胰岛素治疗路径

对于 HbA$_{1c}$>10.0%,或伴有高血糖症状(如烦渴多饮、多尿),或有分解代谢证据(如体重降低),或严重高血糖(空腹血糖 >16.7mmol/L)的老年 T2DM 患者可采用短期胰岛素治疗。首选基础餐时胰岛素联合使用(餐时 1~3 次 /d),次选预混胰岛素注射(2~3 次 /d),上述方案均不合适时可选择持续皮下胰岛素注射治疗。短期胰岛素治疗时根据情况考虑停用非胰岛素治疗方案。除自身胰岛功能衰竭患者外,老年糖尿病患者经短期胰岛素治疗血糖控制平稳、高糖毒性解除后,应及时减少胰岛素注射次数,再次评估并优化治疗策略。

以下按照推荐顺序,依次细解。

1. 二甲双胍

二甲双胍是《指南》推荐的老年 T2DM 患者首选一级推荐降糖药物。双胍类药物的主要药理作用是通过减少肝脏糖异生、抑制肝脏葡萄糖的输出而降低血糖,其低血糖风险小,不增加体重,可能有心血管获益。目前临床上使用的双胍类药物主要是盐酸二甲双胍,其也是国内外多个指南和 / 或共识推荐的老年 T2DM 患者的一线降糖药物以及药物联合中的基本用药。

二甲双胍的主要不良反应为消化道反应,如恶心、呕吐、食欲下降、腹部不适等,但这些副作用通常是一过性的,可通过随餐服用药物并缓慢增加剂量将其降至最低。老年患者的用药应从小剂量起步(500mg/d),逐渐增加剂量,最大剂量不应超过 2 550mg/d。二甲双胍缓释剂通过水合的聚合物基质缓慢释放活性药物,使药物一旦暴露在消化系统的液体中即可溶解,随餐服用时,在服药期间释放的二甲双胍与餐后胃肠道排空减慢的正常生理相结合,为不耐受速释二甲双胍消化道不良反应的 T2DM 患者提供了新的选择[46-47]。对于肾功能正常的老年 T2DM 患者,二甲双胍并没有具体的年龄限制,但若已出现肾功能不全,需在用药前及接受药物治疗期间定期监测肾功能(每 3~6 个月检查 1 次),并根据肾功能调整二甲双胍的剂量[2]。eGFR≥60ml/(min·1.73m^2)时无须调整剂量,eGFR 为 45~59ml/(min·1.73m^2)的老年患者应考虑减量,且不宜超过 1g/ 天,eGFR<45ml/(min·1.73m^2)时应考虑停药[2]。血管内注射碘化造影剂可能导致肾功能衰竭,并有引起二甲双胍蓄积和增加乳酸酸中毒的风险,因此 eGFR≥60ml/(min·1.73m^2)的老年患者在使用碘化对比剂造影检查时,需在当天停用二甲双胍,检查完至少 48 小时且复查肾功能无恶化后可继续用药;若患者 eGFR 为 45~59ml/(min·1.73m^2),需在接受含碘对比剂及全身麻醉术前 48 小时停药,之后仍需要停药 48~72 小时,复查肾功能无恶化后可继续用药[2]。肝功能不全(血清转氨酶超过 3 倍正常上限)、重度感染、外伤、外科大手术、低血压、酗酒以及存在可造成组织缺氧疾病(如失代偿性心力衰竭、呼吸衰竭等)的老年患者禁用二甲双胍。既往有乳酸性酸中毒病史的老年患者禁用二甲双胍。二甲双胍可能会增加老年糖尿病患者维生素 B$_{12}$ 缺乏的风险和严重程度[3],长期应用者易患高同型半胱氨酸血症、神经病变、认知障碍和抑郁,需定期监测患者的维生素 B$_{12}$ 水平[2],以便及时发现并纠正维生素 B$_{12}$ 缺乏。

2. DPP-4 抑制剂

DPP-4 抑制剂是《指南》推荐的一级降糖药。该类药物通过抑制 DPP-4 酶活性而减少 GLP-1 在体内的失活,提高内源性 GLP-1 的水平,以葡萄糖浓度依赖性的方式促进内源性胰岛素分泌,抑制胰高血糖素分泌,降低血糖[12]。DPP-4 抑制剂是近年来国内外指南和 / 或共识推荐的老年糖尿病一线降糖药之一。目前在国内上市的 DPP-4 抑制剂为西格列汀、维格列汀、沙格列汀、阿格列汀和利格列汀(按上市顺序)。多项临床研究探究了 DPP-4 抑制剂在中国 T2DM 人群中的降糖疗效,可使 HbA$_{1c}$ 降低

0.4%~0.9%，5 种 DPP-4 抑制剂的降糖疗效相似[48]。DPP-4 抑制剂单独应用时一般不增加低血糖发生风险，与磺脲类药物相比低血糖发生风险低约 90%[13]。荟萃分析显示，DPP-4 抑制剂对体重影响中性[49]，不增加胃肠道不良事件的发生风险[50]。DPP-4 抑制剂在老年 T2DM 患者中的耐受性及有效性也得到了证实，因此适用于老年患者[14]。

在心血管安全性方面，目前国际上开展了阿格列汀、西格列汀、利格列汀和沙格列汀的多中心、前瞻性、随机、双盲、大规模心血管结局试验（CVOT）。EXAMINE 研究以阿格列汀为研究药物，是一项多中心、随机、双盲、安慰剂对照的非劣效性临床试验。主要终点事件是主要心血管不良事件（MACE），包括心血管死亡、非致死性心肌梗死、非致死性卒中（3P-MACE）。结果显示，阿格列汀组和安慰剂组的 3P-MACE 发生率差异无统计学意义[51]。以沙格列汀为研究药物的 SAVOR-TIMI53 研究显示，沙格列汀组和安慰剂组 3P-MACE 发生率差异无统计学意义，但沙格列汀增加了有心血管疾病高危因素患者因心力衰竭住院的风险[17]。而中国人群亚组数据并未观察到沙格列汀组患者心力衰竭住院风险增高[48]。以西格列汀为研究药物的 TECOS 研究也是一项随机、双盲、安慰剂对照、事件驱动型的临床试验，主要复合终点为首次发生心血管事件，包括心血管死亡、非致死性心肌梗死、非致死性卒中、需要住院治疗的不稳定型心绞痛（4P-MACE）。结果显示，西格列汀组与安慰剂组相比 4P-MACE 发生率无差异[15]。2019 年发表的 CARMELINA 研究以利格列汀为研究药物，结果显示利格列汀不增加 3P-MACE 的风险[16]。其中 SAVOR-TIMI53、TECOS 和 CARMELINA 研究的老年亚组结果与总人群结果一致，DPP-4 抑制剂不增加老年患者心血管死亡、非致死性心肌梗死、非致死性卒中等 3P/4P-MACE 的发生风险[15-17]。因此 DPP-4 抑制剂在老年患者中的心血管安全性总体较好。

在肾脏获益方面，CARMELINA 研究的次要终点是肾脏复合结局（肾性死亡、首次发生终末期肾病或持续 eGFR 下降≥40%），与安慰剂相比，利格列汀可有效延缓蛋白尿的进展，不增加老年患者肾脏复合终点事件的发生风险[16]。此外，SAVOR-TIMI53 研究也对肾脏结局进行分析，发现对于尿白蛋白水平正常的患者,沙格列汀也具有减少蛋白尿的作用[17]。TECOS 研究结果未发现西格列汀能降低 T2DM 患者临床相关肾脏不良事件发生风险[15]。

在肝肾功能与药物剂量调整方面,利格列汀仅 5% 经肾脏排泄,因此可用于任何肾功能状态的老年患者,无须调整药物剂量。其余 4 种 DPP-4 抑制剂 75% 以上经肾脏排泄,因此肾功能不全的患者需根据药物说明书调整药物剂量或停用。参照说明书,利格列汀在肝功能不全、沙格列汀在肝功能受损的患者中应用时无须调整药物剂量,西格列汀在轻中度肝功能不全的患者中应用时无须调整药物剂量,肝功能异常(血清丙氨酸氨基转移酶或天冬氨酸氨基转移酶超过正常值上限 3 倍或持续升高)的患者禁用维格列汀。阿格列汀不依赖肝脏 CYP450 酶代谢,绝大部分由肾脏代谢,与经肝脏代谢的药物相互作用少,因此临床上可与经肝脏 CYP450 酶代谢的其他降糖药、他汀类药物和部分心血管类药物等联合使用,无须调整剂量,但肝病患者也要慎用。

EXAMINE、TECOS 和 SAVOR-TIMI53 研究均显示 DPP-4 抑制剂显著增加患者急性胰腺炎的发生风险[13]。因此,若怀疑患者有胰腺炎,应及时停止使用本类药物。

3. SGLT2 抑制剂

SGLT2 抑制剂是《指南》推荐的一级用药,尤其对于合并 ASCVD、心力衰竭和 CKD 的患者。SGLT2 抑制剂通过抑制近端肾小管 SGLT2 的活性增加尿葡萄糖排泄,不依赖胰岛素,达到降糖作用[18-19]。单药治疗能显著降低 HbA_{1c} 0.5%~1.2%,极少发生低血糖[20-22],减重 0.6~3.0kg,特别是减少内脏脂肪[23]。我国临床使用的 SGLT2 抑制剂按批准顺序包括恩格列净、卡格列净和达格列净。

在心血管获益方面,SGLT2 抑制剂在一系列大型前瞻性、随机、双盲、安慰剂对照心血管结局的临床研究中显示了心血管获益。EMPA-REG OUTCOME 试验显示与安慰剂相比,恩格列净使总人群主要终点事件 3P-MACE 发生风险降低 14%;次要终点事件中,恩格列净可有效降低 T2DM 患者的全因死亡率、心血管疾病病死率,并明显降低心力衰竭住院风险[22]。老年亚组分析结果与总人群相似,恩格列净可降低老年 T2DM 患者 3P-MACE 和心力衰竭住院风险[24]。CANVAS 试验结果显示,卡格列净也可明显降低 T2DM 患者主要终点事件 3P-MACE 的发生率,同时降低心力衰竭住院风险[21]。老年亚组结果同样与总人群一致[25]。卡格列净的肾脏结局试验(ROT)同样证明老年亚组中卡格列净可降低 T2DM 患者心血管死亡或心力衰竭住院风险[27]。关于达格列净的大型临床研究 DECLARE-TIMI58 试验发现,与安慰剂相比,达格列净能降低 T2DM 患者的心血管死亡和心力衰竭住院风险[20],在老年亚组分析中得到的结果与总人群一致[26]。因此 SGLT2 抑制剂能给老年 T2DM 患者带来心血管保护作用。

在肾脏获益方面,CRENDENCE 试验结果显示与安慰剂相比,卡格列净能使主要终点事件(终末期肾病、血清肌酐倍增、肾脏或心血管死亡)的发生风险下降达 30%;使终末期肾病、血清肌酐倍增、肾脏死亡的次要终点事件风险降低 34%,终末期肾病风险下降 32%,透析、肾移植或肾脏死亡风险降低 28%,每年延缓慢性 eGFR 下降速度可达 $2.7ml/(min \cdot 1.73m^2)$。老年亚组结果与总人群一致[27]。达格列净 CVOT 研究 DECLARE-TIMI58 中的一个次要终点事件为 eGFR 持续下降至少 40% 直到低于 $60ml/(min \cdot 1.73m^2)$、终末期肾病、肾脏死亡。与安慰剂相比,达格列净使 T2DM 患者肾脏结局事件发生风险下降 47%[28]。老年亚组结果显示,达格列净对心肾复合结局的改善与总人群一致[26]。恩格列净的 CVOT EMPA-REG OUTCOME 研究也分析了肾脏结局,包括出现肾脏病变或加重(进展到大量蛋白尿、血清肌酐倍增、起始肾脏替代治疗、肾病死亡)和发生蛋白尿。结果显示,恩格列净可使 T2DM 患者肾脏结局事件发生风险下降 39%[29]。老年亚组分析发现恩格列净对肾脏结局的改善与总人群一致[24]。

SGLT2 抑制剂常见的不良反应为泌尿生殖系统感染、血容量减少等。老年患者使用时风险可能更高,需密切关注。SGLT2 抑制剂在轻、中度肝功能受损(Child-Phgh A 级,B 级)患者中使用无须调整剂量,在重度肝功能受损(Child-Phgh C 级)患者中不推荐使用。《中国 2 型糖尿病防治指南(2020 年版)》[48]和美国糖尿病学会(ADA)2020 年发布的针对降糖药物治疗的"糖尿病医学诊疗标准"[45]推荐SGLT2抑制剂不用于eGFR<30ml/（min·1.73m^2）的患者。参照说明书,《指南》推荐老年糖尿病患者eGFR<45ml/（min·1.73m^2）,不建议使用达格列净、卡格列净,不应使用恩格列净。eGFR<30ml/（min·1.73m^2）的患者禁用卡格列净和达格列净。SGLT2抑制剂上市后临床监测中有少见的酮症酸中毒报告。

综上,SGLT2抑制剂具有不依赖于胰岛素而发挥降糖作用的优势,低血糖风险低,可降低体重和发挥多种代谢保护效应。近年来多项大型国际前瞻性临床研究证实了SGLT2抑制剂在减少心血管死亡、降低心力衰竭住院风险和改善肾脏结局等方面的获益,在老年亚组中也有相似结果。因此,《指南》推荐SGLT2抑制剂作为合并ASCVD、心力衰竭或CKD的老年T2DM患者的优选药物。

4. GLP-1受体激动剂

GLP-1受体激动剂是《指南》推荐的老年T2DM患者单药治疗的二级推荐药物。GLP-1受体广泛分布于胰岛细胞、胃肠道、肺、脑、肾脏、下丘脑、心血管系统、肝脏、脂肪、骨骼肌等。GLP-1受体激动剂通过激活GLP-1受体而发挥作用,以葡萄糖浓度依赖的方式促进胰岛素分泌和抑制胰高血糖素分泌,同时增加脂肪和肌肉组织对葡萄糖的摄取和利用,抑制肝脏葡萄糖的产生,并延缓胃排空,抑制食欲中枢、减少进食量,发挥降血糖作用;兼具降低体重、血压和血脂的作用,因此更适用于胰岛素抵抗、腹型肥胖的糖尿病患者[30-32]。目前国内上市的GLP-1受体激动剂有艾塞那肽、利拉鲁肽、利司那肽、度拉糖肽、贝那鲁肽和洛塞那肽。根据分子结构特点,GLP-1受体激动剂又可分为两类:①与人GLP-1氨基酸序列同源性较低,基于美洲蜥蜴唾液多肽Exendin结构合成,如艾塞那肽、利司那肽和洛塞那肽;②与人GLP-1氨基酸序列同源性较高,基于天然人GLP-1结构,通过加工修饰、重组合成,如利拉鲁肽、贝那鲁肽、度拉糖肽等。这些GLP-1受体激动剂均须皮下注射。利拉鲁肽每日注射一次,可在任意时间注射。利司那肽每日注射一次,可在任意一餐前注射。贝那鲁肽每餐前注射。艾塞那肽周制剂、洛塞那肽、度拉糖肽每周注射一次,且无时间限制。GLP-1受体激动剂灵活的给药方式提高了老年糖尿病患者用药的依从性,周制剂的用药依从性更高。

GLP-1 受体激动剂能有效降低血糖,可使 HbA_{1c} 下降 0.55%~1.21%,使空腹血糖下降 0.73~1.97mmol/L,同时减轻体重[32]。此外,口服降糖药二甲双胍、磺脲类不能将血糖控制达标时,加用 GLP-1 受体激动剂可进一步改善血糖。艾塞那肽联合磺脲类和/或二甲双胍,与安慰剂相比可额外使 HbA_{1c} 降低 0.8%,体重下降 1.1kg[52]。二甲双胍和/或磺脲类控制不佳的 T2DM 患者加用利司那肽,24 周后空腹血糖较安慰剂组下降 0.48mmol/L,餐后 2 小时血糖下降 4.28mmol/L, HbA_{1c} 降低 0.36%[53]。二甲双胍和/或磺脲类控制不佳的 T2DM 患者给予度拉糖肽 1.5mg、0.75mg 治疗 26 周,HbA_{1c} 分别降低 1.73% 和 1.33%[54]。真实世界研究显示,贝那鲁肽治疗 3 个月后空腹血糖较基线降低 3.05mmol/L, HbA_{1c} 下降 2.87%[55]。因此 GLP-1 受体激动剂具有良好的降糖效果,可作为二甲双胍和/或磺脲类药物治疗后血糖控制不佳的补充用药。单独应用 GLP-1 受体激动剂时低血糖发生风险低。

GLP-1 受体激动剂在老年人群(≥65 岁)中的安全性和有效性也得到了证据支持。日本一项Ⅲ期临床研究评估了老年 T2DM 患者给予每周一次 0.75mg 度拉糖肽皮下注射后的安全性和有效性,结果显示与基线相比,26 周度拉糖肽注射可显著降低老年患者的 HbA_{1c},且与年龄和体重无关[33]。利司那肽在老年 T2DM 患者中的安全性和有效性Ⅲ期临床试验结果显示,与安慰剂相比,每天注射 20μg 利司那肽可显著降低老年患者的 HbA_{1c} 水平,而低血糖发生风险与安慰剂组类似[34]。针对利拉鲁肽的Ⅲ期临床评估结果也显示,老年 T2DM 患者每日一次利拉鲁肽皮下注射 1.8mg 或 1.2mg 持续 26 周,HbA_{1c} 较安慰剂组分别降低 0.91% 和 0.87%[35]。因此 GLP-1 受体激动剂在老年 T2DM 患者中的安全性和降糖效应与一般成人糖尿病相似。

在心血管和肾脏获益方面,全球已有多项随机、双盲、安慰剂对照大型临床研究证实 GLP-1 受体激动剂可降低 T2DM 患者心血管不良事件和肾脏不良结局发生风险。LEADER 研究显示,与安慰剂相比,利拉鲁肽可降低存在心血管事件高风险的 T2DM 患者的 MACE(即心血管死亡、非致死性心肌梗死或非致死性卒中）发生率,降低心血管疾病死亡和全因死亡[37]。REWIND 研究结果显示,有心血管疾病和心血管危险因素的T2DM 患者,度拉糖肽可以使 MACE 发生风险降低 12%。亚组分析显示,无论患者是否有心血管疾病史,其 MACE 风险比为 0.87,提示度拉糖肽对心血管一级预防和二级预防均有效,且 66 岁及以上与 66 岁以下患者结果一致。相较于安慰剂组,度拉糖肽治疗组非致死性卒中风险发生率显著降低 24%[36]。评估利司那肽用于合并急性冠脉综合征的 T2DM患者的 ELIXA 试验和迄今为止规模最大的 GLP-1 受体激动剂临床试验 EXSCEL 显示,利司那肽组和艾塞那肽组与安慰剂组相比 MACE 复合终点发生率无差异[56-57]。试验设计和受试者人群的差异可能部分解释 GLP-1 受体激动剂的不同心血管获益。最新的针对全球 56 004 名患者的 7 项大型临床研究（ELIXA、LEADER、SUSTAIN-6、EXSCEL、HARMONY、REWIND 及 PIONEER 6）荟萃分析显示,GLP-1 受体激动剂降低 12%MACE发生率,降低 12% 心血管死亡风险,减少 16% 致死性和非致死性卒中,减少 9% 致死性或非致死性心肌梗死,降低 12% 全因死亡风险,减少 9% 因心力衰竭住院,减少 17% 肾脏复合终点（新发大量蛋白尿,肾小球滤过率下降 30%,进展至终末期肾病,或肾脏疾病导致死亡）。未观察到严重低血糖、胰腺癌及胰腺炎风险增加[58]。因此,GLP-1 受体激动剂适用于合并 ASCVD 或高危心血管疾病风险的 T2DM 患者,且低血糖风险较低。应考虑选择简便的、有降糖以外获益的 GLP-1 受体激动剂[38]。

尽管 GLP-1 受体激动剂降糖疗效确切,具有心血管和肾脏保护效应,低血糖发生风险较低,但由于 GLP-1 受体激动剂胃肠道不良反应,如恶心、呕吐、腹泻等发生率较高,且有延缓胃排空的作用,须警惕诱发或加重老年糖尿病患者营养不良、肌少症以及衰弱。同时 GLP-1 受体激动剂为注射用药,对患者的认知能力、行为能力要求更高。因此《指南》将其作为二级推荐药物。

5. α- 糖苷酶抑制剂

《指南》建议单药治疗时 α- 糖苷酶抑制剂作为二级推荐药物。食物中淀粉、糊精和双糖的分解和吸收需要 α- 糖苷酶，α- 糖苷酶抑制剂通过抑制小肠中此类酶的活性，延缓碳水化合物的分解、吸收，从而降低餐后血糖。适用于高碳水化合物饮食结构和餐后血糖升高的老年 T2DM 患者，推荐患者每日服用 2~3 次，用餐前即刻吞服或与第一口食物同时嚼服。国内上市的 α- 糖苷酶抑制剂有阿卡波糖、伏格列波糖和米格列醇。

该类药物单独使用低血糖风险较低，并有改善餐前反应性低血糖的作用。老年患者无须调整服药剂量和次数，但若在服药中出现低血糖应使用葡萄糖纠正（静脉注射或口服）；因 α- 糖苷酶活性被抑制，寡糖及多糖的消化和吸收受阻，故食用蔗糖或淀粉等碳水化合物升糖效果差，血糖水平不能迅速提高。α- 糖苷酶抑制剂是少数可用于干预糖耐量异常的口服降糖药之一，小规模研究显示其可能降低心血管并发症的发生率[59]。一项针对老年 T2DM 住院患者的随机对照临床试验显示，餐后血压波动与餐后血糖呈正相关，阿卡波糖改善了老年 T2DM 患者餐后血压的下降幅度以及下降持续时间，缓解了老年糖尿病患者餐后血压波动，但具体机制不明确[7]。

α- 糖苷酶抑制剂的常见不良反应包括腹胀、腹泻、排气增多等胃肠道反应，故有肠道炎症、慢性肠道疾病伴吸收或消化不良、部分性肠梗阻或有肠梗阻倾向、结肠溃疡以及因肠道充气而加重病情的患者禁用 α- 糖苷酶抑制剂。不良胃肠道反应在一定程度上也影响了其在老年人群中的应用，应从小剂量起始，逐渐增加剂量。大剂量使用 α- 糖苷酶抑制剂可使肝功能受损，肝功能异常的老年 T2DM 患者禁用此药。有肾功能损害（血肌酐超过 177μmol/L）、严重造血系统功能障碍、恶性肿瘤、酗酒、使用泻剂或止泻剂、服用助消化的酶制剂（如淀粉酶、胰酶）的老年 T2DM 患者应避免使用 α- 糖苷酶抑制剂。《指南》建议单药治疗时 α- 糖苷酶抑制剂作为二级推荐药物。

6. 格列奈类

《指南》建议单药治疗时格列奈类作为二级推荐药物。格列奈类药物为非磺脲类胰岛素促泌剂，通过促进胰岛素的早时相分泌，从而降低餐后血糖。格列奈类降糖药主要适用于以餐后血糖升高为主的老年 T2DM 患

者,或与长效胰岛素联合应用治疗β细胞尚有一定分泌功能者。格列奈
类药物的化学结构与磺脲类不同,对磺脲类药物过敏的老年T2DM患者
可用格列奈类药物治疗[60]。我国上市的格列奈类药物主要有瑞格列奈、
那格列奈和米格列奈。

格列奈类药物降糖效果和磺脲类药物相近,但低血糖风险较低[48]。
但该类药物须餐前15分钟内服用,不进食时不服药,对患者用药依从性
要求较高。格列奈类药物主要经肝脏代谢,在体内的代谢时间较短,可用
于轻、中度肝肾功能不全的老年患者,无须调整剂量,其中瑞格列奈在不
同肾功能状态的患者全程可用。

7. 磺脲类

《指南》建议单药治疗时磺脲类作为三级推荐药物。磺脲类降糖药物
属于胰岛素促泌剂,其作用机制主要是通过刺激胰岛β细胞分泌胰岛素,
增加体内的胰岛素水平而降低血糖,部分磺脲类药物(如格列美脲)可增
强外周组织对胰岛素的敏感性,减少肝糖的输出。目前我国上市的磺脲
类药物主要有格列本脲、格列齐特、格列吡嗪、格列喹酮和格列美脲。

磺脲类药物降糖疗效明确,但易致低血糖及体重增加,特别是在老年
患者和肝肾功能不全的患者中,因此《指南》建议其作为老年T2DM患者
单药治疗的三级推荐药物。长效磺脲类药物(如格列本脲)的上述不良
反应更常见,老年患者应避免或谨慎使用[4];短效类药物(如格列吡嗪、
格列美脲)以及药物浓度平稳的缓释、控释剂型可在权衡其获益和风险后
选用。肾功能不全的老年糖尿病患者选择磺脲类药物时宜选择具有肾脏
保护作用的格列喹酮[61],其血浆半衰期为1.5小时,仅5%代谢产物经肾
脏排泄,95%经粪便排泄,且代谢产物无活性,不易产生药物蓄积作用,因
此其安全性高,低血糖风险较低。

老年T2DM患者通常合并多种疾病,如临床联合用药不当,容易引
起药物相互作用,导致低血糖的发生。磺脲类药物在人体内主要经过肝
脏的细胞色素P450酶(CYP450酶)中的CYP2C9和CYP2C19代谢,当
这些代谢酶受到抑制时,容易使药物代谢减少而血药浓度急剧上升,导
致发生低血糖的风险增加。因此,磺脲类药物与经CYP2C9酶代谢的他

汀类药物(阿托伐他汀、瑞舒伐他汀等)、抗菌药物(克拉霉素、氟康唑等和左氧氟沙星等)和部分心血管类药物(氯吡格雷和氯沙坦等),以及经CYP2C19代谢的质子泵抑制剂类药物(奥美拉唑、雷贝拉唑和兰索拉唑等)等合用时,应警惕低血糖事件及其他不良反应[5]。

8. 噻唑烷二酮类

《指南》建议单药治疗时噻唑烷二酮类作为三级推荐药物。噻唑烷二酮类主要通过激活过氧化物酶体增殖激活受体γ(PPARγ)起作用,被称作胰岛素增敏剂,可明显减轻胰岛素抵抗,通过增加外周组织对胰岛素的敏感性而发挥降糖作用。我国上市的噻唑烷二酮类包括罗格列酮、吡格列酮。

噻唑烷二酮类药物可有效降低血糖。荟萃分析显示,基线 HbA_{1c} 较高的 T2DM 患者、干预试验持续时间越长的患者 HbA_{1c} 降幅越大[9]。一项随机对照临床试验研究显示,在心血管病高风险的 T2DM 患者中,与安慰剂相比,吡格列酮可降低其心血管事件的发病率和死亡率,并减少胰岛素剂量[8]。但该类药物有可能导致患者体重增加、水肿和心力衰竭的风险增加,因此有充血性心力衰竭(纽约心脏学会心功能分级 NYHA Ⅲ级以上)的老年患者应避免或谨慎使用该类药物[4]。

单独使用噻唑烷二酮类时不易诱发低血糖,但与胰岛素或胰岛素促泌剂联用时可增加低血糖风险。此外,一项在使用噻唑烷二酮类治疗的老年 T2DM 患者中开展的纵向观察性研究显示,噻唑烷二酮类的使用与老年女性非脊柱骨折的增加有关,停药后骨折发生率相应减少[10];另一项评估噻唑烷二酮类对骨密度和骨转换影响的荟萃分析显示,噻唑烷二酮类治疗造成患者骨丢失,且在停药一年后仍无法逆转[11]。因此,有严重骨质疏松和骨折病史的老年 T2DM 患者应禁用此类药物。

综上,尽管噻唑烷二酮类药物可改善胰岛素敏感性,单独使用时低血糖风险较低,但由于其可能增加心力衰竭、骨质疏松、跌倒或骨折等老年患者常见伴发病的风险,因此《指南》将其列为单药治疗的三级推荐药物。

9. 胰岛素

胰岛素治疗是控制血糖的重要手段之一。T1DM 患者需依赖外源性胰岛素控制血糖,维持生命。与成人T2DM患者相似,老年T2DM患者在营养治疗、运动治疗和非胰岛素药物治疗的基础上,血糖控制仍未达标,可加用胰岛素治疗。

胰岛素注射治疗较口服降糖药物更复杂,涉及多个环节,包括胰岛素药物选择、治疗方案、注射装置、注射方法、血糖监测技术、根据血糖监测结果进行调整等。因此胰岛素注射治疗对患者的认知能力、视力、行动力、自我管理能力要求较高。而老年患者健康状况个体差异较大,常伴有认知功能下降、自我管理能力降低,因此在起始胰岛素治疗前,需要充分考虑老年糖尿病患者的整体健康状态、血糖升高的特点和低血糖风险等因素,权衡患者获益风险比,个体化选择治疗方案。

在老年糖尿病患者中,胰岛素治疗方案应强调"去强化"。对于已应用胰岛素的老年糖尿病患者,应评估胰岛素治疗是否必需,以及是否可以简化胰岛素治疗方案。高龄、预期寿命短或健康状态差(Group 3)的老年糖尿病患者不建议多针胰岛素治疗。非胰岛素治疗可将血糖控制达标的老年糖尿病患者,应逐步将胰岛素进行减停。必须联用胰岛素才能将血糖控制满意的老年糖尿病患者,应尽量简化胰岛素方案,需考虑下列几点:①尽量减少注射次数;②采用长效或超长效胰岛素类似物控制空腹及餐前血糖满意后,餐后血糖不达标时再考虑加用餐时胰岛素;③尝试将预混胰岛素转换为基础胰岛素,以简化方案并降低低血糖风险。

2020年ADA最新发布的《糖尿病医学诊疗标准》指出,每日一次的基础胰岛素注射治疗副作用最小,可能是老年患者的一个合理选择[4]。《指南》同样推荐老年T2DM患者起始胰岛素治疗时首选基础胰岛素,用药方便、依从性高,适用于多数老年患者。经皮下注射的外源性基础胰岛素可部分模拟正常人体的生理性基础胰岛素分泌情况,帮助控制基础血糖。建议基础胰岛素在早上注射,以降低低血糖,尤其是夜间低血糖的发生风险。目前,国内外临床应用的基础胰岛素主要包括中效胰岛素(中性鱼精蛋白锌胰岛素)、长效胰岛素(精蛋白锌胰岛素)、长效人胰岛素类似物(地特胰岛素、甘精胰岛素U100、甘精胰岛素U300、德谷胰岛素)(见表8-1)。《指南》推荐老年T2DM患者选择基础胰岛素时,应选择血药浓

表 8-1　基础胰岛素种类及特点[39]

胰岛素种类	半衰期 /h	峰值时间 /h	持续时间 /h	特点
中效胰岛素	4	5~7	13~16	作用曲线具有峰值，作用时间短
长效胰岛素	3~4	8~10	20	作用曲线具有峰值
地特胰岛素	5~7	3~14	20~24	较中效胰岛素相对平稳，作用时间长，每日注射 1 次或 2 次
甘精胰岛素 U100	12	平稳无峰	30	平稳无峰，作用时间长，每日注射 1 次
甘精胰岛素 U300	19	平稳无峰	36	平稳无峰，作用时间长，每日注射 1 次
德谷胰岛素	25	平稳无峰	42	平稳无峰，作用时间长，每日注射 1 次

度较平稳的剂型（如德谷胰岛素、甘精胰岛素 U100、甘精胰岛素 U300），其中甘精胰岛素 U300 和德谷胰岛素是两种新型的长效胰岛素类似物，具有相似的降糖效果，作用时间均比甘精胰岛素 U100 更长，且血糖控制更平稳、低血糖发生风险更低[48]。起始剂量可根据体重进行计算，通常设定为 0.1~0.3U/（kg·d）[39]。起始基础胰岛素治疗后，需在尽量避免低血糖的情况下，根据空腹血糖水平及时调整胰岛素剂量，每周调整 2~6U，直至空腹血糖达到预定目标。有自我管理能力、可感知低血糖并进行自我血糖监测的老年患者，基础胰岛素可每 3 天调整 2U 直至空腹血糖达标。甘精胰岛素可采用每天调整 1U 直至空腹血糖达标的方法进行剂量调整。若空腹血糖达标但 HbA$_{1c}$ 不达标时，应重点关注餐后血糖，必要时可添加餐时胰岛素；从餐后血糖最高的一餐加起，随后添加其他餐时胰岛素直至血糖控制达标[40]。基础胰岛素联合餐时胰岛素（3 次 /d）较符合人体生理胰岛素分泌模式，但复杂的给药方案会降低患者长期治疗的依从性。双胰岛素每日注射 1~2 次，与多次胰岛素注射疗效相当，注射次数少，患者用药依从性较高[41]，并在老年糖尿病患者中具有与非老年患者相似的药代动力学、疗效和安全性[42-43]。预混胰岛素与基础胰岛素联合餐时胰岛素方案相比注射次数少，但在老年患者中，尤其是长病程、自身胰岛功

能较差、进餐不规律的患者中,每日 2 次预混胰岛素治疗灵活性差,可能增加低血糖风险[44]。

总之,胰岛素是一种有效的降糖药物,但对患者的知识水平、认知能力、自我管理能力、行动力等均要求较高,低血糖风险也相对较高。因此在老年糖尿病患者起始胰岛素治疗前,需要充分考虑患者的整体健康状态、血糖升高特点和低血糖风险等因素,权衡患者获益风险比,个体化选择治疗方案,降低老年糖尿病患者的低血糖风险和获得最大降糖效益。

(四) 健康状态综合评估结果为差 (Group 3) 患者的血糖管理

包括临终前状态的患者,由于循证医学证据较缺乏,《指南》未提供治疗路径,不建议依据上述路径进行方案选择。治疗时以不发生低血糖和严重高血糖为基本原则。应基于重要脏器功能、药物治疗反应、低血糖风险等,制定相对宽松的血糖控制目标,尊重患者及家属的意愿,选择合适的降糖方案,应用不易引起低血糖的口服药和 / 或超长效基础胰岛素较使用每日多次速效胰岛素或预混胰岛素更为安全。

二、老年糖尿病分级诊疗及转诊

基层医疗机构是被世界卫生组织认可的控制糖尿病不可或缺的重要环节,是实施分级诊疗制度的重要阵地。尤其对于人群越来越庞大的老年糖尿病患者,且其具有并发症和 / 或伴发症多、低血糖风险高、行动力和认知能力下降、自我管理能力差等特点,因此基层社区医务人员更是筛查、诊断、治疗、随访、教育和管理老年糖尿病患者的主力军。

根据《国家基层糖尿病防治管理指南 (2018)》[62],基层医疗机构应成立由家庭医生、护士、公共卫生人员等组成的糖尿病管理团队,与二级及以上医疗卫生机构专科医师分工协作;配置糖尿病管理所需的基本设备,如血生化分析仪、便携式血糖仪、血压计、身高体重计、测量腰围的软尺等;保障基本降糖药物,包括二甲双胍、胰岛素促泌剂、α- 糖苷酶抑制剂、噻唑烷二酮类药物和胰岛素;向居民提供糖尿病健康管理服务,与上级医院建立协作机制,实现双向转诊。此外,基层医疗机构还需全面规范并提升基层医生对糖尿病的诊疗水平与管理能力,开展糖尿病专科培训[63]。

基层医务人员可参照《指南》完成对老年糖尿病患者的健康教育、筛查、诊断、治疗及长期随访管理工作,对老年糖尿病患者进行规范化综合管理。此外须识别出不适合在基层诊治的老年糖尿病患者并及时转诊。参照《2型糖尿病分级诊疗与质量管理专家共识》,老年糖尿病患者的双向转诊标准及转诊前急症紧急处理如下[63]。

1. 上转至二级及以上医院的标准

(1)诊断和分型困难者:①初次发现血糖异常,病因和分型不明确的老年糖尿病患者;②治疗过程中,需要再次明确分型诊断的患者。

(2)治疗过程中遇到困难者:①不明原因或经基层医生处理后反复发生低血糖者;②血糖、血压、血脂等指标长期治疗不达标者;③血糖波动较大,基层处理困难或需要制定短期胰岛素治疗方案者;④出现严重降糖药物不良反应难以处理者;⑤存在多重用药,需要专科医生评估者;或多重用药药物间存在相互作用,基层医生处理存在困难者。

(3)急性和慢性并发症、共患病需要紧急处理者:①糖尿病急性并发症:严重低血糖或高血糖伴或不伴意识障碍者(疑似为糖尿病酮症酸中毒、高渗高血糖综合征或乳酸性酸中毒);②糖尿病慢性并发症(视网膜病变、肾脏病变、神经病变、糖尿病足或周围血管病变)确诊、治疗方案的制定和疗效评估在基层医疗机构处理有困难者;③糖尿病慢性并发症导致严重靶器官损害需紧急处理者(急性心脑血管疾病、糖尿病肾病致肾功能不全、糖尿病视网膜病变致严重视力下降、糖尿病外周血管病变致间歇性跛行和缺血性症状、糖尿病足等);④老年糖尿病共患疾病,如心力衰竭、骨质疏松、跌倒、肌少症、认知和精神障碍等在基层医疗机构难以处理者。

(4)其他:诊断明确、病情平稳的老年糖尿病患者,应由专科医生进行1次全面评估,基层医生判断患者合并须上级医院处理的任何情况或疾病。

2. 转回基层医疗卫生机构的标准

(1)初次发现血糖异常,已明确诊断和制定治疗方案且血糖控制比较稳定者。

（2）糖尿病急性并发症治疗后病情稳定者。

（3）糖尿病慢性并发症、共患病已确诊、制定了治疗方案且病情已得到基本控制者。

（4）经调整治疗方案,血糖、血压和血脂等指标控制达标者。

（5）医患双方均同意转诊的其他情况。

3. 糖尿病急症转诊前的基层医务人员处置

（1）低血糖:老年糖尿病患者中,低血糖是常见的急性并发症之一,可导致心律失常、心肌梗死、跌倒,甚至昏迷、死亡等不良事件。由于老年糖尿病患者神经反应减弱、认知功能下降,因此老年患者严重低血糖的发生风险增加,而严重低血糖会进一步加重老年糖尿病患者的认知功能下降甚至痴呆。①临床表现:典型症状包括出汗、心慌、手抖等交感神经兴奋症状和脑功能受损症状。但老年糖尿病患者低血糖临床表现异质性大,出现低血糖时常不表现出交感神经兴奋症状,而表现为头晕、视物模糊、意识障碍等脑功能受损症状;夜间低血糖可表现为睡眠质量下降、噩梦等。临床上对老年糖尿病患者的不典型低血糖症状应高度警惕。②转诊前处理:轻者给予葡萄糖或含糖饮料或食物即可缓解;若反复出现症状者,应在监护下转诊至综合性医院;重者应静脉推注 50% 葡萄糖 20~40ml,症状缓解后,应在监护下由急救车转诊至综合性医院。

（2）高渗高血糖综合征:老年糖尿病患者的高血糖危象中高渗高血糖综合征更多见。临床以严重高血糖、血浆渗透压升高、脱水和意识障碍为主要表现,通常无明显的酮症和代谢性酸中毒。①临床表现:高血糖症状、脱水症状以及神经系统症状,患者表现为烦渴、多饮、淡漠、嗜睡,甚至出现幻觉、癫痫样发作、昏迷等表现。由于老年人皮肤弹性较差,脱水表现的识别更加困难。②转诊前处理:建立和维持静脉通道、补液是处理的关键,可给予 0.9% 氯化钠溶液快速静脉滴注并维持小剂量胰岛素（4~6U/h）;保持呼吸道通畅;急救车就近转诊至综合性医院。

（3）糖尿病酮症酸中毒:尽管老年糖尿病患者中糖尿病酮症酸中毒并不常见,但一旦出现,老年糖尿病患者较非老年患者出现各种并发症和伴发病、导致器官系统功能损害的风险更大,最终导致不良结局。①临床表现：腹痛、恶心、呕吐是常见的临床表现,但老年糖尿病患者出现糖尿病酮症酸中毒时神经系统表现可能更为突出,如出现意识障碍等,而胃肠道表现不明显。②转诊前处理:与高渗高血糖综合征相似,建立和维持静脉通道、补液是处理的关键,可给予0.9%氯化钠溶液快速静脉滴注并维持小剂量胰岛素(4~6U/h);保持呼吸道通畅;急救车就近转诊至综合性医院。

《指南》是最新的针对中国老年糖尿病患者的临床诊疗指南,强调了老年糖尿病患者存在高度异质性,指出对老年患者须进行综合评估、分层和高度个体化管理,提出了适合老年糖尿病患者的血糖管理路径、简约治疗理念和"去强化"治疗策略。有助于指导和帮助基层和专科临床医务工作者对老年糖尿病患者进行规范化综合管理,改善老年患者的临床预后,有望提高我国老年糖尿病的整体诊疗水平。

（周丽媛　肖新华）

参考文献

[1] BLONDE L, DAILEY G E, JABBOUR S A, et al. Gastrointestinal tolerability of extended-release metformin tablets compared to immediate-release metformin tablets: results of a retrospective cohort study[J]. Curr Med Res Opin, 2004, 20(4): 565-572.

[2] 母义明,纪立农,李春霖,等. 二甲双胍临床应用专家共识(2018 年版)[J]. 中国糖尿病杂志, 2019, 27(03): 161-173.

[3] WONG C W, LEUNG C S, LEUNG C P, et al. Association of metformin use with vitamin B(12)deficiency in the institutionalized elderly[J]. Arch Gerontol Geriatr, 2018(79): 57-62.

[4] AMERICAN DIABETES ASSOCIATION. Older Adults: Standards of Medical Care in Diabetes-2021[J]. Diabetes Care, 2021, 44(Suppl 1): S168-S179.

[5] 叶林虎,贺梅,赵欣黔,等,磺脲类降糖药的潜在药物相互作用研究进展[J]. 中国医院药学杂志, 2018, 38(12): 1333-1337.

[6] 中华医学会糖尿病学分会. 中国 2 型糖尿病防治指南(2017 年版)[J]. 中华糖尿病杂志, 2018, 10(1): 4-67.

[7] ZHANG J, GUO L. Effectiveness of acarbose in treating elderly patients with diabetes with postprandial hypotension[J]. J Investig Med, 2017, 65(4): 772-783.

[8] DORMANDY J A, CHARBONNEL B, ECKLAND D J, et al. Secondary prevention of macrovascular events in patients with type 2 diabetes in the PROactive Study (PROspective pioglitAzone Clinical Trial In macroVascular Events) : a randomised controlled trial [J]. Lancet, 2005, 366 (9493): 1279-1289.

[9] PHATAK H M, YIN D D. Factors associated with the effect-size of thiazolidinedione (TZD) therapy on HbA$_{1c}$: a meta-analysis of published randomized clinical trials [J]. Curr Med Res Opin, 2006, 22 (11): 2267-2278.

[10] SCHWARTZ A V, CHEN H, AMBROSIUS W T, et al. Effects of TZD Use and Discontinuation on Fracture Rates in ACCORD Bone Study [J]. J Clin Endocrinol Metab, 2015, 100 (11): 4059-4066.

[11] BILLINGTON E O, GREY A, BOLLAND M J. The effect of thiazolidinediones on bone mineral density and bone turnover: systematic review and meta-analysis [J]. Diabetologia, 2015, 58 (10): 2238-2246.

[12] MULVIHILL E E, DRUCKER D J. Pharmacology, physiology, and mechanisms of action of dipeptidyl peptidase-4 inhibitors [J]. Endocr Rev, 2014, 35 (6): 992-1019.

[13] SCHEEN A J. The safety of gliptins: updated data in 2018 [J]. Expert Opin Drug Saf, 2018, 17 (4): 387-405.

[14] STAFFORD S, ELAHI D, MENEILLY G S. Effect of the dipeptidyl peptidase-4 inhibitor sitagliptin in older adults with type 2 diabetes mellitus [J]. J Am Geriatr Soc, 2011, 59 (6): 1148-1149.

[15] BETHEL M A, ENGEL S S, GREEN J B, et al. Assessing the Safety of Sitagliptin in Older Participants in the Trial Evaluating Cardiovascular Outcomes with Sitagliptin (TECOS) [J]. Diabetes Care, 2017, 40 (4): 494-501.

[16] COOPER M E, ROSENSTOCK J, KADOWAKI T, et al. Cardiovascular and kidney outcomes of linagliptin treatment in older people with type 2 diabetes and established cardiovascular disease and/or kidney disease: A prespecified subgroup analysis of the randomized, placebo-controlled CARMELINA® trial [J]. Diabetes Obes Metab, 2020, 22 (7): 1062-1073.

[17] LEITER L A, TEOH H, BRAUNWALD E, et al. Efficacy and safety of saxagliptin in older participants in the SAVOR-TIMI 53 trial [J]. Diabetes Care, 2015, 38 (6): 1145-1153.

[18] GALLO L A, WRIGHT E M, VALLON V. Probing SGLT2 as a therapeutic target for diabetes: basic physiology and consequences [J]. Diab Vasc Dis Res, 2015, 12 (2): 78-89.

[19] TAHRANI A A, BARNETT A H, BAILEY C J. SGLT inhibitors in management of

diabetes[J]. Lancet Diabetes Endocrinol, 2013, 1(2): 140-151.

[20] WIVIOTT S D, RAZ I, BONACA M P, et al. Dapagliflozin and Cardiovascular Outcomes in Type 2 Diabetes[J]. N Engl J Med, 2019, 380(4): 347-357.

[21] NEAL B, PERKOVIC V, MAHAFFEY K W, et al. Canagliflozin and Cardiovascular and Renal Events in Type 2 Diabetes[J]. N Engl J Med, 2017, 377(7): 644-657.

[22] ZINMAN B, WANNER C, LACHIN J M, et al. Empagliflozin, Cardiovascular Outcomes, and Mortality in Type 2 Diabetes[J]. N Engl J Med, 2015, 373(22): 2117-2128.

[23] JI L, MA J, LI H, et al. Dapagliflozin as monotherapy in drug-naive Asian patients with type 2 diabetes mellitus: a randomized, blinded, prospective phase III study[J]. Clin Ther, 2014, 36(1): 84-100.

[24] MONTEIRO P, BERGENSTAL R M, TOURAL E, et al. Efficacy and safety of empagliflozin in older patients in the EMPA-REG OUTCOME® trial[J]. Age Ageing, 2019, 48(6): 859-866.

[25] MAHAFFEY K W, NEAL B, PERKOVIC V, et al. Canagliflozin for Primary and Secondary Prevention of Cardiovascular Events: Results From the CANVAS Program (Canagliflozin Cardiovascular Assessment Study)[J]. Circulation, 2018, 137(4): 323-334.

[26] CAHN A, MOSENZON O, WIVIOTT S D, et al. Efficacy and Safety of Dapagliflozin in the Elderly: Analysis From the DECLARE-TIMI 58 Study[J]. Diabetes Care, 2020, 43(2): 468-475.

[27] PERKOVIC V, JARDINE M J, NEAL B, et al. Canagliflozin and Renal Outcomes in Type 2 Diabetes and Nephropathy[J]. N Engl J Med, 2019, 380(24): 2295-2306.

[28] MOSENZON O, WIVIOTT S D, CAHN A, et al. Effects of dapagliflozin on development and progression of kidney disease in patients with type 2 diabetes: an analysis from the DECLARE-TIMI 58 randomised trial[J]. Lancet Diabetes Endocrinol, 2019, 7(8): 606-617.

[29] WANNER C, INZUCCHI S E, LACHIN J M, et al. Empagliflozin and Progression of Kidney Disease in Type 2 Diabetes[J]. N Engl J Med, 2016, 375(4): 323-334.

[30] MADSBAD S. Review of head-to-head comparisons of glucagon-like peptide-1 receptor agonists[J]. Diabetes Obes Metab, 2016, 18(4): 317-332.

[31] SINGH S, WRIGHT E E, KWAN A Y, et al. Glucagon-like peptide-1 receptor agonists compared with basal insulins for the treatment of type 2 diabetes mellitus: a systematic review and meta-analysis[J]. Diabetes Obes Metab, 2017, 19(2): 228-238.

[32] HTIKE Z Z, ZACCARDI F, PAPAMARGARITIS D, et al. Efficacy and safety of glucagon-

like peptide-1 receptor agonists in type 2 diabetes: A systematic review and mixed-treatment comparison analysis[J]. Diabetes Obes Metab, 2017, 19(4): 524-536.

[33] HAMANO K, NISHIYAMA H, MATSUI A, et al. Efficacy and safety analyses across 4 subgroups combining low and high age and body mass index groups in Japanese phase 3 studies of dulaglutide 0.75mg after 26 weeks of treatment[J]. Endocr J, 2017, 64(4): 449-456.

[34] RACCAH D, MIOSSEC P, ESPOSITO V, et al. Efficacy and safety of lixisenatide in elderly(≥65 years old)and very elderly(≥75 years old)patients with type 2 diabetes: an analysis from the GetGoal phase Ⅲ programme[J]. Diabetes Metab Res Rev, 2015, 31(2): 204-211.

[35] BODE B W, BRETT J, FALAHATI A, et al. Comparison of the efficacy and tolerability profile of liraglutide, a once-daily human GLP-1 analog, in patients with type 2 diabetes ≥65 and <65 years of age: a pooled analysis from phase Ⅲ studies [J]. Am J Geriatr Pharmacother, 2011, 9(6): 423-433.

[36] GERSTEIN H C, COLHOUN H M, DAGENAIS G R, et al. Dulaglutide and cardiovascular outcomes in type 2 diabetes(REWIND): a double-blind, randomised placebo-controlled trial[J]. Lancet, 2019, 394(10193): 121-130.

[37] MARSO S P, DANIELS G H, BROWN-FRANDSEN K, et al. Liraglutide and Cardiovascular Outcomes in Type 2 Diabetes[J]. N Engl J Med, 2016, 375(4): 311-322.

[38] SINCLAIR A J, DASHORA U, GEORGE S, et al. Joint British Diabetes Societies for Inpatient Care(JBDS-IP)Clinical Guideline Inpatient care of the frail older adult with diabetes: an Executive Summary[J]. Diabet Med, 2020, 37(12): 1981-1991.

[39] 冉兴无, 母义明, 朱大龙, 等. 成人2型糖尿病基础胰岛素临床应用中国专家指导建议(2020 版)[J]. 中国糖尿病杂志, 2020, 28(10): 721-728.

[40] LEROITH D, BIESSELS G J, BRAITHWAITE S S, et al. Treatment of Diabetes in Older Adults: An Endocrine Society Clinical Practice Guideline[J]. J Clin Endocrinol Metab, 2019, 104(5): 1520-1574.

[41] PHILIS-TSIMIKAS A, ASTAMIROVA K, GUPTA Y, et al. Similar glycaemic control with less nocturnal hypoglycaemia in a 38-week trial comparing the IDegAsp co-formulation with insulin glargine U100 and insulin aspart in basal insulin-treated subjects with type 2 diabetes mellitus[J]. Diabetes Res Clin Pract, 2019(147): 157-165.

[42] BRUNNER M, PIEBER T, KORSATKO S, et al. The Distinct Prandial and Basal Pharmacodynamics of IDegAsp Observed in Younger Adults Are Preserved in Elderly Subjects with Type 1 Diabetes[J]. Drugs Aging, 2015, 32(7): 583-590.

[43] FULCHER G, MEHTA R, FITA E G, et al. Efficacy and Safety of IDegAsp Versus BIAsp 30, Both Twice Daily, in Elderly Patients with Type 2 Diabetes: Post Hoc Analysis of Two Phase 3 Randomized Controlled BOOST Trials [J]. Diabetes Ther, 2019, 10 (1): 107-118.

[44] WALLIA A, MOLITCH M E. Insulin therapy for type 2 diabetes mellitus [J]. JAMA, 2014, 311 (22): 2315-2325.

[45] AMERICAN DIABETES ASSOCIATION. Pharmacologic Approaches to Glycemic Treatment: Standards of Medical Care in Diabetes-2020 [J]. Diabetes Care, 2020, 43 (Suppl 1): S98-S110.

[46] FUJIOKA K, PANS M, JOYAL S. Glycemic control in patients with type 2 diabetes mellitus switched from twice-daily immediate-release metformin to a once-daily extended-release formulation [J]. Clin Ther, 2003, 25 (2): 515-529.

[47] HEBDEN J M, GILCHRIST P J, BLACKSHAW E, et al. Night-time quiescence and morning activation in the human colon: effect on transit of dispersed and large single unit formulations [J]. Eur J Gastroenterol Hepatol, 1999, 11 (12): 1379-1385.

[48] 中华医学会糖尿病学分会. 中国 2 型糖尿病防治指南（ 2020 年版 ）[J]. 中华内分泌代谢杂志, 2021, 37 (04): 311-398.

[49] CAI X, GAO X, YANG W, et al. DPP-4 Inhibitor Treatment in Chinese Type 2 Diabetes Patients: A Meta-Analysis [J]. Diabetes Technol Ther, 2016, 18 (12): 784-793.

[50] WU S, CHAI S, YANG J, et al. Gastrointestinal Adverse Events of Dipeptidyl Peptidase 4 Inhibitors in Type 2 Diabetes: A Systematic Review and Network Meta-analysis [J]. Clin Ther, 2017, 39 (9): 1780-1789.

[51] WHITE W B, BAKRIS G L, BERGENSTAL R M, et al. Examination of cardiovascular outcomes with alogliptin versus standard of care in patients with type 2 diabetes mellitus and acute coronary syndrome (EXAMINE): a cardiovascular safety study of the dipeptidyl peptidase 4 inhibitor alogliptin in patients with type 2 diabetes with acute coronary syndrome [J]. Am Heart J, 2011, 162 (4): 620-626.

[52] GAO Y, YOON K H, CHUANG L M, et al. Efficacy and safety of exenatide in patients of Asian descent with type 2 diabetes inadequately controlled with metformin or metformin and a sulphonylurea [J]. Diabetes Res Clin Pract, 2009, 83 (1): 69-76.

[53] YU P C, HAN P, LIU X, et al. Lixisenatide treatment improves glycaemic control in Asian patients with type 2 diabetes mellitus inadequately controlled on metformin with or without sulfonylurea: a randomized, double-blind, placebo-controlled, 24-week trial (GetGoal-M-Asia) [J]. Diabetes Metab Res Rev, 2014, 30 (8): 726-735.

[54] WANG W, NEVÁREZ L, FILIPPOVA E, et al. Efficacy and safety of once-weekly

dulaglutide versus insulin glargine in mainly Asian patients with type 2 diabetes mellitus on metformin and/or a sulphonylurea: A 52-week open-label, randomized phase Ⅲ trial [J]. Diabetes Obes Metab, 2019, 21 (2): 234-243.

[55] ZHANG Y L, ZHOU C, LI X F, et al. Beinaglutide showed significant weight-loss benefit and effective glycaemic control for the treatment of type 2 diabetes in a real-world setting: a 3-month, multicentre, observational, retrospective, open-label study [J]. Obes Sci Pract, 2019, 5 (4): 366-375.

[56] PFEFFER M A, CLAGGETT B, DIAZ R, et al. Lixisenatide in Patients with Type 2 Diabetes and Acute Coronary Syndrome [J]. N Engl J Med, 2015, 373 (23): 2247-2257.

[57] HOLMAN R R, BETHEL M A, MENTZ R J, et al. Effects of Once-Weekly Exenatide on Cardiovascular Outcomes in Type 2 Diabetes [J]. N Engl J Med, 2017, 377 (13): 1228-1239.

[58] KRISTENSEN S L, RØRTH R, JHUND P S, et al. Cardiovascular, mortality, and kidney outcomes with GLP-1 receptor agonists in patients with type 2 diabetes: a systematic review and meta-analysis of cardiovascular outcome trials [J]. Lancet Diabetes Endocrinol, 2019, 7 (10): 776-785.

[59] 陆菊明. 阿卡波糖[拜唐苹（R）]在中国临床应用经验回顾及展望[J]. 中华内分泌代谢杂志, 2009, 25 (2): I0006-I0008.

[60] 宁光, 陈璐璐, 陈名道, 等. 那格列奈临床应用中国专家共识[J]. 中华内分泌代谢杂志, 2011, 27 (05): 451-453.

[61] 宁光, 王卫庆. 格列喹酮临床应用中国专家共识（2017 年版）[J]. 中华内分泌代谢杂志, 2017, 33 (5): 363-366.

[62] 中华医学会糖尿病学分会, 国家基层糖尿病防治管理办公室. 国家基层糖尿病防治管理指南（2018）[J]. 中华内科杂志, 2018, 57 (12): 885-893.

[63] 中国研究型医院学会糖尿病学专业委员会分级诊疗与基层管理糖尿病学组. 2 型糖尿病分级诊疗与质量管理专家共识[J]. 中国医学前沿杂志, 2020, 12 (5): 38-53.

第九章　老年糖尿病动脉粥样硬化性心血管疾病及危险因素管理

要点提示

1. 老年糖尿病患者收缩压控制目标为 140mmHg 以下,合并 ASCVD 的患者,如果能够耐受,收缩压可控制在 130mmHg 以下。健康状态评估为差(Group 3)的患者适当放宽目标至 150mmHg 以下。(A)

2. 降压药物首选血管紧张素转化酶抑制剂或血管紧张素Ⅱ受体拮抗剂类,不建议两者联合用药,钙通道阻滞剂、利尿剂、β 受体阻滞剂可作为与血管紧张素转化酶抑制剂或血管紧张素Ⅱ受体拮抗剂类联用的备选药物。(A)

3. 老年糖尿病患者应用他汀类药物将低密度脂蛋白胆固醇控制在 2.6mmol/L 以下,如合并 ASCVD,低密度脂蛋白胆固醇应控制在 1.8mmol/L 以下。健康状态评估为差(Group 3)的患者适当放宽低密度脂蛋白胆固醇目标。(B)

4. 老年糖尿病患者不建议常规应用阿司匹林进行一级预防,建议低剂量(75~150mg/d)阿司匹林用于二级预防。(A)

5. 鼓励老年糖尿病患者积极戒烟以降低 ASCVD 风险。(A)

6. 老年糖尿病患者的体重管理应兼顾体质指数和身体成分。(B)

指南内容

ASCVD 包括动脉粥样硬化所导致的冠心病、脑血管疾病和外周血管疾病,是 T2DM 患者主要的致残和致死原因[1]。T2DM 患者心血管疾病的风险是非糖尿病患者的 2 倍以上[2]。年龄本身即是 ASCVD 的危险因素,在非糖尿病的老年人中 ASCVD 也是导致残疾和死亡的重要原因。此外,吸烟、肥胖和超重、高血压、血脂异常等均为老年糖尿病患者发生 ASCVD 的重要危险因素。绝大多数老年糖尿病患者均表现为多种心血管危险因素和 / 或心血管疾病及肾脏疾病同时存在。然而，老年人本身的异质性明显，且临床研究倾向排除高龄、身体状态不佳的老年糖尿病患者，导致老年糖尿病患者的相关数据有限，ASCVD 的危险因素管理未形成广泛共识。

一、筛查及评估

许多大血管并发症在糖尿病诊断前可能已经进展了多年，导致 ASCVD 的管理更加棘手，因此，主动筛查 ASCVD 及其危险因素极为重要。建议患者每次就诊时进行血压监测，至少每年系统评估 ASCVD 的危险因素，包括超重和肥胖、高血压、血脂异常、吸烟、早发冠心病家族史、慢性肾脏病以及蛋白尿，合并上述 ASCVD 危险因素的老年糖尿病患者应积极进行颈动脉和下肢动脉超声评估，判断是否存在外周血管病变，以早期识别危险因素并进行干预。

二、心血管危险因素管理

（一）高血压

相对于非老年糖尿病患者，老年糖尿病患者同时罹患高血压的风险更高。高血压是心血管疾病的独立危险因素，在控制其他危险因素后，收缩压每升高 10mmHg（1mmHg=0.133kPa），缺血性心脏病和缺血性脑卒中的相对发病风险增加 30%[3]，而降压治疗能够降低糖尿病患者心血管事件的发生风险及死亡风险[4]。在老年患者中，降压治疗的获益已被临床研究充分证实[5]。

（1）控制目标：推荐老年糖尿病患者收缩压控制目标为 140mmHg 以下，以降低心血管疾病风险[6-10]。合并 ASCVD 的老年糖尿病患者，如能够耐受，可考虑将收缩压控制在 130mmHg 以下[6]，但需密切监测血压，以防出现直立性低血压。不建议将收缩压 <120mmHg 作为老年糖尿病患者的控制目标[11]。对于年龄≥80 岁、预期寿命短或健康状态差（Group 3）的患者可适当放宽收缩压控制目标至 150mmHg 以下[6,10]。

（2）药物选择：血管紧张素转化酶抑制剂（ACEI）显著减少糖尿病患者的主要心血管不良事件、心血管死亡和全因死亡[12]，在老年糖尿病患者中，ACEI 也可以减少心血管死亡[13]。血管紧张素Ⅱ受体拮抗剂（ARB）在糖尿病患者中具有相似效果[14]，在老年人中，ARB 显著减少脑卒中[15]。推荐将 ACEI 或 ARB 作为老年糖尿病患者控制血压的一线用药[6-7]，但不建议两类药联合应用[14]，以避免高钾血症和急性肾损伤[15]。在应用过程中密切监测血钾、肌酐水平。如使用 ACEI 或 ARB 单药血压控制不佳，可考虑加用钙通道阻滞剂、噻嗪类利尿剂或 β 受体阻滞剂协同降压[6]。

（二）血脂异常

老年糖尿病患者常合并血脂异常，导致 ASCVD 的发生风险增加。老年糖尿病患者中降脂治疗的循证医学证据有限，基于现有证据，建议老年糖尿病患者的低密度脂蛋白胆固醇控制在 2.6mmol/L 以下，合并 ASCVD 的老年糖尿病患者低密度脂蛋白胆固醇控制在 1.8mmol/L 以下[16-17]，对于年龄≥80 岁、预期寿命短或健康状态差（Group 3）的患者建议适当放宽低密度脂蛋白胆固醇控制目标。他汀类药物治疗有助于降低老年患者心血管事件[18-19]和全因死亡风险[19-20]。HPS-DIM、CARDS 等研究均提示他汀类药物可降低老年糖尿病患者的心血管事件风险[21-22]。但针对 80 岁以上老年糖尿病患者的证据缺乏。研究结果显示，依折麦布联合辛伐他汀可使急性冠脉综合征患者的缺血性脑卒中风险降低 24%[23]，合并糖尿病或其他危险因素时获益更显著[24]。推荐老年糖尿病患者应用他汀类药物以减少心血管事件和全因死亡。如果单用他汀类药物无法使低密度脂蛋白胆固醇达标，可考虑谨慎加用依折麦布或 PCSK9 抑制剂作为联合用药[6,16-17]。老年糖尿病患者甘油三酯 >5.65mmol/L 时可应用非诺贝特，以降低胰腺炎风险，但需警惕与他汀类药物联用时增加不良反应的风险。鉴于老年糖尿病患者常合并多种疾病并服用多种药物，应密切关注他汀类药物的安全性及其与其他药物的相互作用，监测肝功能和肌酸激酶变化。

（三）抗血小板治疗

阿司匹林抗血小板治疗获益和风险的权衡取决于出血风险、基础心血管疾病发病风险、阿司匹林治疗依从性以及年龄 4 个方面。尽管阿司匹林一级预防减少了糖尿病患者心血管事件的发生,但增加了大出血事件风险,而年龄越大的患者出血风险越高。ASPREE 研究显示,年龄≥70 岁具有一定心血管疾病风险的人群中,应用阿司匹林不降低心血管疾病发生率,但增加大出血风险[25]。目前尚无充足的证据支持在老年糖尿病患者中应用阿司匹林进行一级预防利大于弊,不建议老年糖尿病患者常规应用阿司匹林进行心血管疾病事件的一级预防。推荐合并 ASCVD 的老年糖尿病患者应用低剂量阿司匹林(75~150mg/d)作为二级预防[6]。但年龄≥80 岁、预期寿命短和健康状态差(Group 3)的患者需个体化考虑。阿司匹林最常见的不良事件为消化道出血,应用前需充分评估出血风险。出血风险因素包括:阿司匹林剂量大、应用时间长、严重肝功能不全、肾功能不全、消化道溃疡、出血性疾病、血小板减少、应用非甾体抗炎药、血压控制不佳等。应用后需对患者及其家属进行充分宣教,以便及时识别可能的出血风险。此外,联合应用质子泵抑制剂可能有助于降低消化道出血风险。

(四)戒烟

吸烟增加冠心病、脑卒中等疾病的发病和死亡风险,并呈剂量反应关系[26-27]。此外,被动吸烟也可增加心血管疾病风险[28-29]。在老年人中,吸烟仍是心血管疾病重要的独立危险因素之一,戒烟有利于降低心血管疾病风险[30],任何年龄的老年人戒烟均可获益,因此,应积极鼓励老年糖尿病患者戒烟。

(五)体重管理

肥胖与多种心血管疾病相关,可以直接或间接增加心血管疾病的发病率和死亡率。但对老年人进行体重干预是否能够降低心血管疾病风险存在争议[31]。随着年龄增大,老年人出现肌肉减少、脂肪增多的改变,因此,体质指数在反映老年人肥胖方面存在一定局限性。建议对老年人进行肥胖评估时,除了体质指数还需关注腰围、身体肌肉量,综合评价体重、身体成分后制定体重管理策略。此外,应鼓励老年糖尿病患者通过加强抗阻训练和蛋白质摄入以增加身体肌肉量。

老年糖尿病患者 ASCVD 危险因素管理目标见表 9-1。

表 9-1　老年糖尿病患者 ASCVD 危险因素管理目标

健康等级	血压目标	血脂目标	抗血小板治疗
良好（Group 1）	<140/90mmHg（合并 ASCVD 者，可耐受时 <130/80mmHg）	二级预防：LDL-c <1.8mmol/L； 一级预防：LDL-c <2.6mmol/L	二级预防：低剂量（75~100mg/d）阿司匹林
中等（Group 2）	<140/90mmHg	二级预防：LDL-c <1.8mmol/L； 一级预防：LDL-c <2.6mmol/L	二级预防：低剂量（75~100mg/d）阿司匹林
差（Group 3）	<150/90mmHg	个体化	个体化

注：ASCVD 为动脉粥样硬化性心血管疾病；LDL-c 为低密度脂蛋白胆固醇。

? 解　读

　　ASCVD 包括冠心病、脑血管疾病和周围血管疾病，是糖尿病患者的主要死亡原因。糖尿病是 ASCVD 的独立危险因素，糖尿病患者发生心血管疾病的风险增加 2~4 倍。老年糖尿病患者还常伴肥胖、高血压、血脂异常等 ASCVD 危险因素。大量临床证据显示，严格控制血糖对降低 T2DM 患者的心血管疾病发生及其死亡风险作用有限，尤其是病程长、年龄大、伴多个心血管危险因素[32]，或既往发生过心血管疾病的患者。但对多重危险因素的综合干预可显著改善糖尿病患者心血管疾病的发生和死亡风险[33]。因此，老年糖尿病患者的心血管疾病预防中，应积极筛查和治疗心血管疾病危险因素。

一、筛查及评估

　　老年糖尿病患者应每年进行心血管疾病风险因素筛查，筛查的内容包括心血管疾病史、年龄、吸烟、高血压、血脂异常、肥胖、早发心血管疾病的家族史、肾脏损害、心房颤动等。

Framingham 风险评估模型是全球应用最广泛的心血管疾病风险评估工具。但由于我国人种、地域、生活方式与西方国家存在巨大差异,因此需要制定符合我国人群的心血管疾病风险评估系统。中国缺血性心血管疾病风险评估模型[34]是基于中美心肺血管疾病流行病学合作研究队列随访人群资料建立的,以心肌梗死、冠心病死亡、脑卒中(不包括短暂性脑缺血发作)作为终点事件,纳入年龄、性别、收缩压、吸烟、BMI、糖尿病、TC 作为风险因子建立一个简易的适合我国人群的心血管疾病风险评估系统。该心血管疾病风险评估系统有较好的预测价值,但适用年龄范围太窄(35~59 岁),不包括 60 岁及以上人群,因此该模型在老年糖尿病患者中的价值仍有待商榷。

《中国心血管病风险评估和管理指南》[35]建议 20 岁及以上未患心血管疾病的个体采用中国动脉粥样硬化性心血管疾病风险预测(China-PAR)模型进行心血管疾病风险评估,并进行 10 年风险分层。根据 China-PAR 的结果,对患者心血管疾病风险进行分层:心血管疾病 10 年风险≥10.0% 视为心血管疾病高危,10 年风险为 5.0%~9.9% 视为中危,<5.0% 为低危。为了方便使用,China-PAR 风险评估研究开发了网站(www.cvdrisk.com.cn)和"心脑血管风险"手机 APP,基层可以采用 China-PAR 对未患心血管疾病的老年糖尿病患者进行心血管疾病风险评估。

二、心血管危险因素管理

(一)膳食营养

不合理的膳食影响心血管病的发生和发展。食物多样、谷类为主是平衡膳食模式的重要特征[36],在老年糖尿病患者中也应遵循这一膳食指导原则。碳水化合物是中国老年糖尿病患者主要的能量来源,建议碳水化合物供能比为 45%~60%。饱和脂肪酸可升高总胆固醇和低密度脂蛋白胆固醇,应限制饱和脂肪酸和胆固醇的摄入量,以单不饱和脂肪酸作为优质的膳食脂肪来源。减少膳食钠盐的摄入不仅可预防高血压,也是降低心血管病发病和死亡风险的重要手段。老年糖尿病患者营养不良风险高,不应由于过度限制能量摄入导致老年糖尿病患者营养不良、肌少症、衰弱。不推荐患者长期接受极低能量(<800kcal/d)的营养治疗。

(二)减重

超重与肥胖是心血管病的危险因素。衰老过程伴随着身体成分的改变,从 20 岁到 70 岁,肌肉组织逐渐减少[37]。此外,随着年龄的增加脂肪出现再分布,导致脂肪主要位于内脏。而被广泛采用的 BMI 指标无法反映身体成分。观察性研究显示,老年人 BMI 与心血管死亡呈 U 型曲线关系[38]。与此相似,老年糖尿病患者中超重患者(BMI≥25kg/m²)死亡率最低,消瘦(BMI≤18.5kg/m²)或肥胖(BMI≥30kg/m²)患者死亡率更高[39]。因此,在老年糖尿病患者中应充分权衡减重的获益和风险,尤其是避免过度控制 BMI。

对超重或肥胖个体,首次筛查应明确有无内分泌疾病以及可能引起继发性肥胖的因素,如皮质醇增多症、甲状腺或性腺功能减退、胰岛素瘤等。对于超重或肥胖个体,应考虑个体化干预和治疗措施。主要干预手段包括改变生活方式,饮食控制、增加运动、健康教育及心理治疗。由于大量临床试验排除老年受试者,因此,减肥药在老年人中的安全性和有效性方面的数据有限。二甲双胍是一种负性体重的降糖药,在肥胖的老年糖尿病患者中可能是一种有效且具有成本效益的治疗药物,但仍需要进一步研究证实。老年人减重的主要顾虑是骨骼肌质量的减少,甚至出现肌少症。小型研究发现,利拉鲁肽治疗可减少脂肪量但不减少肌肉量[40]。

(三)戒烟

国内外研究均表明,吸烟增加冠心病、脑卒中等心血管病发病和死亡风险,呈剂量反应关系[41-43]。戒烟可使冠心病、脑卒中发病风险及全因死亡风险降低,戒烟时间越长获益越多[44-45],且即使 50 岁以后开始戒烟仍然可以降低 38% 吸烟相关疾病的死亡风险[46]。因此,鼓励老年人戒烟。

(四)降压治疗

年龄既是糖尿病也是高血压的危险因素,因此老年糖尿病患者中合并高血压的比例更高。我国 T2DM 患者约 60% 伴有高血压[47],合并高血压导致糖尿病患者大血管并发症的发生和进展风险明显增加,死亡风险也增加。控制高血压可显著降低心血管事件的发生风险[48]。老年糖尿病患者首次就诊时及此后每次随访过程中均应进行血压测量。当诊室血压测量确诊高血压后,建议患者进行家庭血压测量,必要时行 24 小时动态血压监测。

糖尿病患者的血压控制目标,目前国内外指南[10,49]及循证证据[50-51]存在不一致。美国医师协会和美国家庭医师学会发表的指南《60 岁及以上成年人的更高或更低血压目标的药物治疗》,强烈推荐所有患者的收缩压控制目标为 150mmHg,仅对于存在脑卒中或一过性脑缺血(TIA)以及心血管病风险高危的患者推荐收缩压目标为 140mmHg[52]。2015 年发表的收缩压控制干预试验结果显示,收缩压目标 120mmHg 组的 MACE下降 25%,全因死亡下降 27%[53]。该研究结果对国际高血压管理的指南产生了重大影响,2017 年美国心脏协会重新界定了血压水平的分类,SBP 120~129mmHg 或 DBP 80~89mmHg 界定为血压升高,SBP 130mmHg及以上或 DBP 90mmHg 及以上界定为高血压,并推荐血压控制目标为130/80mmHg[54]。但该研究未纳入糖尿病患者,且该研究中收缩压控制目标 120mmHg 组的低血压、晕厥、电解质紊乱以及急性肾损伤的发生率更高[53]。因此,以 130/80mmHg 作为老年糖尿病患者血压控制的目标值是否合理尚有待明确。英国前瞻性糖尿病研究、ACCORD 研究、ADVANCE 研究以及高血压最佳治疗研究等前瞻性随机对照研究[55-58]均支持 140/90mmHg 作为高血压患者的血压控制目标。伊贝沙坦糖尿病神经病变研究、INVEST、VADT 研究、路易斯安那州大学医院纵向研究,以及退伍军人糖尿病神经病变研究等研究[59-62]的事后分析均支持以 140/90mmHg 作为糖尿病患者血压控制目标。此外,多个荟萃分析显示最佳收缩压目标为 130~140mmHg,<130mmHg 可能有助于降低卒中风险,但 <120mmHg 不会带来额外获益反而增加死亡率[63-69]。《指南》推荐,对于一般健康状态良好(Group 1和 Group 2)的老年糖尿病患者收缩压目标为 140mmHg,对于存在某些高危因素,如脑卒中史、进展性慢性肾脏疾病[eGFR<60ml/(min·1.73m^2)和 / 或蛋白尿]的患者可以考虑将收缩压目标设定在 130mmHg。不建

议以 120mmHg 作为收缩压控制目标。如果设定了较低的血压目标就需要更加密切的监测，以避免直立性低血压。对合并多种疾病健康状态差（Group 3）的老年糖尿病患者则建议放宽收缩压目标至 150mmHg。在制定降压目标时需要充分考虑患者的个体情况，权衡获益和风险。对于有症状性直立性低血压的患者建议设定更高的血压控制目标，并避免应用可能导致直立性低血压的药物[70]。

生活方式干预是控制高血压的重要措施。ACEI、ARB、钙通道阻滞剂、利尿剂和选择性 β 受体阻滞剂均可用于老年糖尿病患者。在选择降压药物时应综合考虑降压疗效、脏器保护作用、安全性和依从性等因素。糖尿病患者降压治疗的获益主要与血压控制本身有关，血压控制良好是首要目的。多个研究均证实 ACEI 和 ARB 类药物有益于延缓高血压合并进展性慢性肾脏病患者的慢性肾脏病进展，两类药物效果相当[71-74]。ACEI 明显降低全因死亡、心血管死亡、主要心血管不良事件以及心力衰竭的风险，但 ARB 仅降低心力衰竭风险，两类药物均未能降低脑卒中风险[75-76]。《指南》推荐老年糖尿病患者中 ARB 或 ACEI 为首选一线降压药。为达到降压目标，T2DM 患者通常需要多种降压药物联合应用[77]，建议以 ACEI 或 ARB 为基础，联合钙通道阻滞剂、小剂量利尿剂或选择性 β 受体阻滞剂[10]，不推荐老年糖尿病患者选择 ACEI 联合 ARB 的治疗方案，以避免高钾血症和急性肾损伤[77]。在 ACCOMPLISH 研究中，钙通道阻滞剂氨氯地平较其他降压药似乎具有更好的心血管结局[78-79]，因此在二联降压药时常被选用。而在三联或四联降压药物选择上，尚缺乏循证医学证据。考虑到 T2DM 患者的高血压常与容量负荷有关，利尿剂可作为联合用药的选择之一[80-82]。如果存在冠状动脉疾病，β 受体阻滞剂可以作为四联用药的选择[83]。在联合用药方案中单片固定复方制剂（ARB/钙通道阻滞剂、ARB 或 ACEI/利尿剂）在疗效、依从性和安全性方面均优于上述药物自由联合[84]。多联降压药血压仍控制不佳时，应积极转诊至高血压专科。

（五）调脂治疗

T2DM 患者血脂异常表现为 TG、LDL-C、游离脂肪酸（free fatty acid,

FFA)水平升高,而 HDL-C 水平下降等,血脂异常是引起糖尿病血管病变的重要危险因素。降低 TC 和 LDL-C 水平可显著降低糖尿病患者大血管病变和死亡风险,是糖尿病调脂治疗的主要目标。

健康生活方式是维持合适血脂水平和改善血脂异常的重要措施,有助于控制血脂水平的主要生活方式包括:减少饱和脂肪酸、反式脂肪酸和胆固醇的摄入,增加 n-3 脂肪酸的摄入,减轻体重,增加运动及戒烟、限酒等。他汀类药物治疗在心肌梗死血管重建以及脑卒中的一级和二级预防中均可获益[85-86]。HPS-DIM、CARDS 等研究均提示他汀类药物可降低老年糖尿病患者的心血管事件风险[21-22]。PROSPER 研究显示,70~82 岁的老年患者中,他汀类药物治疗可以减少 15% 的心血管不良结局[87]。推荐老年糖尿病患者进行他汀类药物治疗以降低心血管事件风险。进行调脂药物治疗时,推荐将降低 LDL-C 作为治疗目标,但有关老年糖尿病患者中理想的 LDL-C 水平尚缺乏大规模研究数据。《指南》建议健康状态综合评估良好(Group 1)和一般(Group 2)的患者参照一般成年糖尿病患者的 LDL-C 目标值:合并 ASCVD 的老年糖尿病患者 LDL-C 目标为 1.8mmol/L;不合并 ASCVD 的老年糖尿病患者 LDL-C 目标值为 2.6mmol/L。对于年龄 >80 岁、预期寿命短或健康状态综合评估差的患者,建议放宽 LDL-C 目标。研究结果显示,依折麦布联合辛伐他汀可使急性冠脉综合征患者缺血性脑卒中风险降低 24%[88],合并糖尿病或其他危险因素时获益更显著[89]。如果单用他汀类药物无法使 LDL-C 达标,可考虑谨慎加用依折麦布或 PCSK9 抑制剂作为联合用药[17,6]。FIELD 研究显示,非诺贝特对减少主要终点或降低死亡率无明显益处。在他汀类药物的基础上加用贝特类药物没有额外的心血管获益[90-91]。因此,在糖尿病患者的 ASCVD 预防中不推荐非诺贝特,仅在 LDL-C 达标后 TG 仍高的情况下加用非诺贝特,或患者空腹 TG>5.65mmol/L 时使用非诺贝特预防急性胰腺炎。需注意,联合应用非诺贝特和他汀类药物可能增加横纹肌溶解的风险,应关注患者的肌肉症状。

(六)抗血小板治疗

早期医生健康研究和女性健康研究等一级预防试验结果显示,阿司匹林对高风险患者有低到中等程度获益,但 2018 年发表的糖尿病心血管事件研究、阿司匹林降低初始血管事件研究以及阿司匹林降低老年人事件研究等均表明,阿司匹林在一级预防中心血管获益较小,且可能增加出血风险。《中国 2 型糖尿病防治指南(2020 年版)》推荐年龄≥50 岁且合并至少 1 项主要危险因素(早发 ASCVD 家族史、高血压、血脂异常、吸烟或慢性肾脏病 / 蛋白尿),且无出血高风险的糖尿病患者进行阿司匹林一级预防。但同时指出,年龄 >70 岁的老年人(伴或不伴有糖尿病)使用阿司匹林作为一级预防出血风险大于获益[35]。鉴于目前老年糖尿病患者中应用阿司匹林进行一级预防的安全性和有效性证据缺乏,《指南》不推荐老年糖尿病患者常规应用阿司匹林进行一级预防。

　　阿司匹林在二级预防中的证据充分[92],《指南》推荐合并 ASCVD 的老年糖尿病患者应用低剂量的阿司匹林进行二级预防,但应仔细评估患者的出血风险,与患者、家属及其相关照护人员进行充分沟通。阿司匹林的使用剂量方面,在包括糖尿病患者的大多数临床研究中,阿司匹林应用的平均剂量为 50~650mg/d,主要集中在 100~325mg/d。鲜有证据支持某一特定剂量为最佳剂量,但最低剂量有助于减少不良反应[93]。《指南》建议阿司匹林二级预防的合适剂量是 75~150mg/d。

(郭立新)

参考文献

[1] EINARSON T R, ACS A, LUDWIG C, et al. Prevalence of cardiovascular disease in type 2 diabetes: a systematic literature review of scientific evidence from across the world in 2007-2017[J]. Cardiovascular Diabetology, 2018, 17(1): 83.

[2] SARWAR N, GAO P, SESHASAI S R, et al. Diabetes mellitus, fasting blood glucose concentration, and risk of vascular disease: a collaborative meta-analysis of 102 prospective studies[J]. Lancet, 2010, 375(9733): 2215-2222.

[3] LACEY B, LEWINGTON S, CLARKE R, et al. Age-specific association between blood pressure and vascular and non-vascular chronic diseases in 0.5 million adults in China: a prospective cohort study[J]. The Lancet Global Health, 2018, 6(6): e641-e649.

[4] BRUNSTRÖM M, CARLBERG B. Effect of antihypertensive treatment at different blood pressure levels in patients with diabetes mellitus: systematic review and meta-analyses[J]. BMJ, 2016(352): i717.

[5] BECKETT N S, PETERS R, FLETCHER A E, et al. Treatment of Hypertension in Patients 80 Years of Age or Older[J]. New England Journal of Medicine, 2008, 358 (18): 1887-1898.

[6] LEROITH D, BIESSELS G J, BRAITHWAITE S S, et al. Treatment of Diabetes in Older Adults: An Endocrine Society Clinical Practice Guideline[J]. The Journal of Clinical Endocrinology & Metabolism, 2019, 104(5): 1520-1574.

[7] AMERICAN DIABETES ASSOCIATION. Older Adults: Standards of Medical Care in Diabetes—2021[J]. Diabetes Care, 2020, 44(Suppl 1): S168-S179.

[8] EMDIN C A, RAHIMI K, NEAL B, et al. Blood Pressure Lowering in Type 2 Diabetes [J]. JAMA, 2015, 313(6): 603.

[9] 中国高血压防治指南修订委员会. 中国高血压防治指南 2018 年修订版[J]. 心脑血管病防治, 2019, 19(001): 1-44.

[10] 中国高血压联盟, 中国医疗保健国际交流促进会高血压分会, 中国高血压防治指南修订委员会, 等. 中国高血压防治指南(2018 年修订版)[J]. 中国心血管杂志, 2019, 24(1): 25.

[11] WEISS J, FREEMAN M, LOW A, et al. Benefits and Harms of Intensive Blood Pressure Treatment in Adults Aged 60 Years or Older[J]. Annals of Internal Medicine, 2017, 166(6): 419.

[12] CHENG J, ZHANG W, ZHANG X, et al. Effect of Angiotensin-Converting Enzyme Inhibitors and Angiotensin Ⅱ Receptor Blockers on All-Cause Mortality, Cardiovascular Deaths, and Cardiovascular Events in Patients With Diabetes Mellitus [J]. JAMA Internal Medicine, 2014, 174(5): 773.

[13] LINDHOLM L H, HANSSON L, EKBOM T, et al. Comparison of antihypertensive treatments in preventing cardiovascular events in elderly diabetic patients: results from the Swedish Trial in Old Patients with Hypertension-2. STOP Hypertension-2 Study Group[J]. Journal of hypertension, 2000, 18(11): 1671-1675.

[14] CATALÁ-LÓPEZ F, MACÍAS SAINT-GERONS D, GONZÁLEZ-BERMEJO D, et al. Cardiovascular and Renal Outcomes of Renin-Angiotensin System Blockade in Adult Patients with Diabetes Mellitus: A Systematic Review with Network Meta-Analyses [J]. PLOS Medicine, 2016, 13(3): e1001971.

[15] ELGENDY I Y, HUO T, CHIK V, et al. Efficacy and Safety of Angiotensin Receptor Blockers in Older Patients: A Meta-Analysis of Randomized Trials[J]. American Journal of Hypertension, 2015, 28(5): 576-585.

[16] 血脂异常老年人使用他汀类药物中国专家共识组. 血脂异常老年人使用他汀类药物中国专家共识[J]. 中华内科杂志, 2010, 054 (005): 467-477.

[17] 海峡两岸医药卫生交流协会老年医学专业委员会. ≥75 岁老年患者血脂异常管理的专家共识[J]. 中国心血管杂志, 2020, 25 (3): 201-209.

[18] ARMITAGE J, BAIGENT C, BARNES E, et al. Efficacy and safety of statin therapy in older people: a meta-analysis of individual participant data from 28 randomised controlled trials[J]. The Lancet, 2019, 393 (10170): 407-415.

[19] HEART PROTECTION STUDY COLLABORATIVE GROUP. The effects of cholesterol lowering with simvastatin on cause-specific mortality and on cancer incidence in 20,536 high-risk people: a randomised placebo-controlled trial[J]. BMC Medicine, 2005 (3): 6.

[20] OLAFSDOTTIR E, ASPELUND T, SIGURDSSON G, et al. Effects of statin medication on mortality risk associated with type 2 diabetes in older persons: the population-based AGES-Reykjavik Study[J]. BMJ Open, 2011, 1 (1): e132.

[21] COLLINS R, ARMITAGE J, PARISH S, et al. MRC/BHF Heart Protection Study of cholesterol-lowering with simvastatin in 5963 people with diabetes: a randomised placebo-controlled trial[J]. Lancet, 2003, 361 (9374): 2005-2016.

[22] NEIL H A W, DEMICCO D A, LUO D, et al. Analysis of efficacy and safety in patients aged 65-75 years at randomization: Collaborative Atorvastatin Diabetes Study (CARDS)[J]. Diabetes care, 2006, 29 (11): 2378-2384.

[23] BOHULA E A, WIVIOTT S D, GIUGLIANO R P, et al. Prevention of Stroke with the Addition of Ezetimibe to Statin Therapy in Patients With Acute Coronary Syndrome in IMPROVE-IT (Improved Reduction of Outcomes: Vytorin Efficacy International Trial)[J]. Circulation, 2017, 136 (25): 2440-2450.

[24] GIUGLIANO R P, CANNON C P, BLAZING M A, et al. Benefit of Adding Ezetimibe to Statin Therapy on Cardiovascular Outcomes and Safety in Patients With Versus Without Diabetes Mellitus[J]. Circulation, 2018, 137 (15): 1571-1582.

[25] MCNEIL J J, NELSON M R, WOODS R L, et al. Effect of Aspirin on All-Cause Mortality in the Healthy Elderly[J]. New England Journal of Medicine, 2018, 379 (16): 1519-1528.

[26] GU D, KELLY T N, WU X, et al. Mortality Attributable to Smoking in China[J]. New England Journal of Medicine, 2009, 360 (2): 150-159.

[27] CHEN Z, PETO R, ZHOU M, et al. Contrasting male and female trends in tobacco-attributed mortality in China: evidence from successive nationwide prospective cohort studies[J]. The Lancet, 2015, 386 (10002): 1447-1456.

[28] HE Y, LAM T H, JIANG B, et al. Passive Smoking and Risk of Peripheral

Arterial Disease and Ischemic Stroke in Chinese Women Who Never Smoked[J]. Circulation, 2008, 118(15): 1535-1540.

[29] HE Y, LAM T H, JIANG B, et al. Combined Effects of Tobacco Smoke Exposure and Metabolic Syndrome on Cardiovascular Risk in Older Residents of China[J]. Journal of the American College of Cardiology, 2009, 53(4): 363-371.

[30] MONS U, MUEZZINLER A, GELLERT C, et al. Impact of smoking and smoking cessation on cardiovascular events and mortality among older adults: meta-analysis of individual participant data from prospective cohort studies of the CHANCES consortium[J]. BMJ, 2015(350): h1551.

[31] DORNER T E, RIEDER A. Obesity paradox in elderly patients with cardiovascular diseases[J]. International Journal of Cardiology, 2012, 155(1): 56-65.

[32] RAY K K, SESHASAI S R, WIJESURIYA S, et al. Effect of intensive control of glucose on cardiovascular outcomes and death in patients with diabetes mellitus: a meta-analysis of randomised controlled trials[J]. Lancet, 2009, 373(9677): 1765-1772.

[33] GAEDE P, LUND-ANDERSEN H, PARVING H, et al. Effect of a Multifactorial Intervention on Mortality in Type 2 Diabetes[J]. New England Journal of Medicine, 2008, 358(6): 580-591.

[34] 国家"十五"攻关"冠心病脑卒中综合危险度评估及干预方案的研究"课题组. 国人缺血性心血管病发病危险的评估方法及简易评估工具的开发研究[J]. 中华心血管病杂志, 2003(12): 16-24.

[35] 中国心血管病风险评估和管理指南编写联合委员会. 中国心血管病风险评估和管理指南[J]. 中华预防医学杂志, 2019, 53(1): 13-35.

[36] 中国营养学会. 中国居民膳食指南(2016)[M]. 北京: 人民卫生出版社, 2016.

[37] VILLAREAL D T, APOVIAN C M, KUSHNER R F, et al. Obesity in Older Adults: Technical Review and Position Statement of the American Society for Nutrition and NAASO, The Obesity Society[J]. Obesity Research, 2005, 13(11): 1849-1863.

[38] HEIAT A, VACCARINO V, KRUMHOLZ H M. An Evidence-Based Assessment of Federal Guidelines for Overweight and Obesity as They Apply to Elderly Persons[J]. Archives of Internal Medicine, 2001, 161(9): 1194.

[39] COSTANZO P, CLELAND J G F, PELLICORI P, et al. The Obesity Paradox in Type 2 Diabetes Mellitus: Relationship of Body Mass Index to Prognosis[J]. Annals of Internal Medicine, 2015, 162(9): 610.

[40] PERNA S, GUIDO D, BOLOGNA C, et al. Liraglutide and obesity in elderly: efficacy in fat loss and safety in order to prevent sarcopenia. A perspective case series study[J]. Aging Clinical and Experimental Research, 2016, 28(6): 1251-

1257.

[41] GU D, KELLY T N, WU X, et al. Mortality Attributable to Smoking in China [J]. New England Journal of Medicine, 2009, 360 (2): 150-159.

[42] WOODWARD M, LAM T H, BARZI F, et al. Smoking, quitting, and the risk of cardiovascular disease among women and men in the Asia-Pacific region [J]. International Journal of Epidemiology, 2005, 34 (5): 1036-1045.

[43] CHEN Z, PETO R, ZHOU M, et al. Contrasting male and female trends in tobacco-attributed mortality in China: evidence from successive nationwide prospective cohort studies [J]. The Lancet, 2015, 386 (10002): 1447-1456.

[44] HAN C, LIU F, YANG X, et al. Ideal cardiovascular health and incidence of atherosclerotic cardiovascular disease among Chinese adults: the China-PAR project [J]. Science China Life Sciences, 2018, 61 (5): 504-514.

[45] WOODWARD M, LAM T H, BARZI F, et al. Smoking, quitting, and the risk of cardiovascular disease among women and men in the Asia-Pacific region [J]. International Journal of Epidemiology, 2005, 34 (5): 1036-1045.

[46] HE Y, JIANG B, LI L S, et al. Changes in Smoking Behavior and Subsequent Mortality Risk During a 35-Year Follow-up of a Cohort in Xi'an, China [J]. American Journal of Epidemiology, 2014, 179 (9): 1060-1070.

[47] ZHANG Y Q, LI Y, DONG Y G, et al. A nationwide assessment of blood pressure control and the associated factors in Chinese type 2 diabetes mellitus patients [J]. The Journal of Clinical Hypertension, 2019, 21 (11): 1654-1663.

[48] EMDIN C A, RAHIMI K, NEAL B, et al. Blood Pressure Lowering in Type 2 Diabetes [J]. JAMA, 2015, 313 (6): 603.

[49] ASSOCIATION A D. Cardiovascular Disease and Risk Management: Standards of Medical Care in Diabetes-2020 [J]. Diabetes Care, 2020, 43 (Suppl 1): S111-S134.

[50] XIE X, LIU P, WAN F, et al. Blood pressure lowering and stroke events in type 2 diabetes: A network meta-analysis of randomized controlled trials [J]. International Journal of Cardiology, 2016 (208): 141-146.

[51] WU S, CHI H, JIN C, et al. The association of blood pressure with survival rate and cardiovascular events in Chinese patients with type 2 diabetes [J]. International Journal of Cardiology, 2013, 168 (4): 4514-4515.

[52] QASEEM A, WILT T J, RICH R, et al. Pharmacologic Treatment of Hypertension in Adults Aged 60 Years or Older to Higher Versus Lower Blood Pressure Targets: A Clinical Practice Guideline From the American College of Physicians and the American Academy of Family Physicians [J]. Annals of Internal Medicine, 2017, 166 (6): 430.

[53] SPRINT RESEARCH GROUP, WRIGHT J T, WILLIAMSON J D, et al. A Randomized Trial of Intensive versus Standard Blood-Pressure Control[J]. New England Journal of Medicine, 2015, 373(22): 2103-2116.

[54] WHELTON P K, CAREY R M, ARONOW W S, et al. 2017 ACC/AHA/AAPA/ABC/ ACPM/AGS/APhA/ASH/ASPC/NMA/PCNA Guideline for the Prevention, Detection, Evaluation, and Management of High Blood Pressure in Adults: A Report of the American College of Cardiology/American Heart Association Task Force on Clinical Practice Guidelines[J]. Hypertension, 2018, 71(6): e13-e115.

[55] CUSHMAN W C, EVANS G W, BYINGTON R P, et al. Effects of Intensive Blood-Pressure Control in Type 2 Diabetes Mellitus[J]. The New England Journal of Medicine, 2010, 362(17): 1575-1585.

[56] PATEL A. Effects of a fixed combination of perindopril and indapamide on macrovascular and microvascular outcomes in patients with type 2 diabetes mellitus (the ADVANCE trial): a randomised controlled trial[J]. The Lancet, 2007, 370 (9590): 829-840.

[57] HANSSON L, ZANCHETTI A, CARRUTHERS S G, et al. Effects of intensive blood-pressure lowering and low-dose aspirin in patients with hypertension: principal results of the Hypertension Optimal Treatment(HOT)randomised trial[J]. The Lancet, 1998, 351(9118): 1755-1762.

[58] POHL M A, BLUMENTHAL S, CORDONNIER D J, et al. Independent and Additive Impact of Blood Pressure Control and Angiotensin Ⅱ Receptor Blockade on Renal Outcomes in the Irbesartan Diabetic Nephropathy Trial: Clinical Implications and Limitations[J]. Journal of the American Society of Nephrology, 2005, 16(10): 3027-3037.

[59] COOPER-DEHOFF R M, GONG Y, HANDBERG E M, et al. Tight Blood Pressure Control and Cardiovascular Outcomes Among Hypertensive Patients With Diabetes and Coronary Artery Disease[J]. JAMA, 2010, 304(1): 61.

[60] ANDERSON R J, BAHN G D, MORITZ T E, et al. Blood Pressure and Cardiovascular Disease Risk in the Veterans Affairs Diabetes Trial[J]. Diabetes Care, 2010, 34(1): 34-38.

[61] ZHAO W, KATZMARZYK P T, HORSWELL R, et al. Aggressive Blood Pressure Control Increases Coronary Heart Disease Risk Among Diabetic Patients[J]. Diabetes care, 2013, 36(10): 3287-3296.

[62] LEEHEY D J, ZHANG J H, EMANUELE N V, et al. BP and Renal Outcomes in Diabetic Kidney Disease: The Veterans Affairs Nephropathy in Diabetes Trial[J]. Clinical Journal of the American Society of Nephrology, 2015, 10(12): 2159-2169.

[63] BANGALORE S, KUMAR S, LOBACH I, et al. Blood pressure targets in subjects with type 2 diabetes mellitus/impaired fasting glucose: observations from traditional and bayesian random-effects meta-analyses of randomized trials[J]. Circulation, 2011, 123(24): 2799-2810.

[64] MCBRIEN K, RABI D M, CAMPBELL N, et al. Intensive and Standard Blood Pressure Targets in Patients With Type 2 Diabetes Mellitus: Systematic Review and Meta-analysis[J]. Arch Intern Med, 2012, 172(17): 1296-1303.

[65] REBOLDI G, GENTILE G, MANFREDA V M, et al. Tight Blood Pressure Control in Diabetes: Evidence-Based Review of Treatment Targets in Patients with Diabetes[J]. Current cardiology reports, 2012, 14(1): 89-96.

[66] ARGUEDAS J A, LEIVA V, WRIGHT J M. Blood pressure targets for hypertension in people with diabetes mellitus[J]. Cochrane database of systematic reviews, 2013 (10): D8277.

[67] EMDIN C A, RAHIMI K, NEAL B, et al. Blood Pressure Lowering in Type 2 Diabetes[J]. JAMA, 2015, 313(6): 603.

[68] BRUNSTRÖM M, CARLBERG B. Effect of antihypertensive treatment at different blood pressure levels in patients with diabetes mellitus: systematic review and meta-analyses[J]. BMJ, 2016(352): i717.

[69] XIE X, ATKINS E, LV J, et al. Effects of intensive blood pressure lowering on cardiovascular and renal outcomes: updated systematic review and meta-analysis[J]. The Lancet, 2016, 387(10017): 435-443.

[70] SOLINI A, GROSSMAN E. What Should Be the Target Blood Pressure in Elderly Patients With Diabetes?[J]. Diabetes Care, 2016, 39(Suppl 2): S234-S243.

[71] LEWIS E J, HUNSICKER L G, BAIN R P, et al. The Effect of Angiotensin-Converting-Enzyme Inhibition on Diabetic Nephropathy[J]. New England Journal of Medicine, 1993, 329(20): 1456-1462.

[72] BRENNER B M, COOPER M E, DE ZEEUW D, et al. Effects of Losartan on Renal and Cardiovascular Outcomes in Patients with Type 2 Diabetes and Nephropathy[J]. New England Journal of Medicine, 2001, 345(12): 861-869.

[73] LEWIS E J, HUNSICKER L G, CLARKE W R, et al. Renoprotective Effect of the Angiotensin-Receptor Antagonist Irbesartan in Patients with Nephropathy Due to Type 2 Diabetes[J]. New England Journal of Medicine, 2001, 345(12): 851-860.

[74] BARNETT A H, BAIN S C, BOUTER P, et al. Angiotensin-Receptor Blockade versus Converting-Enzyme Inhibition in Type 2 Diabetes and Nephropathy[J]. New England Journal of Medicine, 2004, 351(19): 1952-1961.

[75] CHENG J, ZHANG W, ZHANG X, et al. Effect of Angiotensin-Converting

Enzyme Inhibitors and Angiotensin Ⅱ Receptor Blockers on All-Cause Mortality, Cardiovascular Deaths, and Cardiovascular Events in Patients With Diabetes Mellitus [J]. JAMA Internal Medicine, 2014, 174(5): 773.

[76] WU H Y, HUANG J W, LIN H J, et al. Comparative effectiveness of renin-angiotensin system blockers and other antihypertensive drugs in patients with diabetes: systematic review and bayesian network meta-analysis[J]. BMJ, 2013, 347(2): f6008.

[77] FRIED L F, EMANUELE N, ZHANG J H, et al. Combined Angiotensin Inhibition for the Treatment of Diabetic Nephropathy[J]. New England Journal of Medicine, 2013, 369(20): 1892-1903.

[78] JAMERSON K, WEBER M A, BAKRIS G L, et al. Benazepril plus Amlodipine or Hydrochlorothiazide for Hypertension in High-Risk Patients[J]. New England Journal of Medicine, 2008, 359(23): 2417-2428.

[79] BAKRIS G L, SARAFIDIS P A, WEIR M R, et al. Renal outcomes with different fixed-dose combination therapies in patients with hypertension at high risk for cardiovascular events(ACCOMPLISH): a prespecified secondary analysis of a randomised controlled trial[J]. The Lancet, 2010, 375(9721): 1173-1181.

[80] DE BOER I H, BANGALORE S, BENETOS A, et al. Diabetes and Hypertension: A Position Statement by the American Diabetes Association[J]. Diabetes Care, 2017, 40(9): 1273-1284.

[81] BAKRIS G L, SARAFIDIS P A, WEIR M R, et al. Renal outcomes with different fixed-dose combination therapies in patients with hypertension at high risk for cardiovascular events(ACCOMPLISH): a prespecified secondary analysis of a randomised controlled trial[J]. The Lancet, 2010, 375(9721): 1173-1181.

[82] GROSSMAN E, VERDECCHIA P, SHAMISS A, et al. Diuretic Treatment of Hypertension[J]. Diabetes Care, 2011, 34(Suppl 2): S313-S319.

[83] LAFFIN L J, BAKRIS G L. Update on Blood Pressure Goals in Diabetes Mellitus[J]. Current Cardiology Reports, 2015, 17(6): 37.

[84] MACDONALD T M, WILLIAMS B, WEBB D J, et al. Combination Therapy Is Superior to Sequential Monotherapy for the Initial Treatment of Hypertension: A Double-Blind Randomized Controlled Trial[J]. Journal of the American Heart Association, 2017, 6(11): e006986.

[85] MA Y, PERSUITTE G M, ANDREWS C, et al. Impact of incident diabetes on atherosclerotic cardiovascular disease according to statin use history among postmenopausal women[J]. European Journal of Epidemiology, 2016, 31(8): 747-761.

[86] WENGER N K, LEWIS S J. Use of Statin Therapy to Reduce Cardiovascular Risk in Older Patients[J]. Current Gerontology and Geriatrics Research, 2010(2010): 915296.

[87] SHEPHERD J, BLAUW G J, MURPHY M B, et al. Pravastatin in elderly individuals at risk of vascular disease(PROSPER): a randomised controlled trial[J]. The Lancet, 2002, 360(9346): 1623-1630.

[88] BOHULA E A, WIVIOTT S D, GIUGLIANO R P, et al. Prevention of Stroke with the Addition of Ezetimibe to Statin Therapy in Patients With Acute Coronary Syndrome in IMPROVE-IT(Improved Reduction of Outcomes: Vytorin Efficacy International Trial)[J]. Circulation, 2017, 136(25): 2440-2450.

[89] GIUGLIANO R P, CANNON C P, BLAZING M A, et al. Benefit of Adding Ezetimibe to Statin Therapy on Cardiovascular Outcomes and Safety in Patients With Versus Without Diabetes Mellitus[J]. Circulation, 2018, 137(15): 1571-1582.

[90] ACCORD STUDY GROUP, GINSBERG H N, ELAM M B, et al. Effects of Combination Lipid Therapy in Type 2 Diabetes Mellitus[J]. New England Journal of Medicine, 2010, 362(17): 1563-1574.

[91] AIM-HIGH INVESTIGATORS, BODEN W E, PROBSTFIELD J L, et al. Niacin in Patients with Low HDL Cholesterol Levels Receiving Intensive Statin Therapy[J]. New England Journal of Medicine, 2011, 365(24): 2255-2267.

[92] ANTITHROMBOTIC TRIALISTS'(ATT)COLLABORATION, BAIGENT C, BLACKWELL L, et al. Aspirin in the primary and secondary prevention of vascular disease: collaborative meta-analysis of individual participant data from randomised trials[J]. The Lancet, 2009, 373(9678): 1849-1860.

[93] LOTRIONTE M, BIASUCCI L M, PERUZZI M, et al. Which Aspirin Dose and Preparation Is Best for the Long-Term Prevention of Cardiovascular Disease and Cancer? Evidence From a Systematic Review and Network Meta-Analysis[J]. Progress in Cardiovascular Diseases, 2016, 58(5): 495-504.

第十章　老年糖尿病慢性并发症的筛查与处理

第一节　糖尿病肾脏病变

！ 要点提示

1. 老年糖尿病在诊断时及诊断后每年均应对肾脏功能进行评估。（A）
2. 联合采用 UACR 和 eGFR 两种方法筛查及评估肾脏病变程度。（A）
3. eGFR≥45ml/（min·1.73m²）的老年糖尿病慢性肾病患者优先选用 SGLT2 抑制剂。（B）
4. 推荐 ACEI 类或 ARB 类药物进行降压治疗。（B）
5. 老年糖尿病患者的慢性肾脏病变常由多种因素导致,应进行降糖治疗为基础的综合管理。（A）

指南内容

糖尿病肾脏病变是我国慢性肾脏病的主要原因[1]。一部分 T1DM 患者病程超过 5~10 年后出现糖尿病肾脏病变,T2DM 可能在诊断时已经出现肾脏病变,糖尿病肾脏病变如不能进行控制,最终进展至终末期肾病,严重影响患者生活质量以及增加医疗负担。此外,糖尿病肾脏病变患者的心血管疾病风险也显著增加。

一、筛查

老年糖尿病患者诊断时筛查 UACR 和血肌酐（用 CKD-EPIscr 公式计算 eGFR）,同时采用 UACR 和 eGFR 进行评估,不同的肾功能状态复查频率不同（表 10-1）[2-3],有助于发现早期肾脏损害。根据 UACR 增高和 / 或 eGFR 下降,同时排除其他因素导致的慢性肾脏病而做出临床诊断,不建议常规行肾脏穿刺活检。糖尿病肾脏病变的患者多数病程较长,一般同时存在糖尿病视网膜病变,以蛋白尿为主而不伴肉眼血尿,eGFR 逐渐下降。需要注意的是,老年糖尿病患者发生糖尿病肾损伤时常合并高血压、高脂血症、高尿酸、药物性肾损伤等其他因素,存在肾损伤的老年糖尿病患者中,仅 1/3 患者的肾损伤是单纯因糖尿病所致[4]。随机尿检测 UACR 是最为简便的筛查方法,UACR>30mg/g 即被认为升高,但剧烈运动、感染、发热、充血性心力衰竭、血糖或血压明显升高等均可能导致 UACR 升高。UACR 在正常范围内有些患者也可能已经出现肾功能损害。eGFR 是评价肾功能的重要手段之一,目前通常推荐采用慢性肾脏病流行病学合作研究用 CKD-EPIscr 公式计算 eGFR[5],老年人可能由于体重低、蛋白质摄入量少而导致 eGFR 假性正常化,单独使用 eGFR 对老年人肾功能判断意义有限,且在老年人中 eGFR 的界定尚存在争议[6]。

表 10-1 按 eGFR 和 UACR 分类的慢性肾脏病进展风险及就诊频率

CKD 分期	肾脏损害程度	eGFR/(ml·min⁻¹·1.73m⁻²)	白蛋白尿分期		
			A1(UACR<30mg/g)	A2(UACR 30~300mg/g)	A3(UACR>300mg/g)
1 期(G1)	eGFR 正常或升高	≥90	1(如有 CKD)	1	2
2 期(G2)	eGFR 轻度下降	60~89	1(如有 CKD)	1	2
3a 期(G3a)	eGFR 轻中度下降	45~59	1	2	3
3b 期(G3b)	eGFR 中重度下降	30~44	2	3	3
4 期(G4)	eGFR 重度下降	15~29	3	3	4
5 期(G5)	肾衰竭	<15	4	4	4

注:eGFR 为估算的肾小球滤过率;UACR 为尿白蛋白/肌酐比值;CKD 为慢性肾脏病。表格中背景颜色代表 CKD 进展的风险,其中颜色由浅至深依次为低风险、中风险、高风险、极高风险。表格中的数字为建议每年复查的次数。

二、处理

老年糖尿病患者合并慢性肾病时强调以降糖为基础的综合治疗。建议如下：①对于非透析患者，推荐优质蛋白质摄入量 0.8g/（kg·d），同时限制钠盐摄入，氯化钠 <5g/d 有助于降低血压及心血管疾病风险[7]。②降糖治疗优先选用具有肾脏保护作用的 SGLT2 抑制剂或有限证据的 GLP-1 受体激动剂；其次可选择基本不经过肾脏排泄的药物，如利格列汀、瑞格列奈和格列喹酮。应用各种降糖药物时均应关注是否需根据 eGFR 进行剂量调整，警惕发生低血糖。③降压治疗选择 ACEI 类或 ARB 类药物，必要时可联合其他类型降压药物，使用过程中注意关注血压达标情况及肾功能、血钾。控制血压达标对于减轻减缓肾病的进展至关重要。④戒烟，控制血脂、尿酸水平。⑤如 eGFR<30ml/（min·1.73m^2），可咨询肾脏专科医师，进行多学科管理。⑥慎重用药，避免不必要的中、西药应用，尤其是告诫患者不可自行选用所谓的"保肾药品"。

？ 解 读

慢性肾脏病（CKD）包括各种原因引起的慢性肾脏结构和功能障碍。糖尿病肾脏病变是指由糖尿病所致的 CKD，病变可累及全肾（包括肾小球、肾小管、肾间质等）[8]。我国 20%~40% 的糖尿病患者合并糖尿病肾病，已成为 CKD 和终末期肾病的主要原因[1]。糖尿病肾病的危险因素包括不良生活习惯、年龄、病程、血糖、血压、肥胖（尤其是腹型肥胖）、血脂、尿酸、环境污染物等。糖尿病肾病如不能进行控制，最终进展至终末期肾病，严重影响患者生活质量以及增加医疗负担。此外，糖尿病肾病患者的心血管疾病风险也显著增加，并与患者全因死亡风险增加显著相关[9-13]。糖尿病肾病诊断的金标准是肾脏穿刺活检，但临床上难以广泛开展，目前主要根据尿白蛋白和 eGFR 水平进行诊断。以降糖和降压为核心的综合治疗、规律随访和适时转诊可改善糖尿病肾病患者的预后。

一、筛查

T1DM 患者病程超过 5~10 年后可出现糖尿病肾脏病变,而 T2DM 可能在诊断时即已经出现肾脏病变[14],因此 T2DM 患者在诊断时即应进行肾脏病的筛查,以后每年应至少筛查 1 次。《指南》推荐老年糖尿病在诊断时筛查尿常规、UACR 和血肌酐(计算 eGFR),有助于发现早期肾脏损害。糖尿病肾病常根据 UACR 增高和 / 或 eGFR 下降,同时排除其他因素导致的慢性肾脏病而做出临床诊断,以下情况应考虑非糖尿病肾病并及时转诊至肾脏科,包括:①病程较短(T1DM<10 年)和 / 或未合并糖尿病视网膜病变;②活动性尿沉渣异常(血尿、蛋白尿伴血尿、管型尿);③短期内 eGFR 迅速下降;④顽固性高血压;⑤短期内 UACR 迅速增高或出现肾病综合征;⑥有其他系统性疾病的症状或体征;⑦应用 ACEI 类或 ARB 类药物治疗后 2~3 月内 GFR 下降大于 30%;⑧肾脏 B 超检查结果异常。

推荐采用随机尿测定 UACR,这是最为简便的筛查方法。24h 尿白蛋白定量与 UACR 诊断价值相当,但操作烦琐。单次随机尿标本白蛋白水平测量虽便宜,但由于水化引起的尿液浓度变化,缺乏尿肌酐水平校正,导致结果不准确。随机尿 UACR>30mg/g 为尿白蛋白排泄增加。在 3~6 个月内重复检查 UACR,3 次中有 2 次 UACR 升高,排除感染、发热、运动、显著高血糖等影响因素即可诊断白蛋白尿。UACR 升高与 eGFR 下降、心血管事件、死亡风险增加密切相关。UACR 测定存在较多影响因素,如感染、发热、充血性心力衰竭、显著高血糖、未控制的高血压、24h 内运动等均可能导致 UACR 升高,分析结果时应考虑这些因素。推荐测定血清肌酐,使用慢性肾脏病流行病学合作研究(CKD-EPI)或肾脏病膳食改良试验(MDRD)公式计算 eGFR(参考 http://www.nkdep.nih.gov)[5]。当患者 eGFR<60ml/(min·1.73m^2)时,可诊断为 GFR 下降。MDRD 公式在方程开发及验证时入选的患者均为美国人,种族不同会导致公式的可靠性降低,而且方程开发样本的 GFR 均值为(39.8±21.2)ml/(min·1.73m^2),当使用该公式人群 GFR 与样本人群 GFR 相差大时,会导致系统误差,因此 MDRD 方程系统低估了健康人群的 GFR,同时高估肾功能很差人群

的 GFR。2012 年 CKD-EPI 研究组提出了分别基于血肌酐、胱抑素 C 及二者联合的计算公式。三个公式精确性较高,联合公式相比两个单独公式的精确性和诊断准确性更高。2012 年肾脏病改善全球预后指南(KDIGO)慢性肾脏病指南对成人 GFR 评估方面建议:首次评估时使用血清肌酐计算 eGFR,在某些特殊情况下肌酐公式不够准确,此时可以使用胱抑素 C 或肾滤过标志物清除率等方法进行 GFR 确诊评估。指南对实验室的建议包括:①使用可追溯至国际标准物的肌酐和胱抑素 C 的检测方法;②使用 CKD-EPI 公式计算 eGFR;③若有优于 CKD-EPI 公式的其他替代公式也可使用。

　　糖尿病肾病诊断确定后,应根据 eGFR 进一步判断 CKD 严重程度。《指南》采用 KDIGO 的建议,联合 eGFR 分期和白蛋白尿分期评估糖尿病肾病的进展风险及复查频率(表 10-1)[15]。例如,糖尿病患者 eGFR 为 70ml/(min·1.73m²)、UACR 为 80mg/g,则为糖尿病肾病 G2A2,CKD 进展风险为中风险,应每年复查 1 次。一般而言 eGFR 高低是决定患者应用药物剂量、是否有禁忌的基本指标;而 UACR 高低是选择 ARB、ACEI、SGLT2 抑制剂等延缓肾功能进展药物的依据[16]。

二、处理

　　老年糖尿病患者肾损伤常为多因素所致,因此强调以降糖为基础的综合治疗,包括不良生活方式调整、危险因素(高血糖、高血压、脂代谢紊乱、高尿酸及肾毒性药物等)控制及糖尿病教育在内的综合管理,以降低糖尿病患者的肾脏不良事件和死亡风险[17-18]。

(一)营养

　　对于非透析患者,推荐优质蛋白质摄入量 0.8g/(kg·d),同时限制钠盐摄入,氯化钠 <5g/d 有助于降低血压及心血管疾病风险[7]。过高的蛋白质摄入如 >1.3g/(kg·d)与蛋白尿增加、肾功能下降、心血管疾病及死亡风险增加有关,<0.8g/(kg·d)的蛋白质摄入并不能延缓糖尿病肾病进展。对已开始透析的患者蛋白质摄入量可适当增加,以免出现营养不良。蛋白质来源应以优质动物蛋白为主,必要时可补充复方 α-酮酸制剂。

（二）降糖治疗

有效的降糖治疗可延缓糖尿病肾病的发生和进展。多项研究结果显示，SGLT2 抑制剂有降糖之外的肾脏保护作用[19-21]，有证据显示 GLP-1 受体激动剂能减少糖尿病患者新发大量白蛋白尿的风险[22-23]。其次可选择基本不经过肾脏排泄的药物，如利格列汀、瑞格列奈和格列喹酮。应用各种降糖药物时均应关注是否需根据 eGFR 进行剂量调整。严重肾功能不全患者宜采用胰岛素治疗。此外需强调的是，老年患者尤其要警惕发生低血糖，需选用低血糖风险低的降糖药物。

（三）降压治疗

合理的降压治疗可延缓糖尿病肾病的发生和进展，控制血压达标对于减轻减缓肾脏病的进展至关重要。临床上可根据患者高血压病程、糖尿病病程、一般健康状况、有无心脑血管病变及尿蛋白水平等情况设置不同血压控制目标。对糖尿病伴高血压且 UACR>300mg/g 或 eGFR<60ml/（min·1.73m^2）的老年糖尿病患者，强烈推荐首选 ACEI 类或 ARB 类药物治疗，减少心血管事件，延缓肾脏病进展、减少终末期肾病的发生[3]。对伴高血压且 UACR 为 30~300mg/g 的老年糖尿病患者，也推荐 ACEI 类或 ARB 类药物治疗，可延缓白蛋白尿进展和减少心血管事件[24-26]。对不伴高血压但 UACR≥30mg/g 的糖尿病患者，使用 ACEI 类或 ARB 类药物可延缓白蛋白尿进展[26]，但尚无证据显示 ACEI 类或 ARB 类药物可减少主要肾脏终点事件（如终末期肾病）[27]。治疗期间应定期随访 UACR、血清肌酐、血钾水平，关注血压达标情况，调整治疗方案，必要时可联合其他类型降压药物。用药 2 个月内血清肌酐升高幅度 >30% 常提示肾缺血，应停用 ACEI 类或 ARB 类药物[28-29]。对不伴高血压、尿 UACR 和 eGFR 正常的糖尿病患者，ACEI 类或 ARB 类药物不能延缓肾脏病进展[30-31]，甚至可能增加心血管风险[32]，因此，不推荐使用这两类药物进行糖尿病肾脏病一级预防。多项临床研究及荟萃分析显示，联合使用 ACEI 类和 ARB 类药物与单用 ACEI 类或 ARB 类药物相比，并不改善肾脏复合终点及心血管事件发生率，反而会增加高钾血症、急性肾损伤等不良事件的发生率[33-34]。因此，不推荐联合使用 ACEI 类和 ARB 类药物。

（四）其他

戒烟，控制血脂、尿酸水平。如 eGFR<30ml/（min·1.73m^2），应积极咨询肾脏专科医师，进行多学科管理，评估是否应当接受肾脏替代治疗。透析方式包括腹膜透析和血液透析，有条件的患者可行肾移植。慎重用药，避免不必要的中、西药应用，尤其告诫患者不可自行选用所谓的"保肾药品"，以免造成药物性肾损伤。

（杜瑞琴　李全民）

参考文献

[1] ZHANG L, LONG J, JIANG W, et al. Trends in chronic kidney disease in China [J]. N Engl J Med, 2016, 375 (9): 905-906.

[2] KIDNEY DISEASE: IMPROVING GLOBAL OUTCOMES (KDIGO) DIABETES WORK GROUP. KDIGO 2020 clinical practice guideline for diabetes management in chronic kidney disease [J]. Kidney Int, 2020, 98 (4S): S1-S115.

[3] AMERICAN DIABETES ASSOCIATION. Microvascular complications and foot care: standards of medical care in diabetes-2020 [J]. Diabetes Care, 2020, 43 (Suppl 1): S135-S151.

[4] YAN S T, LIU J Y, TIAN H, et al. Clinical and pathological analysis of renal damage in elderly patients with type 2 diabetes mellitus [J]. Clin Exp Med, 2016, 16 (3): 437-442.

[5] LEVEY A S, STEVENS L A, SCHMID C H, et al. A new equation to estimate glomerular filtration rate [J]. Ann Intern Med, 2009, 150 (9): 604-612.

[6] GUO M, NIU J Y, YE X W, et al. Evaluation of various equations for estimating renal function in elderly Chinese patients with type 2 diabetes mellitus [J]. Clin Interv Aging, 2017 (12): 1661-1672.

[7] MILLS K T, CHEN J, YANG W, et al. Sodium excretion and the risk of cardiovascular disease in patients with chronic kidney disease [J]. JAMA, 2016, 315 (20): 2200-2210.

[8] ANDERS H J, HUBER T B, ISERMANN B, et al. CKD in diabetes: diabetic kidney disease versus nondiabetic kidney disease [J]. Nat Rev Nephrol, 2018, 14 (6): 361-377.

[9] HU J, YANG S, ZHANG A, et al. Abdominal obesity is more closely associated with

diabetic kidney disease than general obesity[J]. Diabetes Care, 2016, 39(10): e179-e180.

[10] SACKS F M, HERMANS M P, FIORETTO P, et al. Association between plasma triglycerides and high-density lipoprotein cholesterol and microvascular kidney disease and retinopathy in type 2 diabetes mellitus: a global case-control study in 13 countries[J]. Circulation, 2014, 129(9): 999-1008.

[11] YAN D, WANG J, JIANG F, et al. Association between serum uric acid related genetic loci and diabetic kidney disease in the Chinese type 2 diabetes patients[J]. J Diabetes Complications, 2016, 30(5): 798-802.

[12] HU J, YANG S, WANG Y, et al. Serum bisphenol A and progression of type 2 diabetic nephropathy: a 6-year prospective study[J]. Acta Diabetol, 2015, 52(6): 1135-1141.

[13] JIANG G, LUK A, TAM C, et al. Progression of diabetic kidney disease and trajectory of kidney function decline in Chinese patients with type 2 diabetes[J]. Kidney Int, 2019, 95(1): 178-187.

[14] MARRE M, CHATELLIER G, LEBLANC H, et al. Prevention of diabetic nephropathy with enalapril in normotensive diabetics with microalbuminuria[J]. BMJ, 1988, 297(6656): 1092-1095.

[15] STEVENS P E, LEVIN A. Evaluation and management of chronic kidney disease: synopsis of the kidney disease: improving global outcomes 2012 clinical practice guideline[J]. Ann Intern Med, 2013, 158(11): 825-830.

[16] 李琳, 李全民. 糖尿病肾病美国糖尿病协会指南更新要点及治疗进展[J]. 中华糖尿病杂志, 2020, 12(6): 424-428.

[17] LUK A, HUI E, SIN M C, et al. Declining trends of cardiovascular-renal complications and mortality in type 2 diabetes: the Hong Kong diabetes database[J]. Diabetes Care, 2017, 40(7): 928-935.

[18] 北京大学医学系糖尿病肾脏病专家共识协作组. 糖尿病肾脏病诊治专家共识[J]. 中华医学杂志, 2020, 100(4): 247-260.

[19] 中华医学会糖尿病学分会, 中华医学会内分泌学分会. 中国成人2型糖尿病合并心肾疾病患者降糖药物临床应用专家共识[J]. 中华糖尿病杂志, 2020, 12(6): 369-381.

[20] PERKOVIC V, JARDINE M J, NEAL B, et al. Canagliflozin and renal outcomes in type 2 diabetes and nephropathy[J]. N Engl J Med, 2019, 380(24): 2295-2306.

[21] HEERSPINK H, KARASIK A, THURESSON M, et al. Kidney outcomes associated with use of SGLT2 inhibitors in real-world clinical practice (CVD-REAL 3): a multinational observational cohort study[J]. Lancet Diabetes Endocrinol, 2020,

8（1）：27-35.

［22］KRISTENSEN S L, RØRTH R, JHUND P S, et al. Cardiovascular, mortality, and kidney outcomes with GLP-1 receptor agonists in patients with type 2 diabetes：a systematic review and meta-analysis of cardiovascular outcome trials［J］. Lancet Diabetes Endocrinol, 2019, 7（10）：776-785.

［23］GERSTEIN H C, COLHOUN H M, DAGENAIS G R, et al. Dulaglutide and renal outcomes in type 2 diabetes：an exploratory analysis of the REWIND randomised, placebo-controlled trial［J］. Lancet, 2019, 394（10193）：131-138.

［24］PARVING H H, LEHNERT H, BRÖCHNER-MORTENSEN J, et al. The effect of irbesartan on the development of diabetic nephropathy in patients with type 2 diabetes［J］. N Engl J Med, 2001, 345（12）：870-878.

［25］HEART OUTCOMES PREVENTION EVALUATION STUDY INVESTIGATORS. Effects of ramipril on cardiovascular and microvascular outcomes in people with diabetes mellitus：results of the HOPE study and MICRO-HOPE substudy［J］. Lancet, 2000, 355（9200）：253-259.

［26］O'HARE P, BILBOUS R, MITCHELL T, et al. Low-dose ramipril reduces microalbuminuria in type 1 diabetic patients without hypertension：results of a randomized controlled trial［J］. Diabetes Care, 2000, 23（12）：1823-1829.

［27］MARRE M, LIEVRE M, CHATELLIER G, et al. Effects of low dose ramipril on cardiovascular and renal outcomes in patients with type 2 diabetes and raised excretion of urinary albumin：randomised, double blind, placebo controlled trial（the DIABHYCAR study）［J］. BMJ, 2004, 328（7438）：495.

［28］张国华, 侯凡凡, 张训, 等. 血管紧张素转换酶抑制剂用于血清肌酐大于266μmol/L的慢性肾脏病患者的研究［J］. 中华内科杂志, 2005, 44（8）：592-596.

［29］《血管紧张素转换酶抑制剂在肾脏病中正确应用》专家协作组. 血管紧张素转换酶抑制剂在肾脏病中正确应用的专家共识［J］. 中华肾脏病杂志, 2006, 22（1）：57-58.

［30］MAUER M, ZINMAN B, GARDINER R, et al. Renal and retinal effects of enalapril and losartan in type 1 diabetes［J］. N Engl J Med, 2009, 361（1）：40-51.

［31］BANGALORE S, FAKHERI R, TOKLU B, et al. Diabetes mellitus as a compelling indication for use of renin angiotensin system blockers：systematic review and meta-analysis of randomized trials［J］. BMJ, 2016（352）：i438.

［32］HALLER H, ITO S, IZZO J L, et al. Olmesartan for the delay or prevention of microalbuminuria in type 2 diabetes［J］. N Engl J Med, 2011, 364（10）：907-917.

［33］INVESTIGATORS O, YUSUF S, TEO K K, et al. Telmisartan, ramipril, or both in patients at high risk for vascular events［J］. N Engl J Med, 2008, 358（15）：1547-1559.

[34] PALMER S C, MAVRIDIS D, NAVARESE E, et al. Comparative efficacy and safety of blood pressure-lowering agents in adults with diabetes and kidney disease：a network meta-analysis[J]. Lancet, 2015, 385（9982）: 2047-2056.

第二节　糖尿病相关眼病

要点提示

1. 老年糖尿病患者诊断时应进行糖尿病眼底病变筛查,此后每年复查,如存在眼底病变,增加复查频次。（A）
2. 除眼底外,老年糖尿病患者中也应注意是否存在视力、眼压、眼表等异常。（C）

指南内容

糖尿病与多种眼病相关,糖尿病相关眼病可导致患者视力下降甚至失明,致使老年糖尿病患者无法参与社会活动、发生意外事故风险增加以及检测指血血糖和注射胰岛素的能力下降。老年糖尿病患者诊断时即应进行眼底检查,必要时前往眼科进行全面检查,此后至少每年筛查一次。不仅要进行眼底检查,也要检查视力、眼压、眼表,筛查糖尿病视网膜病变（diabetic retinopathy, DR）、黄斑水肿、白内障、青光眼和眼干燥症等。

一、糖尿病眼底病变

1. DR　DR 是糖尿病常见的微血管并发症之一,其所导致的失明严重影响患者的生活质量。依据病情阶段,可将 DR 分为非增殖期 DR 和增殖期 DR。非增殖期 DR 的表现包括微动脉瘤形成和视网膜内出血,微血管损伤可导致血管的通透性增加（视网膜水肿与渗出）;增殖期 DR 表现为视盘、视网膜、虹膜以及房角内新生血管,最终导致牵拉性视网膜脱离和新生血管性青光眼。建议老年糖尿病患者诊断时进行 DR 筛查,如无 DR 或为轻度非增殖期 DR,应每年复查,中度非增殖期 DR 建议每 6 个月复查 1 次,重度非增殖期 DR 和增殖期 DR 建议每 3 个月复查 1 次[1]。长病程和血糖控制不佳是 DR 发生和进展的危险因素,除此之外,白蛋白尿、高血压、高脂血症等均是 DR 的危险因素。因此,改善血糖、血压、血脂可能有助于减少 DR 的发生。全视网膜激光光凝术(pan retinal photocoagulation,PRP)是增殖期 DR 的主要治疗方法,玻璃体腔内抗血管内皮生长因子(vascular endothelial growth factor,VEGF)治疗也是有效的治疗方法之一。

2. 糖尿病黄斑水肿(diabetic macular edema,DME) DME 是一种视网膜黄斑中心凹液体积聚的疾病,是血 - 视网膜屏障失效的后果,导致广泛的毛细血管渗漏引起弥漫性水肿。DME 在老年糖尿病患者中常见,可以与 DR 伴发,也可以单独发生,是造成糖尿病患者失明的主要原因之一。荧光素血管造影是诊断 DME 的金标准,光学相干断层扫描(optical coherence tomography,OCT)可用于 DME 的筛查、分类、监测以及治疗效果的评估。建议老年糖尿病患者诊断时即进行 OCT 筛查 DME,此后每年复查,必要时进行荧光素血管造影检查。如已存在有临床意义的黄斑水肿,应每 3 个月进行复查。在 VEGF 治疗出现之前,PRP 为 DME 的标准治疗,近年来 VEGF 治疗逐渐得到认可,2017 年欧洲视网膜专家协会指南推荐累及中心凹的黄斑水肿首选 VEGF 治疗[2]。

二、其他相关眼病

T2DM 是白内障的危险因素[3],年龄与白内障密切相关,白内障是老年人最主要的致盲原因[4]。青光眼是老年人第二大致盲原因[4],糖尿病患者的青光眼风险较非糖尿病患者更高[5]。老年糖尿病患者检查视力、眼压,筛查白内障、青光眼尤为重要。除上述可能引起视力下降的眼病应得到关注之外,老年糖尿病患者中眼干燥症也应受到重视。眼干燥症是最常见的眼表疾病,是老年人的主要眼科疾病之一[6]。糖尿病与眼干燥症的风险显著相关[7]。上海一项基于社区的调查显示,平均年龄为 69 岁的 T2DM 患者中眼干燥症患病率为 17.5%[8]。眼干燥症可造成各种眼部不适(眼干、眼红、沙粒感、烧灼感、异物感、多泪、畏光等)和视力损害[9],还可能导致睡眠质量下降及发生焦虑和抑郁[10]。在老年糖尿病患者中应注意询问是否存在干眼症状,必要时进一步检查。

? 解 读

一、糖尿病眼底病变

(一)诊断与筛查

1. DR DR是糖尿病导致的视网膜微血管损害引起的一系列典型病变,是一种影响视力甚至致盲的慢性进行性疾病[11]。2002年国际眼病学会制定的DR临床分级标准,根据是否出现视网膜新生血管将DR分为非增殖期和增殖期两大类(表10-2)[12]。我国眼底病学组也提出了我国的DR分期标准[13],即1985年DR分期标准(表10-3)。我国分期标准将DR分为单纯型和增殖型,单纯型对应国际分期的非增殖期,增殖型对应国际分期增殖期。不同的DR分期虽然细节不同,但其总体目标是一致的,即在DR病情发展的不同阶段给予特定的治疗。合理及时的视网膜激光光凝治疗以及眼内注射抗VEGF药物可显著降低增殖期糖尿病视网膜病变导致的严重视力损伤,早期及时的玻璃体手术可明显改善严重玻璃体积血患者的视力预后以延缓视力下降过程,阻止或避免DR致盲的发生。

表10-2 糖尿病视网膜病变国际临床分级标准(2002年版)

分期	程度	临床表现
无明显糖尿病视网膜病变		无异常
非增殖期	轻度	仅有微动脉瘤
	中度	不仅存在微动脉瘤,还存在轻于重度非增殖期糖尿病视网膜病变的表现
	重度	出现以下任何1种表现,但尚无增殖期视网膜病变:①4个象限中每个象限均出现超过20处视网膜内出血;②2个象限或以上出现静脉串珠样改变;③1个象限或以上出现显著的视网膜内微血管异常
增殖期		出现以下1种或多种表现:新生血管形成,玻璃体/视网膜前出血

表 10-3　我国糖尿病性视网膜病变分期表

分型	分期	临床表现
单纯型	Ⅰ期	微血管瘤 / 出血点
	Ⅱ期	硬性渗出和微血管瘤 / 出血点
	Ⅲ期	棉絮样斑,硬性渗出,微血管瘤 / 出血点
增殖型	Ⅳ期	新生血管形成和 / 或玻璃体积血
	Ⅴ期	纤维增殖膜形成
	Ⅵ期	牵拉性视网膜脱离

　　WHO 将 DR 导致的盲划分为"可避免盲"类别,要求对 DR 这一类"可避免盲"进行筛查。筛查 DR 的目的就是识别严重威胁视力的 DR 并及时治疗,从而降低视觉损害及致盲率。目前,不同国家和地区推出了多种 DR 筛查指南或建议[14-17],大部分指南建议成人 T1DM 在确诊后 5 年开始眼底筛查;T2DM 患者确诊时即开始眼底筛查。《指南》建议老年糖尿病患者诊断时进行 DR 筛查,对于无 DR 的患者,推荐每年 1 次眼底检查。DR 筛查的最主要手段是眼底照相,免散瞳眼底检查增加筛查的简洁性,提高患者舒适感和依从性,推荐采用。

　　2. DME　DME 是引起糖尿病患者视力障碍的首要原因。OCT 是目前诊断及评估 DME 严重程度和治疗反应的最重要的检查。对比荧光造影检查,OCT 检查有易操作、无创、能多层次分析、利于随访及定量分析等优点;同时,小瞳孔状态下也可以获取较清晰的黄斑区 OCT 图像,因此对于老年糖尿病患者,建议患者在就诊时可与眼底彩照同时行 OCT 检查以评价黄斑是否存在水肿。DME 可根据其临床表现分为有临床意义的黄斑水肿和无临床意义的黄斑水肿。有临床意义的黄斑水肿指符合以下一项或一项以上者:①黄斑中心凹 500μm 范围内有视网膜增厚;②黄斑中心凹 500μm 范围内有硬性渗出;③至少 1 视盘直径(PD)面积的视网膜增厚,其任何部分位于黄斑中心凹 1PD 范围内。

（二）治疗

　　PRP 是治疗增殖期 DR 的主要方法,也是阻止重度非增殖期 DR 向增殖期 DR 进展的主要方法。PRP 治疗目的是破坏视网膜的无灌注区,降低视网膜的缺血缺氧反应从而减少 VEGF 的释放。PRP 的副作用包括破坏周边视野,同时还会引起视力下降。因此对于何时进行 PRP 治疗仍存争议。我国指南不建议未合并黄斑水肿的 DR 行 PRP,但国际眼科理事会指南及 ADA 指南建议重度非增殖期 DR 及增殖期 DR 行 PRP。抗 VEGF药物使 DR 的治疗更加精准及个性化。研究发现,与 PRP 相比,抗 VEGF药物注射治疗增殖期 DR 患者视力结果更佳。2017 年 ADA 指南推荐对于高危增殖期 DR(即满足以下 4 点中的任意 3 点:任何部位的新生血管;视盘新生血管;严重新生血管化;玻璃体积血或视网膜前出血),在 PRP治疗的同时,可用抗 VEGF 药物。对于老年 DR 患者,应该结合实际做出准确评估,及时合理利用激光和抗 VEGF 这两种治疗手段。

近年来随着对 DME 认识的进一步提高、新的治疗方法的引入以及循证研究和临床资料的丰富和积累,DME 的治疗理念发生了颠覆性改变,最大限度提高和维持患者视功能成为其主要的治疗策略。2017 年欧洲视网膜专家协会发布的 DME 治疗指南指出,对于新发的 DME 患者,无论是否累及黄斑中心凹,抗 VEGF 注射治疗均是一线治疗方法[2]。美国眼科学会 2017 年指南认为,如黄斑水肿累及中心凹首选抗 VEGF 治疗,而未累及中心凹时可选择激光治疗或抗 VEGF 治疗[18]。2014 年中华眼科学会眼底病学组发布的《我国糖尿病视网膜病变临床诊疗指南》[11],将DME 分为局灶型和弥漫型,局灶型水肿可选择激光治疗,或联合抗 VEGF治疗,弥漫型水肿可选择抗 VEGF 或激素治疗。可以看到,目前大部分关于 DME 的指南均认为抗 VEGF 治疗是 DME 的主流治疗方案。对于DME 治疗方案推荐为连续 3 次或 5 次或 6 次每月注射后,进入按需治疗的方案。

慢性迁延性 DME 和复发性 DME,可以行眼底荧光造影检查帮助明确视网膜周边或黄斑区有无灌注区,以及黄斑区是否存在扩张且渗漏的毛细血管瘤,针对无灌注区或渗漏点的光凝是有效的治疗方法。

(三)随访和转诊

对于轻度非增殖期 DR,大部分指南推荐每年 1 次眼底检查,少部分推荐每 6 个月 1 次。对于中度非增殖期 DR,推荐每 6 个月进行 1 次眼底检查。识别重度非增殖期 DR 和增殖期 DR 是 DR 随访的一项重要工作，早期糖尿病视网膜病变治疗研究表明，重度非增殖期 DR 患者 1 年内 45% 发展为增殖期 DR，5 年后增加到 71%；早期行 PRP 与延迟到发生高危增殖期 DR 再行 PRP 相比，发生严重视力损伤或需行玻璃体手术的患者可减少 50%[19-20]。因此，大部分指南均推荐重度非增殖期 DR 患者应短时期内（4 周内）尽快转诊至眼底病专科，如果筛查时已是增殖期 DR，则应在 2 周内转诊至眼底病专科尽快治疗（表 10-4）。

表 10-4 糖尿病视网膜病变随访建议

DR 严重程度	是否存在黄斑水肿	随访时间 / 月
正常或轻微的 NPDR	否	12
轻度 NPDR	否	12
	NCI-DME	3~6
	CI-DME	1
中度 NPDR	否	6~12
	NCI-DME	3~6
	CI-DME	1
重度 NPDR	否	3~4
	NCI-DME	2~4
	CI-DME	1
非高危 PDR	否	3~4
	NCI-DME	2~4
	CI-DME	1
高危 PDR	否	2~4
	NCI-DME	2~4
	CI-DME	1

注：CI-DME：累及中心凹的糖尿病性黄斑水肿；NCI-DME：未累及中心凹的糖尿病性黄斑水肿；NPDR：非增殖期糖尿病视网膜病变；PDR：增殖期糖尿病视网膜病变。

二、其他相关眼病

白内障与青光眼分别是老年人群的第一及第二位致盲原因，糖尿病患者白内障可分为两种，一种为真性糖尿病性白内障，另一种为糖尿病患者合并老年性白内障。真性糖尿病性白内障发病率较低,大多发展迅速,可在短期发展至晶状体完全混浊。糖尿病患者合并老年性白内障较多见,与正常老年性白内障相比,其发生年龄较早,进展较快,容易成熟。糖尿病患者的青光眼风险较非糖尿病者更高。因此在进行糖尿病眼病的筛查时,应记录患者的视力、眼压及晶状体状态,以更早地发现白内障和青光眼,更早地进行干预,减少视力下降和失明的发生。

老年人由于存在泪液分泌能力下降、睑板腺功能障碍等因素,本身就是眼干燥症的好发人群,而糖尿病患者的角膜神经纤维密度较正常人降低,又增加了眼干燥症的发生风险,因此老年糖尿病患者常存在明显的干眼问题。眼干燥症可引起不同类型的眼部不适,对于老年糖尿病患者,详细询问眼部不适症状,予以必要的检查和治疗可以改善其生活质量。

糖尿病相关眼病可导致患者视力下降甚至失明,尤其对于老年糖尿病患者,眼病的防控对患者维持基本的生活及社交能力,保持有质量的生活十分关键。

(黄剑锋　陈　彤)

参考文献

[1] 中华医学会糖尿病学分会视网膜病变学组. 糖尿病视网膜病变防治专家共识 [J]. 中华糖尿病杂志, 2018, 10(4): 241-247.

[2] SCHMIDT-ERFURTH U, GARCIA-ARUMI J, BANDELLO F, et al. Guidelines for the Management of Diabetic Macular Edema by the European Society of Retina Specialists (EURETINA)[J]. Ophthalmologica(Basel), 2017, 237(4): 185-222.

[3] DRINKWATER J J, DAVIS W A, DAVIS T. A systematic review of risk factors for cataract in type 2 diabetes[J]. Diabetes Metab Res Rev, 2019, 35(1): e3073.

[4] GBD 2019 BLINDNESS AND VISION IMPAIRMENT COLLABORATORS, VISION LOSS EXPERT GROUP OF THE GLOBAL BURDEN OF DISEASE STUDY. Causes of blind ness and vision impairment in 2020 and trends over 30 years, and prevalence of avoidable blindness in relation to VISION 2020: the Right to Sight: an analysis for the Global Burden of Disease Study[J]. Lancet Glob Health, 2021, 9(2): e144-e160.

[5] SONG B J, AIELLO L P, PASQUALE L R. Presence and risk factors for glaucoma in patients with diabetes[J]. Curr Diab Rep, 2016, 16(12): 124.

[6] SONG P, XIA W, WANG M, et al. Variations of dry eye disease prevalence by age, sex and geographic Characteristics in China: a systematic review and meta-analysis [J]. J Glob Health, 2018, 8 (2): 020503.

[7] YOO T K, OH E. Diabetes mellitus is associated with dry eye syndrome: a meta-analysis [J]. Int Ophthalmol, 2019, 39 (11): 2611-2620.

[8] ZOU X, LU L, XU Y, et al. Prevalence and clinical characteristics of dry eye disease in community-based type 2 diabetic patients: the Beixinjing eye study [J]. BMC Ophthalmol, 2018, 18 (1): 117.

[9] NO AUTHORS LISTED. The definition and classification of dry eye disease: report of the Definition and Classification Subcommittee of the International Dry Eye Work Shop (2007) [J]. Ocul Surf, 2007, 5 (2): 75-92.

[10] WU M, LIU X, HAN J, et al. Association between sleep quality, mood status, and ocular surface characteristics in patients with dry eye disease [J]. Cornea, 2019, 38 (3): 311-317.

[11] 中华医学会眼科学会眼底病学组. 我国糖尿病视网膜病变临床诊疗指南 (2014 年) [J]. 中华眼科杂志, 2014, 50 (11): 851-865.

[12] WILKINSON C P, FERRIS F L, KLEIN R E, et al. Proposed international clinical diabetic retinopathy and diabetic macular edema disease severity scales [J]. Ophthalmology, 2003, 110 (9): 1677-1682.

[13] 糖尿病视网膜病变分期标准 [J]. 中华眼科杂志, 1985, 21 (2): 113.

[14] SCANLON P H. The contribution of the English NHS Diabetic Eye Screening Programme to reductions in diabetes-related blindness, comparisons within Europe, and future challenges [J]. Acta Diabetol, 2021, 58 (4): 521-530.

[15] INTERNATIONAL CONCIL OPHTHALMOLOGY. ICO guidelines for diabetic eye care [A/OL]. (2022-2-8). http://www.icoph.org/enhancing_eye care/diabetic_eye care.html.

[16] DIABETIC RETINOPATHY GUIDELINES WORKING GROUP. The Royal College of Ophthalmologists Diabetic Retinopathy Guidelines [A/OL]. (2022-2-8). https://www.rcophth.ac.uk/clinical guidelines.

[17] OPHTHALMOLOGY AAO. Preferred practice pattern: diabetic retinopathy [A/OL]. (2022-2-8). http://www.aaojournal.org/content/preferred-practice-pattern.

[18] SOLOMON S D, CHEW E, DUH E J, et al. Diabetic retinopathy: a position statement by the American Diabetes Association [J]. Diabetes Care, 2017, 40 (3): 412-418.

[19] EARLY TREATMENT DIABETIC RETINOPATHY STUDY RESEARCH GROUP. Early photocoagulation for diabetic retinopathy. ETDRS report number 9 [J]. Ophthalmology, 1991, 98 (Suppl 5): S766-S785.

[20] FERRIS F. Early photocoagulation in patients with either type Ⅰ or type Ⅱ diabetes [J]. Trans Am Ophthalmol Soc, 1996(94): 505-537.

第三节　糖尿病周围神经病

！ 要点提示

1. 老年糖尿病患者诊断时应进行远端对称性多发性神经病变筛查,此后每年筛查。(A)

2. 应重视老年糖尿病患者糖尿病自主神经病变的筛查和治疗,尤其是心脏自主神经病变。(B)

3. 糖尿病痛性神经病变严重影响老年糖尿病患者的生活质量,应予以重视。(B)

指南内容

糖尿病神经病变是糖尿病常见的慢性并发症之一,是一组具有多种临床表现的异质性疾病,病变可累及中枢神经和周围神经。远端对称性多发性神经病变(distal symmetrical multiple neuropathy, DSPN)是最具代表性的糖尿病周围神经病变。除 DSPN 外,糖尿病自主神经病变也是糖尿病周围神经病变中较为常见的类型。糖尿病自主神经病变包括心脏自主神经病变(cardiac autonomic neuropathy, CAN)、胃肠道及泌尿生殖系统自主神经病变和泌汗功能异常。临床表现多样,包括对低血糖无感知、静息心动过速、直立性低血压、胃轻瘫、便秘、腹泻、勃起障碍、神经源性膀胱、泌汗功能异常等,其中 CAN 最受关注。北京地区的数据显示,CAN 患病率高,发生 CAN 的 T2DM 患者中55.66% 为老年患者[1]。CAN 独立于其他心血管危险因素,与死亡风险相关[2]。此外,胃肠道自主神经病变表现为吞咽困难、呃逆、胃轻瘫、便秘及腹泻等,一旦出现,严重影响老年糖尿病患者的生活质量。

一、DSPN

DSPN 是最常见的糖尿病周围神经病变,约占糖尿病神经病变的 75%,是糖尿病足溃疡的重要危险因素,也是跌倒及骨折的重要原因[3]。DSPN 患者临床表现为双侧肢体麻木、疼痛、感觉异常。对于新诊断的老年糖尿病患者应进行 DSPN 评估,具体包括详细的病史、小纤维功能(温度觉、针刺痛觉)和大纤维功能(震动感)的评估,此后每年筛查。此外,每年均应进行 10g 尼龙丝测试,以早期识别足溃疡和截肢风险。目前尚无有效治疗手段逆转 DSPN,一旦考虑 DSPN 诊断时,应尽早开始治疗以延缓其进展。血糖控制是预防 DSPN 发生和延缓其进展的主要手段。此外,甲钴胺营养神经、硫辛酸抗氧化应激、前列腺素 E1 改善微循环等治疗也有一定的效果。

二、CAN

对于老年糖尿病患者,关注 CAN 非常重要。对已有微血管和神经并发症、低血糖感知缺乏的老年糖尿病患者应评估是否存在 CAN 症状或体征。此外,血糖变异性大的糖尿病患者更有可能出现 CAN[4]。在 CAN 的早期阶段,患者可能无症状,仅在查体时发现心率变异性下降,随着疾病进展,患者出现静息心动过速和直立性低血压,常见症状为头晕、乏力,甚至出现晕厥、无痛性心肌梗死等。心血管反射试验、心率变异性、体位变化时测定血压、24 小时动态血压监测等手段有助于诊断。如怀疑存在 CAN,应进一步排查其他并存的可影响心脏自主神经功能的疾病或药物。对于存在 CAN 的患者,应加强患者及家属教育,谨防跌倒,同时避免低血糖,尤其是夜间低血糖发生。米多君是治疗直立性低血压的药物之一[5],老年糖尿病患者如存在直立性低血压可考虑应用。

三、糖尿病痛性神经病变

糖尿病神经病变可通过多种致病机制导致神经病理性疼痛。神经痛的典型表现为烧灼痛、针刺痛或枪击样(电休克)痛,伴有感觉异常,多种症状可同时出现,夜间加重为其特点。神经痛干扰日常生活,严重影响生活质量,甚至会造成残疾和精神疾病。2017 年美国糖尿病学会发布的《糖尿病神经病变的立场声明》中提出:推荐普瑞巴林或度洛西汀作为治疗糖尿病痛性周围神经病变的首选药物,不推荐阿片类药物作为治疗的一线或二线药物[3]。其他抗惊厥药,如加巴喷丁、丙戊酸钠、卡马西平等也可考虑应用。由于三环类抗抑郁药阿米替林、丙米嗪等不良反应较多,在老年糖尿病患者中应谨慎使用。

? 解　读

国际上将糖尿病周围神经病变定义为“在排除其他原因的情况下,糖尿病患者出现与周围神经功能障碍相关的症状和 / 或体征”。根据周围神经受累的部位不同,主要分 DSPN、糖尿病单神经病或多发单神经病、糖尿病神经根神经丛病、糖尿病自主神经病(diabetic autonomic neuropathy, DAN)等类型,其中以 DSPN、DAN 最为常见。

糖尿病周围神经病的患病率随年龄增大和糖尿病病程延长而升高。研究显示,10%~15% 新诊断的 T2DM 患者有 DSPN,10 年以上病程的 T2DM 患者中 DSPN 则可高达 50%[3]。年龄是糖尿病周围神经病的独立危险因素[6]。老年糖尿病患者年龄大,且病程通常较长,是糖尿病周围神经病的高发人群。

一、DSPN

25% 的 DSPN 患者以疼痛为首发症状[3],表现为烧灼样、针刺样、电击样或撕裂样疼痛,伴有感觉异常如麻木、瘙痒或蚁爬感等,夜间加重为其特点。同时可伴有痛觉过敏,表现为穿袜子、穿鞋子或盖被子时接触皮肤而感到异常剧痛或针刺感、瘙痒不适。此外,DSPN 患者常见的主诉还包括非疼痛的感觉障碍,以下肢远端更为明显,表现为手套袜套样感觉障碍。DSPN 与步态、姿势和平衡异常有关[7],增加老年糖尿病患者的跌倒风险[8]。DSPN 患者发生足部溃疡的风险亦增加。早期诊断及治疗糖尿病周围神经病可延缓其进展,使糖尿病患者足部溃疡发生率降低60%,截肢发生率降低85%[9]。

基层医疗机构可采用五项简单筛查对DSPN进行早期筛查,包括:针刺痛觉检查、温度觉检查、振动觉检查、腱反射检查、压力觉检查。以上五项检查中1项及以上阳性,可考虑临床诊断DSPN。通常情况下,依据临床症状和体征即可进行DSPN诊断,在临床表现不典型或疑有其他病因时,建议患者于神经内科专科就诊或进行神经电生理评估。

DSPN的治疗首先应加强健康教育,积极控制高血压和高脂血症,改变生活方式,控制体重,避免吸烟和过度饮酒。控制血糖是目前唯一可以阻止DSPN发生和发展的治疗措施。此外,针对发病机制的治疗包括:①营养神经药物,常用药物有甲钴胺、B族维生素等。②抗氧化应激,常用药物有α-硫辛酸等。③改善微循环,常用药物有前列腺素E1等。④改善代谢紊乱,常用药物如醛糖还原酶抑制剂依帕司他等。但上述药物均无法逆转已发生的周围神经病。对于老年糖尿病患者,如果存在DSPN的晚期表现,建议咨询理疗师以改善平衡、步态、姿势和力量,必要时使用辅助装置,以降低跌倒和骨折风险。建议积极联合足病科、整形外科或血管外科进行诊治,以降低足部溃疡和/或下肢截肢的风险。

二、糖尿病自主神经病变

糖尿病自主神经病变隐匿起病,缓慢发展,可累及多个系统,临床表现多样,包括CAN、胃肠道自主神经病变、皮肤排汗功能障碍等。

(一)CAN

全球范围内,T1DM患者中CAN的患病率为17%~66%,T2DM患者中为31%~73%。病程是CAN的主要危险因素。

1. CAN的临床表现 早期可无任何症状,而仅在晚期出现症状。自主神经以下行长度依赖的方式受累,因此迷走神经往往最先受累,导致患者出现交感神经兴奋,表现为心率变异性下降,静息心动过速,随着病情进展交感神经受损,出现心率减慢、直立性低血压、头晕甚至晕厥、心肌缺血、心绞痛或无痛性心肌梗死,甚至猝死等。

2. CAN 的诊断　应对老年糖尿病患者进行 CAN 症状和体征评估，尤其是已有微血管和神经并发症、低血糖无感知的患者。早期 CAN 患者可能无症状，有条件的情况下应行副交感神经和交感神经检查，包括深呼吸心率差、卧立位心率变（30/15）、Valsalva 动作指数、卧立位血压差等。CAN 的诊断标准可参考多伦多共识：①1 项心电检查异常提示 CAN 可能或早期 CAN；②确定 CAN 至少需要 2 项心电检查异常；③直立性低血压以及异常心率检查结果提示严重 CAN。

3. CAN 的治疗　CAN 的治疗目标是改善症状和延缓疾病进展，包括药物和非药物干预。研究显示，适当增加运动可以改善心率变异性和降低静息心率[10-12]。存在直立性低血压的患者，建议改变姿势时动作要慢，注意增加容量，避免增加腹腔压力或胸腔压力的行为，穿弹力袜促进下肢血液回流等。随机对照研究显示，三联抗氧化治疗（别嘌醇、α- 硫辛酸、烟碱）亦未能延缓 CAN 的进展[13]。醛糖还原酶抑制剂可改善三种及以上的心血管反射试验（cardiovascular autonomic reflex tests，CARTs），但对进展期 CAN 无效[14]。ACEI 类药物可能有助于改善迷走神经 / 交感神经平衡[15-16]。心脏选择性 β 受体阻滞剂对自主神经功能具有积极作用[17-19]。三环类抗抑郁药、利尿剂、α 肾上腺素能受体拮抗剂等可导致直立性低血压，存在直立性低血压的患者慎用上述药物。米多君是一种外周选择性 α1- 肾上腺素能激动剂，能促使外周血管收缩，可用于治疗直立性低血压[5]。

（二）胃肠道自主神经病变

患者出现食管蠕动减慢和胃张力降低、胃排空时间延长等导致的上腹饱胀感；胃酸减少、胆囊功能障碍导致的胃部不适、呃逆、恶心、呕吐等；肠蠕动障碍导致的便秘与腹泻交替等。胃排空试验有助于诊断。消化道自主神经病变严重影响老年糖尿病患者的生活质量，对于此类患者，应谨慎使用可能引起胃肠道不良反应的药物，包括 α- 糖苷酶抑制剂和 GLP-1 受体激动剂等。

（三）泌尿生殖道自主神经病变

泌尿系统可表现为排尿困难、尿失禁，膀胱容量增大、尿潴留，继而容易引发尿路感染。生殖系统症状包括性欲减退、阳痿等。膀胱残余尿和尿动力学测定有助于排尿障碍的鉴别诊断。

（四）其他自主神经病变

外周小血管和汗腺自主神经受累时患者可出现汗腺分泌异常、血管舒缩功能不稳定、体温调节异常。体温异常主要表现为肢体过冷,以下肢及足部尤为明显。排汗障碍主要表现为不同于既往的多汗、少汗或不出汗,常为下半身少汗甚至无汗,上半身则因为代偿而出现怕热和多汗。患者可由于汗腺分泌异常和血管舒缩功能不稳定进而出现皮肤干燥、弹性减退,甚至手足干燥开裂,还可有指/趾甲营养不良等。糖尿病伴自主神经功能障碍增加了患者发生严重低血糖的风险,自主神经功能障碍严重者可出现无症状性低血糖,即血糖低时患者不出现心悸、手抖、出汗等交感神经兴奋表现,因患者不会主动进食或求助而可能很快进展到严重低血糖昏迷。

三、痛性神经病变

糖尿病痛性神经病是指糖尿病导致的周围神经病理性疼痛。最常见的表现形式为以肢体远端受累为主的对称性周围神经病理性疼痛,也可表现为单神经痛或臂丛、腰骶丛神经痛。疼痛形成的机制错综复杂,包括外周敏化、中枢敏化、下行抑制系统的失能、离子通道的改变等,并且多种机制相互影响。症状以双侧对称性肢体远端疼痛为主要特征,下肢重于上肢,远端重于近端,夜间痛甚。常见的疼痛包括自发性疼痛和刺激诱发性疼痛。自发性疼痛可表现为持续灼痛,间断刺痛、撕裂痛、电击痛、感觉迟钝等。刺激诱发性疼痛包括痛觉过敏和痛觉超敏:痛觉过敏指正常情况下可引起疼痛的刺激导致,疼痛程度较正常情况下更重;痛觉超敏指正常情况下不会引起疼痛的刺激(如触觉)导致出现疼痛[20]。体格检查可发现足趾振动觉和本体觉受损,跟腱反射减弱或消失,手套袜套样温度觉受损;感觉性共济失调,肌萎缩无力、肌肉颤动。神经痛严重影响患者的正常生理和精神状态,导致患者出现睡眠障碍、营养失调、运动受限、情感障碍,严重影响生活质量,降低工作能力[21-22]。

2017 年美国糖尿病学会发布的《糖尿病神经病变的立场声明》指出：①普瑞巴林或度洛西汀作为治疗痛性神经病变的首选药物；②基于经济、并发疾病和药物可能的相互作用等方面的考虑，加巴喷丁也可以作为痛性神经病变起始治疗药物；③虽然尚未得到美国食品药品监督管理局（FDA）批准，但三环类抗抑郁剂也能有效治疗痛性 DPN，但需要注意该药严重的不良反应；④鉴于具有高度成瘾风险以及其他并发症，不推荐鸦片类制剂作为一线或二线药物治疗与 DPN 有关的疼痛[3]。普瑞巴林最常见的不良反应有头晕、嗜睡、外周水肿和体重增加，通常有剂量依赖性，其与噻唑烷二酮类降糖药物联用时体重增加和外周水肿的风险高于单用其中一种药物，应关注。我国的临床试验显示，度洛西汀治疗痛性神经病变的安全性和有效性结果和国外相似。三环类抗抑郁药阿米替林、丙米嗪等不良反应较多，应从小剂量开始，视病情酌情用量。在初次使用此类药物前应充分评估患者心血管情况，有心脏疾病或高度怀疑心脏疾病的患者应谨慎使用，老年糖尿病患者尤其应谨慎使用。此外老年糖尿病患者应用上述药物时还需注意多重用药、过度镇静以及直立性低血压等问题。

四、筛查及转诊

老年糖尿病患者诊断糖尿病时即应进行糖尿病周围神经病的筛查，此后每年均应筛查。对于糖尿病史较长或合并糖尿病视网膜病变及肾病等微血管并发症的患者，应缩短筛查时间。鉴于基层医疗机构相关检查条件存在差异，而早期启动糖尿病周围神经病的治疗可以降低跌倒风险，并可能减少跌倒和骨折的实际发生率，建议基层医疗机构对出现周围神经功能障碍的症状和 / 或体征的糖尿病患者考虑临床诊断糖尿病周围神经病，并开始糖尿病周围神经病的相关治疗，密切观察治疗的有效性及安全性。对于治疗一段时间后效果不好者或需要进一步明确诊断者，合并其他急性并发症等基层医疗机构难以处理的情况者，建议转上级医院进一步诊治。基层医疗机构可参考《糖尿病周围神经病基层诊治管理专家指导意见（2019 年）》中糖尿病周围神经病的诊治管理流程进行管理（图 10-1）。

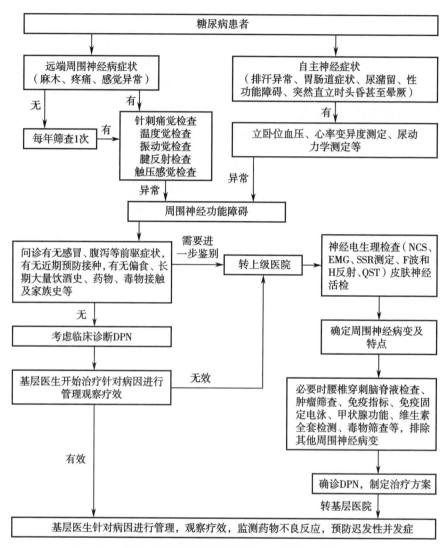

图 10-1　基层医疗机构糖尿病周围神经病的诊治管理流程

（潘　琦）

参考文献

[1] PAN Q, LI Q, DENG W, et al. Prevalence and Diagnosis of Diabetic Cardiovascular Autonomic Neuropathy in Beijing, China: A Retrospective Multicenter Clinical Study [J]. Frontiers in Neuroscience, 2019 (13): 1144.

[2] POP-BUSUI R, EVANS G W, GERSTEIN H C, et al. Effects of Cardiac Autonomic Dysfunction on Mortality Risk in the Action to Control Cardiovascular Risk in Diabetes (ACCORD) Trial [J]. Diabetes Care, 2010, 33 (7): 1578-1584.

[3] POP-BUSUI R, BOULTON A J M, FELDMAN E L, et al. Diabetic Neuropathy: A Position Statement by the American Diabetes Association [J]. Diabetes Care, 2016, 40 (1): 136-154.

[4] NYIRATY S, PESEI F, OROSZ A, et al. Cardiovascular Autonomic Neuropathy and Glucose Variability in Patients With Type 1 Diabetes: Is There an Association? [J]. Frontiers in Endocrinology, 2018 (9): 174.

[5] ARNOLD A C, RAJ S R. Orthostatic Hypotension: A Practical Approach to Investigation and Management [J]. Canadian Journal of Cardiology, 2017, 33 (12): 1725-1728.

[6] MAO F, ZHU X, LIU S, et al. Age as an Independent Risk Factor for Diabetic Peripheral Neuropathy in Chinese Patients with Type 2 Diabetes [J]. Aging and disease, 2019, 10 (3): 592.

[7] BROWN S J, HANDSAKER J C, BOWLING F L, et al. Diabetic Peripheral Neuropathy Compromises Balance During Daily Activities [J]. Diabetes Care, 2015, 38 (6): 1116-1122.

[8] LEE R H, SLOANE R, PIEPER C, et al. Clinical Fractures Among Older Men With Diabetes Are Mediated by Diabetic Complications [J]. The Journal of Clinical Endocrinology & Metabolism, 2018, 103 (1): 281-287.

[9] POP-BUSUI R, BOULTON A J M, FELDMAN E L, et al. Diabetic Neuropathy: A Position Statement by the American Diabetes Association [J]. Diabetes Care, 2016, 40 (1): 136-154.

[10] SOARES-MIRANDA L, SANDERCOCK G, VALE S, et al. Metabolic syndrome, physical activity and cardiac autonomic function [J]. Diabetes/Metabolism Research and Reviews, 2012, 28 (4): 363-369.

[11] VOULGARI C, PAGONI S, VINIK A, et al. Exercise improves cardiac autonomic function in obesity and diabetes [J]. Metabolism, 2013, 62 (5): 609-621.

[12] ESPOSITO P, MEREU R, DE BARBIERI G, et al. Trained breathing-induced oxygenation acutely reverses cardiovascular autonomic dysfunction in patients with type 2 diabetes and renal disease [J]. Acta Diabetologia, 2016, 53 (2): 217-226.

[13] POP-BUSUI R, STEVENS M J, RAFFEL D M, et al. Effects of triple antioxidant therapy on measures of cardiovascular autonomic neuropathy and on myocardial blood flow in type 1 diabetes: a randomised controlled trial [J]. Diabetologia, 2013, 56 (8): 1835-1844.

［14］HU X, LI S, YANG G, et al. Efficacy and Safety of Aldose Reductase Inhibitor for the Treatment of Diabetic Cardiovascular Autonomic Neuropathy: Systematic Review and Meta-Analysis［J］. PLoS ONE, 2014, 9（2）: e87096.

［15］BOULTON A J M, VINIK A I, AREZZO J C, et al. Diabetic Neuropathies: A statement by the American Diabetes Association［J］. Diabetes Care, 2005, 28（4）: 956-962.

［16］JOHNSON B F, NESTO R W, PFEIFER M A, et al. Cardiac Abnormalities in Diabetic Patients With Neuropathy: Effects of aldose reductase inhibitor administration［J］. Diabetes Care, 2004, 27（2）: 448-454.

［17］BARUCH L, ANAND I, COHEN I S, et al. Augmented Short-and Long-Term Hemodynamic and Hormonal Effects of an Angiotensin Receptor Blocker Added to Angiotensin Converting Enzyme Inhibitor Therapy in Patients With Heart Failure［J］. Circulation, 1999, 99（20）: 2658-2664.

［18］LAMPERT R, ICKOVICS J R, VISCOLI C J, et al. Effects of propranolol on recovery of heart rate variability following acute myocardial infarction and relation to outcome in the Beta-Blocker Heart Attack Trial［J］. The American Journal of Cardiology, 2003, 91（2）: 137-142.

［19］EBBEHØJ E, POULSEN P, HANSEN K, et al. Effects on heart rate variability of metoprolol supplementary to ongoing ACE-inhibitor treatment in Type I diabetic patients with abnormal albuminuria［J］. Diabetologia, 2002, 45（7）: 965-975.

［20］TESFAYE S, BOULTON A J M, DYCK P J, et al. Diabetic Neuropathies: Update on Definitions, Diagnostic Criteria, Estimation of Severity, and Treatments［J］. Diabetes Care, 2010, 33（10）: 2285-2293.

［21］GANDHI R A, SELVARAJAH D. Understanding and treating painful diabetic neuropathy: time for a paradigm shift［J］. Diabetic Medicine, 2015, 32（6）: 771-777.

［22］CALLAGHAN B C, CHENG H T, STABLES C L, et al. Diabetic neuropathy: clinical manifestations and current treatments［J］. The Lancet Neurology, 2012, 11（6）: 521-534.

第四节　下肢动脉病变和糖尿病足

！要点提示

1. 老年糖尿病患者 LEAD 发生率高, 存在 LEAD 的患者心脑血管事件、糖尿病足的风险增加。（B）

2. 糖尿病足的诊治强调"预防重于治疗"。（A）

3. 尽早识别危险因素、重视患者和家属教育、多学科合作管理等手段有助于改善糖尿病足预后。（B）

指南内容

下肢动脉病变是一种外周动脉疾病（peripheral arterial disease, PAD），表现为下肢动脉的狭窄或闭塞。糖尿病患者下肢动脉病变通常指下肢动脉粥样硬化性病变（lower extremity atherosclerotic disease, LEAD）。China DIALEAD 研究显示，我国 50 岁以上 T2DM 患者中 LEAD 的总患病率为 21.2%，且患病率随年龄、糖尿病病程增加而升高[1]。患 LEAD 的 T2DM 患者中，年龄与病变严重程度独立相关[2]。LEAD 患者心肌梗死、脑卒中、冠心病导致的死亡风险均增加[3]，同时 LEAD 也是糖尿病足的主要危险因素之一。西洛他唑、沙格雷酯、己酮可可碱、前列腺素等血管扩张药物可改善下肢缺血症状，而对内科治疗无效、严重间歇性跛行影响生活质量、皮肤出现溃疡或坏疽的 LEAD 患者建议行血运重建术，以维持功能状态和独立生活能力。

糖尿病足指糖尿病患者因下肢远端周围神经病和血管病变导致的足部感染、溃疡，甚至深层组织破坏，是糖尿病最严重的慢性并发症之一，严重者可以导致截肢和死亡。我国糖尿病足患者的总截肢率为 19.03%[4]。

糖尿病足与多种因素有关，其中最主要的是外周动脉病变和周围神经病，此外还包括外伤、感染、足畸形导致的足部压力过高和关节活动受限等。中国糖尿病患者的足溃疡主要为神经缺血性，单纯神经性溃疡或 Charcot 足畸形所致溃疡少见[5]。老年糖尿病患者由于视力欠佳、行动不便、弯腰困难而难以自查或自我护理双脚，足部问题难以及早发现。因此，老年糖尿病患者糖尿病足的发生风险更高。老年糖尿病患者是我国糖尿病足的主要患病人群[6]。

糖尿病足强调"预防重于治疗"，在糖尿病足的预防中，应注意检查并消除糖尿病足的危险因素,教育患者及其家属,并积极寻求多学科合作。问诊和检查的内容:足溃疡病史,鞋具穿着是否合适,保护性感觉丧失与否,是否存在血管功能障碍(足背和胫后动脉搏动),有无足部畸形、胼胝或溃疡前病变等,及早识别并去除上述危险因素是预防糖尿病足溃疡的主要措施。糖尿病足相关知识的教育可降低糖尿病足溃疡的发生率[7],降低复发率。教育内容包括:建议患者定期检查双足,尤其是足趾间;定期洗脚并擦干足趾间;避免穿着过紧的袜子或鞋子;穿鞋前检查鞋内是否有异物等。

老年糖尿病患者更要关注足部护理[8]:①每天检查双脚,包括趾间。必要时由家属或护理人员帮助。②避免烫灼伤。③干燥的皮肤可使用润滑油或乳霜,但不要在脚趾之间使用。④直接横剪指甲,棱角可用指甲锉修平。⑤不要使用化学药剂或膏药去除鸡眼和胼胝。⑥穿鞋之前检查鞋内有否异物。⑦避免赤脚行走。⑧医护人员定期检查患者的双脚。⑨如果发现足部皮肤起泡、割伤、刮伤或疮痛,患者需立即就诊。

一旦出现以下情况,应该及时转诊至糖尿病足病专科或请血管外科、骨科、创面外科等相关专科会诊:皮肤颜色的急剧变化、局部疼痛加剧并有红肿等炎症表现、新发生的溃疡、原有的浅表溃疡恶化并累及软组织和/或骨组织、播散性的蜂窝织炎、全身感染征象、骨髓炎等。及时转诊或多学科协作诊治有助于提高足溃疡的愈合率,降低截肢率[9]。

? 解 读

随着年龄的增加,糖尿病患者 LEAD 的发生率也会增加,70~80 岁、80 岁以上患者 LEAD 发生率分别为 31.9%、56.76%[10]。糖尿病合并 LEAD 与糖尿病足溃疡(diabetic foot ulcer, DFU)发生密切相关,LEAD 既是 DFU 发生的重要病因也是影响预后的重要因素。我国 2004 年和 2012 年糖尿病足病调查结果显示,糖尿病足合并 LEAD 者分别占 62.9% 和 59%[11]。LEAD 患者在确诊 1 年后心血管事件的发生率高达 21.1%,这与已经发生心脑血管病变者再次发作的风险相当[12]。糖尿病性 LEAD 合并 DFU 患者的心血管事件增加更为显著,5 年病死率约为 50%[13]。

　　糖尿病合并 LEAD 病情进展迅速,病变呈现双侧、远端、多节段病变,合并动脉钙化多见,同时侧支循环受损,截肢风险高[14]。老年糖尿病患者应常规进行 LEAD 筛查以全面评估。伴有 LEAD 发病危险因素(如合并心脑血管病变、血脂异常、高血压、吸烟)的糖尿病患者应该每年至少筛查一次[15]。对于确诊糖尿病合并 LEAD 的患者,治疗目的是改善由下肢缺血引起的间歇性跛行状态,预防缺血导致的溃疡和肢端坏疽、预防截肢或降低截肢平面,远期预防心脑血管事件。其规范化管理强调三级预防:①一级预防,防止或延缓 LEAD 的发生;②二级预防,缓解症状,延缓 LEAD 的进展;③三级预防,血运重建,减少截肢和心血管事件发生[16]。糖尿病合并 LEAD 患者应进行全面的心血管危险因素管理。强调患者必须戒烟,维持血压和血糖达标。所有患者应使用他汀类药物和低剂量的氯吡格雷或阿司匹林[17]。监督下的步行锻炼也是治疗 LEAD 的有效方法,可以增加步行距离,改善运动功能,提高生活质量[18]。对于轻度 LEAD 患者,监督下步行锻炼的治疗效果并不亚于口服药物。在控制心血管危险因素的基础上,应用扩血管药物(如己酮可可碱、西洛他唑、盐酸沙格雷酯、前列地尔、贝前列素钠等)可延缓轻至中度 LEAD 患者的病变发展,改善临床症状和生活质量。对于缺血严重而内科常规治疗无效的糖尿病 LEAD 患者,需行经皮血管腔内介入治疗或外科血管旁路手术治疗,适应证为:①临床上表现为缺血性溃疡,特别是 Wagner 分级 4 级及以上的 DFU 患者[19](Wagner 分级见表 10-5);②DFU 患者合并下肢动脉病变 Fontaine 分期在Ⅲ期以上或 Rutherford 分类在Ⅰ期 3 类以上的严重肢体缺血(critical limb ischemia, CLI)患者[19](Fontaine 分期见表 10-6、Rutherford 分类见表 10-7);③下肢缺血症状 Rutherford 分级Ⅲ期以上、Fontaine 分级Ⅱb 以上的重度间歇性跛行,经正规内科治疗无效的患者;④踝肱指数在 0.4 以下、影像学检查证实血管病变位于髂股动脉,由于神经病变的存在而没有表现出典型间歇性跛行症状的患者。

表 10-5 不同 Wagner 分级糖尿病足的临床表现

Wagner 分级	临床表现
0 级	有发生足溃疡的危险因素,但目前无溃疡
1 级	足部表浅溃疡,无感染征象,突出表现为神经性溃疡
2 级	较深溃疡,常合并软组织感染,无骨髓炎或深部脓肿
3 级	深部溃疡,有脓肿或骨髓炎
4 级	局限性坏疽(趾、足跟或前足背),其特征为缺血性坏疽,通常合并神经病变
5 级	全足坏疽

表 10-6 下肢动脉粥样硬化性病变的 Fontaine 分期

分期	临床评估
Ⅰ期	无症状
Ⅱa 期	轻度间歇性跛行
Ⅱb 期	中 - 重度间歇性跛行
Ⅲ期	缺血性静息痛
Ⅳ期	缺血性溃疡或坏疽

表 10-7 下肢动脉粥样硬化性病变的 Rutherford 分类

分期	分类	临床表现
0	0	无症状
Ⅰ	1	轻度间歇性跛行
Ⅰ	2	中度间歇性跛行
Ⅰ	3	重度间歇性跛行
Ⅱ	4	静息痛
Ⅲ	5	轻微组织缺损
Ⅳ	6	组织溃疡、坏疽

DFU 是糖尿病患者致残、致死的主要原因之一[20],在全球,每 20 秒就有 1 名糖尿病患者因足溃疡而截肢或截趾[21]。其复发率和医疗费用

均较高,在全球对患者和社会造成沉重负担的疾病中位列第十[22]。与国外相比,我国糖尿病足患者就诊较迟,往往到患者和基层医疗单位无法处理才转诊到综合性三级医院,患者具有一般情况差、病情复杂、感染和/或缺血严重、预后不良等特点[15]。基于多中心的中国糖尿病足患者临床资料分析数据提示,68.4%的糖尿病足患者年龄>60岁[23]。此外老年糖尿病患者和/或严重下肢血管闭塞患者,由于免疫应答功能减弱,虽然足部感染症状严重,但发热、寒战或全身炎症表现不典型,在临床诊疗过程中应予高度关注。积极筛查、早期预防是降低老年糖尿病患者发生糖尿病足溃疡的重要手段。国际糖尿病足指南指出,加强足溃疡预防的5个关键要素主要包括:①识别有溃疡风险的足;②定期评估和检查有溃疡风险的足;③为患者、家庭和医务人员开展健康教育;④确保穿着合适的鞋子;⑤管理足溃疡的危险因素。导致DFU的危险因素是老年糖尿病患者足病筛查的重点,其中男性、糖尿病长病程、吸烟史、视力障碍、存在多种并发症等是糖尿病足发生的整体危险因素,对此类患者需要重点关注足部局部情况,如糖尿病周围神经病、LEAD、足部力学变化、足溃疡病史、截肢史等。经过专业培训的糖尿病足病多学科合作团队应将这5个要素作为足溃疡高风险人群综合管理的一部分。增加检查频率,及早发现糖尿病高危足,在避免及延缓糖尿病足的发生方面具有关键作用。国际糖尿病足工作组根据是否存在周围神经病变和周围血管病变,同时结合是否存在足部畸形、溃疡史、截肢史和终末期肾病,对不同类别高危足患者发生DFU的风险进行分层,并推荐了相应的筛查频率(表10-8)。中华医学会糖尿病学分会发布的2019版糖尿病足防治指南根据有无周围神经病,确定了糖尿病足的筛查频率(表10-9)。基层医师可根据临床实际需求选择相应的分类方法和筛查频率。尽管目前没有足够的证据证明高频率的检查和预防措施能有效阻止老年糖尿病患者足病的发生,但检查频率的增加更加容易及早发现足部溃疡及其危险因素,并及早给予治疗和预防,从而降低截肢率、死亡率,提高患者生活质量,减轻家庭和社会的负担。

表 10-8　国际糖尿病足工作组糖尿病足风险分级系统和足部筛查频率

类别	DFU 风险	临床特征	检查频率
0	极低危	无周围神经病变 无周围血管病变	每年 1 次
1	低危	有周围神经病变或周围血管病变	每 6~12 个月 1 次
2	中危	有周围神经病变和周围血管病变 有周围神经病变和足畸形 有周围血管病变和足畸形	每 3~6 个月 1 次
3	高危	有周围神经病变或周围血管病变,且同时合并以下任何一项:①足溃疡病史;②下肢截肢史;③终末期肾病	每 1~3 个月 1 次

表 10-9　《中国糖尿病足防治指南（2019 版）》推荐的糖尿病足筛查频率

类别	临床特征	检查频率
0	无周围神经病变	每年 1 次
1	有周围神经病变	每 6 个月 1 次
2	有周围神经病变和周围血管病变或 / 和足畸形	每 3~6 个月 1 次
3	有周围神经病变及足溃疡病史或截肢史	每 1~3 个月 1 次

LEAD 和 DFU 的规范诊治强调分级管理[24]。分级诊疗基于不同层级的医疗机构的职责:一级医疗机构主要着眼于筛查 LEAD 和 DFU 危险因素,全面评估下肢血管状况;二级医疗机构在筛查的基础上进行合适的干预,如给予相应的药物延缓 LEAD 进展,纠正胼胝、嵌甲等足畸形,处置无严重感染和缺血的表浅 DFU;三级医疗机构需要包括糖尿病专业的医护人员、血管外科、骨科、创面外科、感染科、影像科、介入科等多学科专业人员的下肢血管疾病团队和足病团队,承担一、二级医疗机构转诊的患者,可处理合并严重感染、缺血、严重畸形的 DFU 患者,具有快速介入与整体综合治疗 LEAD 和 DFU 的能力[25]。通过多学科综合团队的专业化合作和整体治疗可以提高 DFU 患者的保肢率[26]。因此,应增加社区和基层医疗机构对多学科协作下肢血管疾病团队和足病团队的知晓率;社区全科医师和三级医疗机构的专科医师应建立共同的医疗网络来关注 LEAD 和 DFU 患者,实现居家随访;对于需要门诊随诊的 LEAD 和 DFU

患者,视病情严重程度实施频度不一的内分泌科、血管外科和骨科的专科或多学科联合门诊;同时建立起从基层医疗机构到三级医疗机构的快速、有效的临床转诊绿色通道。通过 LEAD 和 DFU 预防为先、规范诊治和分级管理的模式,有望降低糖尿病足病的发病率、复发率及死亡率,提高保肢率。

（肇炜博　王爱红）

参考文献

[1] ZHANG X, RAN X, XU Z, et al. Epidemiological characteristics of lower extremity arterial disease in Chinese diabetes patients at high risk: a prospective, multicenter, cross-sectional study[J]. J Diabetes Complications, 2018, 32(2): 150-156.

[2] GAO Q, HE B, ZHU C, et al. Factors associated with lower extremity atherosclerotic disease in Chinese patients with type 2 diabetes mellitus: a case-control study[J]. Medicine(Abingdon), 2016, 95(51): e5230.

[3] CRIQUI M H, LANGER R D, FRONEK A, et al. Mortality over a period of 10 years in patients with peripheral arterial disease[J]. N Engl J Med, 1992, 326(6): 381-386.

[4] JIANG Y, RAN X, JIA L, et al. Epidemiology of type 2 diabetic foot problems and predictive factors for amputation in China[J]. Int J Low Extrem Wounds, 2015, 14(1): 19-27.

[5] 林少达,林楚佳,王爱红,等. 中国部分省市糖尿病足调查及神经病变分析[J]. 中华医学杂志, 2007, 87(18): 1241-1244.

[6] 许景灿,王娅平,陈燕,等. 基于多中心的中国糖尿病足患者临床资料分析[J]. 中南大学学报(医学版), 2019, 44(8): 898-904.

[7] REN M, YANG C, LIN D Z, et al. Effect of intensive nursing education on the prevention of diabetic foot ulceration among patients with high-risk diabetic foot: a follow-up analysis[J]. Diabetes Technol Ther, 2014, 16(9): 576-581.

[8] HINCHLIFFE R J, BROWNRIGG J R, APELQVIST J, et al. IWGDF guidance on the diagnosis, prognosis and management of peripheral artery disease in patients with foot ulcers in diabetes[J]. Diabetes Metab Res Rev, 2016, 32(Suppl 1): S37-S44.

[9] ALMDAL T, NIELSEN A A, NIELSEN K E, et al. Increased healing in diabetic toeulcers in a multidisciplinary foot clinic-An observational cohort study[J]. Diabetes Res Clin Pract, 2015, 110(3): 315-321.

[10] RHEE S Y, GUAN H, LIU Z M, et a1. PAD—SEARCH Study Group. Multi—

country study on the prevalence and clinical features of peripheral arterial disease in Asian type 2 diabetes patients at high risk of atherosclerosis [J]. Diabetes Res Clin Pract, 2007 (76): 82-92.

［11］班绎娟,冉兴无,杨川,等. 中国部分省市糖尿病足临床资料和住院费用等比较［J］. 中华糖尿病杂志,2014,6(7):499-503.

［12］STEG P G, BHATT D L, WILSON P W, et al. One-year cardiovascular event rates in outpatients with atherothrombosis[J]. JAMA, 2007, 297(11): 1197-1206.

［13］HINCHLIFFE R J, BROWNRIGG J R W, ANDROS G, et al. Effectiveness of revascularisation of the ulcerated foot in patients with diabetes and peripheral artery disease: a systematic review[J]. Diabetes Metab Res Rev, 2015, 32(Suppl 1): e3279.

［14］SCHAPER N C, KITSLAAR P. Peripheral vascular disease in diabetes mellituset al. [J]. John Wiley and Sons, 2004(11): 1515-1527.

［15］中华医学会糖尿病学分会,中华医学会感染病学分会,中华医学会组织修复与再生分会. 中国糖尿病足防治指南(2019 版)［J］. 中华糖尿病杂志,2019,11(2): 92-108.

［16］中华医学会糖尿病学分会. 中国 2 型糖尿病防治指南(2020 年版)［J］. 中华糖尿病杂志,2021,13(4): 315-409.

［17］HART T, MILNER R, CIFU A. Management of a diabetic foot[J]. JAMA, 2017, 318(14): 1387-1388.

［18］LANE R, ELLIS B, WARSON L, et al. Exercise for intermittent claudication[J]. Cochrane Database Syst Rev, 2014(7): C13000990.

［19］FAGLIA E, FAVALES F, ALDEGHI A, et al. Change in major amputation rate in a center dedicated to diabetic foot care during the 1980s: prognostic determinants for major amputation[J]. J Diabetes Complications, 1998(12): 96-102.

［20］DINH T L, VEVES A. A review of the mechanisms implicated in the pathogenesis of the diabetic foot[J]. Int J Low Extrem Wounds, 2005, 4(3): 154-159.

［21］INTERNATIONAL DIABETES FEDERATION(IDF)AND THE INTERNATIONAL WORKING GROUP ON THE DIABETIC FOOT(IWGDF). Diabetes and foot care: time to act[A/OL]. (2022-02-14). https: //www.world diabetes foundation.org/files/ diabetes and foot care time act.

［22］LAZZARINI P A, PACELLA R E, ARMSTRONG D G, et al. Diabetes related lower extremity complications are a leading cause of the global burden of disability[J]. Diabet Med, 2018, 35(9): 1297-1299.

［23］许景灿,王娅平,陈燕,等. 基于多中心的中国糖尿病足患者临床资料分析［J］. 中南大学学报(医学版),2019,44(8): 898-904.

[24] 许樟荣,王玉珍. 糖尿病足的综合防治和分级管理[J]. 中国医刊,2017,52(2):11-14.

[25] KHOR B Y C, PRICE P. The comparative efficacy of angiosome-directed and indirect revascularisation strategies to aid healing of chronic foot wounds in patients with co-morbid diabetes mellitus and critical limb ischaemia: a literature review[J]. J Foot Ankle Res, 2017(10): 26.

[26]《多学科合作下糖尿病足防治专家共识(2020版)》编写组. 多学科合作下糖尿病足防治专家共识(2020版)[J]. 中华烧伤杂志,2020,36(8): E01-E52.

第十一章 老年糖尿病急性并发症

要点提示

1. 低血糖是老年糖尿病患者尤其需警惕的急性并发症,为避免低血糖,应建立合理的个体化血糖控制目标,选用低血糖风险低的降糖药物。(A)

2. 老年 T1DM 患者佩戴 CGM 可能有助于降低低血糖风险。(A)

3. 老年糖尿病患者高血糖危象以高血糖高渗状态更为多见,病死率远高于糖尿病酮症酸中毒。补液是重要的治疗手段,同时应使用胰岛素降低血糖,并注意补钾。(B)

4. 乳酸酸中毒发生率低,但死亡率高,应予以重视。(B)

指南内容

低血糖、高血糖高渗状态(hyperglycemic hyperosmolar status,HHS)和糖尿病酮症酸中毒(diabetic ketoacidosis,DKA)是糖尿病的严重急性并发症,需要迅速识别、及时诊断并积极治疗。低血糖是降糖治疗过程中的不良反应,导致短期和长期不良临床结局并增加死亡率。老年糖尿病患者较非老年患者更易发生低血糖,低血糖导致的死亡风险也更高,临床医师应充分重视。DKA 和 HHS 的特征是胰岛素缺乏和严重的高血糖,临床上,这两种情况仅在脱水程度和代谢性酸中毒的严重程度上有所不同。DKA 或 HHS 患者的预后和结局取决于年龄、脱水的严重程度、伴发病及治疗是否及时规范。老年糖尿病患者发生 DKA 和 HHS 的预后和结局通常较非老年糖尿病患者更差。

一、低血糖

在老年糖尿病患者中,低血糖是常见的急性并发症之一,导致心律失常、心肌梗死、跌倒,甚至昏迷、死亡等不良事件,而反复发生严重低血糖会导致老年糖尿病患者的认知功能下降甚至痴呆[1]。由于低血糖的诊断标准尚未统一,我国缺乏大型的流行病学调查资料,目前我国老年糖尿病患者低血糖发生情况不详。年龄是低血糖发生的危险因素之一,因此,老年糖尿病患者较非老年糖尿病患者的低血糖风险更高[2]。除年龄因素以外,糖调节能力减弱、合并多种疾病(如慢性肾脏病、心血管疾病、肝功能不全等)、多重用药、合并自主神经病变等均是老年糖尿病患者发生低血糖的危险因素[3]。老年糖尿病患者认知功能下降也是导致严重低血糖风险增加的重要原因[4]。此外,空腹饮酒、过度限制碳水化合物、进餐不规律、大量运动前未加餐等不良生活习惯是导致低血糖的常见诱因。典型低血糖症状包括出汗、心慌、手抖等交感神经兴奋症状和脑功能受损症状。但老年糖尿病患者低血糖临床表现有极大的异质性,出现低血糖时常不表现为交感神经兴奋症状[5],而表现为头晕、视物模糊、意识障碍等脑功能受损症状,夜间低血糖可表现为睡眠质量下降、噩梦等。临床上对老年糖尿病患者的不典型低血糖症状应高度警惕。老年糖尿病患者由于神经反应性减弱,对低血糖的反应阈值下降,极易出现严重低血糖。无症状性低血糖发生风险较非老年糖尿病患者更高,而存在无症状性低血糖的老年糖尿病患者发生严重低血糖甚至死亡的风险高[6]。反复发生低血糖可能进一步减弱神经反应性[7],患者甚至在不出现交感神经兴奋症状的情况下直接昏迷[8],如夜间发生上述情况,由于难以被发现和及时得到救治,极为凶险。需要特别强调的是,胰岛素和促泌剂使用不当是老年糖尿病患者发生低血糖的重要原因,因此,胰岛素、磺脲类促泌剂、格列奈类促泌剂等低血糖风险较高的降糖药物需谨慎选用,使用时应加强血糖监测,必要时可应用CGM。单药应用二甲双胍、DPP-4抑制剂、α-糖苷酶抑制剂、GLP-1受体激动剂、SGLT2抑制剂等低血糖风险较低[9],但由于老年糖尿病患者常合并多种疾病,应警惕与其他药物相互作用而导致的低血糖风险增加[10]。低血糖风险增加与严格的血糖控制有关[11],因此,在老年糖尿病患者中针对患者个体情况设定合理的 HbA_{1c} 目标对减少低血糖发生至关重要。设定个体化 HbA_{1c} 目标时,需仔细考量以下问题:糖尿病病程、患者的预期寿命、是否应用胰岛素和促泌剂、是否曾发生严重低血糖、是否合并存在其他情况（如共存疾病多、认知障碍、多重用药）等[12]。

此外,老年 T1DM 患者严重低血糖发生率高,尤其是长病程的患者[13]。佩戴 CGM 可能有助于降低低血糖发生风险[14],有条件的患者需要时可考虑使用。

二、高血糖危象

高血糖危象主要包括 HHS 和 DKA。HHS 是糖尿病的严重急性并发症之一,临床以严重高血糖、血浆渗透压升高、脱水和意识障碍为主要表现,通常无明显的酮症和代谢性酸中毒。老年糖尿病患者是 HHS 的最主要人群。HHS 比 DKA 的病死率更高,约为 DKA 病死率的 10 倍[15],需引起临床医师的高度重视。

感染是 HHS 的主要诱因,其次是胰岛素等降糖药物的不恰当停用,或患者存在心肌梗死、脑血管事件和创伤等其他伴随疾病[16]。HHS 起病隐匿,30%~40% 的 HHS 患者此前未诊断为糖尿病。HHS 的临床表现包括高血糖症状、脱水症状以及神经系统症状,患者表现为烦渴、多饮、淡漠、嗜睡,甚至出现幻觉、癫痫样发作、昏迷等表现。由于老年人皮肤弹性较差,脱水的识别更加困难。HHS 的诊断标准包括:血浆葡萄糖水平≥33.3mmol/L,有效血浆渗透压≥320mOsm/L,无明显的代谢性酸中毒和无严重酮症。

治疗上,补液是至关重要的首要步骤,有助于恢复血容量和肾脏灌注、改善外周循环,并降低血糖水平。对于老年糖尿病患者,补液过慢过少更易出现低血压、肾前性肾功能不全,而补液过量过快则可能出现肺水肿、心功能不全,因此,补液速度需根据患者的血压、肾功能、心功能情况进行个体化调整。连续静脉注射胰岛素,积极补钾,并注意监测血钾,避免血钾降低导致恶性心律失常。

尽管老年糖尿病患者中 DKA 并不常见,但一旦出现,较非老年糖尿病患者更可能出现各种并发症、伴发病,导致器官系统功能损害,最终导致不良结局[17]。值得注意的是,DKA 与 HHS 并存并不少见。胰岛素用药依从性差、感染、心房颤动等是老年糖尿病患者 DKA 的重要诱因。此外,应用 SGLT2 抑制剂的老年糖尿病患者也需警惕 DKA 发生的可能。腹痛、恶心、呕吐是 DKA 的常见临床表现,但老年糖尿病患者出现 DKA 时神经系统表现可能更为突出,而胃肠道表现不明显。诊断要点包括:血糖增高,血酮体和/或尿酮体升高,血 pH 值和/或二氧化碳结合力降低。无论是 DKA 还是 HHS,或两者并存,治疗均遵循以下原则:尽快补液恢复血容量、降低血糖、纠正电解质及酸碱失衡,同时积极寻找并去除诱因、防治并发症、降低病死率。

三、乳酸酸中毒

乳酸酸中毒罕有发生,但死亡率高,极其凶险。当糖尿病患者肾功能不全时,有可能造成双胍类药物在体内蓄积,增加乳酸酸中毒风险。肝肾功能不全的老年糖尿病患者应用双胍类药物时应警惕乳酸酸中毒。

? 解　读

一、低血糖

糖尿病患者低血糖通常定义为血糖水平低于 3.9mmol/L。对于糖尿病患者,低血糖症可以根据临床情况以及发作来定义。轻度低血糖,临床表现为心动过速,出汗和头晕、手抖等交感神经兴奋症状。老年人轻度低血糖不易被察觉,其临床症状不典型,可能表现为短暂的头晕或眩晕发作。神经性低血糖临床表现包括头晕、意识模糊、意识混乱、行为异常、嗜睡、昏迷、癫痫发作,通常在严重低血糖时出现。严重低血糖时可能导致意识丧失、休克,危及生命。低血糖时,机体通过多种应激途径和交感神经系统激活来应对。健康成年人低血糖时,胰岛素分泌减少,胰高血糖素生成增多。肝脏糖原分解和糖异生增加。肾上腺生成肾上腺素,并作用于肌肉、脂肪和肾脏,减少葡萄糖的清除。另外,皮质醇和生长激素也会增加释放以升高血糖。但是,糖尿病患者不同程度地丧失了机体对低血糖的反应能力,老年人群中更加严重[18]。年龄与低血糖发生的风险独立相关。口服药物或胰岛素相关的严重或致命性低血糖的风险随年龄的增长呈指数增长。随着年龄的增长,老年糖尿病患者低血糖自主警告症状减弱,并且纠正反应的时间受限[19],因此,老年患者更容易发生低血糖[20]。一项中国老年人T2DM患者横断面研究提示,老年T2DM患者低血糖发生率为28%[21]。老年人发生低血糖的其他因素还包括饮酒、运动、体重减轻、肾脏或肝脏疾病、禁食、漏餐或延迟进餐,以及每天多次给药等。

低血糖会增加心血管事件的风险,如心律失常和心肌缺血、猝死。低血糖激活交感肾上腺系统,导致儿茶酚胺大量分泌,引起心率、心肌收缩力和心输出量的快速增加[22]。钾离子内流,血清钾迅速下降,电生理和心电图发生改变,引起异常的心脏传导和复极,如QT间期延长、高度心室传导阻滞[23]。低血糖还会导致房颤和室性心动过速等其他致死性心律失常。此外,急性低血糖还引起血凝、细胞黏附、内皮功能障碍和炎症等标志物发生急性变化,并持续数天[24-25]。内皮功能障碍可以促进动脉粥样硬化[26]。严重低血糖和死亡率之间显著相关[27]。患低血糖与未患低血糖者相比,发生心血管事件和死亡的风险增加了约1.5倍[28]。夜间低血糖在胰岛素治疗的糖尿病患者中很常见。睡眠中低血糖症状不易被察觉,并且可能持续数小时。对低血糖感知不足是无症状性低血糖的常见原因,老年患者中非常普遍,临床上应对老年患者无症状性低血糖高度警惕。夜间低血糖引起惊厥和昏迷也是导致心律失常和猝死的因素之一,定期监测血糖(特别是在睡前)、摄入适当的睡前零食有助于预防或减少夜间低血糖的发生。

年老体弱的糖尿病患者,低血糖可能导致跌倒、骨折、生活质量下降和死亡率增加[29]。65岁以上的糖尿病患者中,低血糖患者发生跌倒相关骨折的概率比未发生低血糖的患者高70%。评估老年糖尿病患者时,需明确患者最近是否有跌倒以及是否明确跌倒的原因。步速下降、体虚(如握力、体重减轻),体力活动水平下降或经常乏力则提示患者可能无法及时应对低血糖发作。持续向大脑供应葡萄糖对认知功能至关重要,短暂性低血糖症可能导致认知功能可逆性损害,但持续性或严重的低血糖症可能导致永久性神经元损害。反复发生严重低血糖导致老年糖尿病患者的认知功能下降甚至痴呆[30-31]。低血糖和痴呆之间存在双向关系[32]。一些认知功能正常的老年患者可能在急性疾病、感染或住院后出现谵妄（暂时性神经功能下降），因此可能发生用药错误和低血糖。认知受损的老年人对低血糖感知能力下降，无法应对低血糖，因此建议对老年患者进行认知能力评估，并适当调整治疗方案。低血糖症状与痴呆在临床表现上存在相似之处，当患者表现出躁动、神志不清或行为改变、疲劳或虚弱的非特定性症状可能导致患者和医师对低血糖识别和报告不足。运动可能会改善认知能力，体育锻炼可能会抵消糖尿病对老年人认知功能的某些影响。GLP-1 受体激动剂和改善胰岛素抵抗的药物（如格列酮类药物）对认知产生积极影响。西格列汀治疗 6 个月后可能改善老年糖尿病患者的认知功能[33]。年龄 <75 岁的 T2DM 患者，与磺脲类药物相比，服用二甲双胍发生痴呆的风险更低。

　　低血糖是使用胰岛素和磺脲类药物治疗糖尿病的常见不良反应[34]。与年轻患者相比，接受磺脲类药物治疗的老年糖尿病患者低血糖风险增加 36%。老年糖尿病患者应避免使用长效磺脲类药物，如格列本脲，应首选短效格列吡嗪。阿卡波糖和米格列醇对餐后高血糖最有效，但严重肾功能不全患者应避免使用。GLP-1 受体激动剂、DPP-4 抑制剂及 SGLT2 抑制剂的低血糖发生率低且不严重，优先于磺脲类药物的使用。研究证明，GLP-1 受体激动剂和 DPP-4 抑制剂单药治疗时低血糖风险无明显增加，并且此类药物与二甲双胍联用也不会增加低血糖的风险，在老年人中使用相对安全[35]。但值得注意的是，艾塞那肽和磺脲类药物的组合，与单独使用磺脲类药物的患者相比，轻度低血糖的发生率增加了近 5 倍。SGLT2 抑制剂发生低血糖的风险远低于磺脲类药物，并且与二甲双胍、吡格列酮或西格列汀报道的风险相似。SGLT2- 抑制剂的药效学反应随着肾功能损害严重程度的增加而下降，发生肾功能损害、直立性低血压和脱水的风险较高，建议老年患者谨慎使用，即使低血糖发生风险较低[36]。在老年患者开始胰岛素治疗前，应评估胰岛素使用、认知、血糖监测、识别和治疗低血糖能力以及是否有护理人员在必要时协助给药。老年糖尿病患者应减少胰岛素使用剂量并简化胰岛素治疗方案，简化胰岛素方案可以在不影响血糖控制的情况下降低低血糖的风险[37]。药物种类少、给药方式简易情况下,老年患者似乎可以更好执行。饮食习惯不稳定和热量摄入无法预测者可以仅在进餐后予以短效胰岛素类似物,从而降低错过进餐或进餐量少时低血糖的风险。医护人员积极参与糖尿病管理是至关重要的,通过教育老年患者和护理人员有关低血糖征兆,根据身体状况设定适当的血糖控制目标,平衡血糖控制益处与低血糖风险之间的关系。

HbA_{1c} 水平可能无法预测老年人发生低血糖的风险,因此不应作为治疗目标的唯一参数。使用 CGM 可以直接观察血糖波动和日常状况,从而可以立即做出治疗决策或改变生活方式。CGM 还具有评估葡萄糖变异性和识别低血糖和高血糖模式的能力[38]。国际共识建议将 CV 作为评估血糖变异性(glucose variation, GV)的主要指标,因为它可以比包括标准差在内的其他 GV 指数更准确地预测低血糖症[39]。一项针对 T2DM 老年患者的回顾性研究表明,GV 越高者发生低血糖的风险越大。稳定的 GV 定义为 CV<36%,不稳定的 GV 定义为 CV≥36%[38,40]。血糖监测新技术有助于改善餐后血糖控制并降低 GV。CGM 适用于血糖不稳定或低血糖感知受损的患者,以及大多数使用多次胰岛素注射或胰岛素泵的 T1DM 或 T2DM 患者。老年糖尿病患者需要通过稳定 GV 而无低血糖的方法来预防糖尿病并发症。在老年糖尿病患者中,最好使用 CGM 进行评估,以确认血糖水平良好,且无低血糖。CGM 对预防低血糖感知受损和预防严重的低血糖有益,并最终可能成为可大幅降低低血糖风险的主要方法之一[38]。

二、高血糖危象

高血糖危象可表现为 HHS、DKA 或两者兼有。在所有的高血糖危象中,胰岛素绝对或相对缺乏和胰岛素抵抗的背景是基本的缺陷。HHS的特点是渗透压极度升高,但没有明显的酮症,血糖浓度通常高于单纯DKA;DKA 的特点是由大量酮体产生引起的代谢性酸中毒。HHS 的确切发病率尚不清楚,据估计占糖尿病住院患者的比例不到 1%,大多数 HHS病例为患 T2DM 的老年患者。HHS 患者的死亡率高达 5%~16%。糖尿病急性住院的患者中,DKA 占所有出院人数的 4%~9%。DKA 总体死亡

率 <1%，但 60 岁以上患者的死亡率升高。HHS 和 DKA 具有大量重叠之处，其中 45% 仅有 HHS，22% 的患者仅有 DKA，33% 具有两者的特征[26]。老年人更容易出现混合障碍，近三分之一的混合性酸中毒和高渗患者年龄超过 60 岁。

HHS 及 DKA 和胰岛素绝对或相对缺乏、反调节激素（高血糖素、儿茶酚胺、皮质醇和生长激素）水平增加有关。糖异生增加和糖原分解以及外周组织对葡萄糖的利用不足，导致高血糖症发生。随着葡萄糖浓度和细胞外液渗透压的增加，产生渗透压梯度，该渗透压梯度将水从细胞中吸出。最初肾小球滤过增加，导致糖尿和渗透性利尿。然而，随着渗透性利尿的持续，最终会发生血容量不足，导致肾小球滤过率逐渐下降和高血糖恶化[41]。HHS 患者中较高的胰岛素可防止酮体生成和酮症酸中毒的发生。

据报道，60~69 岁患者中 HHS 的死亡率为 8%，70~79 岁患者的死亡率为 27%，79 岁以上患者的死亡率为 33%。多达 20% 的患者之前没有糖尿病诊断史。感染是 HHS 最常见的诱因，发生在 40%~60% 的患者中，最常见的是肺炎（40%~60%）和尿路感染（5%~16%）。其次是治疗依从性差，潜在的疾病，如脑卒中、心肌梗死和外伤，会引起反调节激素的释放或影响水的获取可能导致严重脱水和 HHS。老年患者出现高渗风险与年龄显著正相关。特定的药物也与 HHS 相关，包括糖皮质激素、噻嗪类利尿剂、苯妥英、β- 受体阻滞剂和抗精神病药。如果患者精神状态改变、血糖升高（>33.3mmol/L）、血浆渗透压 >320mOsm/kg、动脉血 pH>7.3 以及碳酸氢盐 >18mmol/L，酮体阴性或存在轻度至中度酮血症，则可以诊断为 HHS。大多数 HHS 患者有多尿、烦渴、虚弱、视力模糊和精神状态进行性下降等表现，某些患者可能以局灶性神经症状或癫痫发作作为主要的临床表现。HHS 老年患者更常出现严重的精神状态变化，甚至昏迷。在体格检查中，HHS 患者经常有明显的脱水迹象，如皮肤弹性差和黏膜干燥，甚至低血压。老年人口渴感受损和摄水能力下降可能导致其脱水风险增加。然而，老年患者可能很难判断皮肤情况。

DKA 的诱发因素包括感染、并发疾病（如急性冠脉综合征）、胰岛素泵问题（如输液器移位或阻塞）以及对胰岛素治疗的依从性差。随机对照试验结果表明,接受 SGLT2 抑制剂治疗的 T2DM 患者中,DKA 是罕见的(每 1 000 例患者年发生 0.16~0.76 次)。然而,在接受 SGLT2 抑制剂治疗的 T1DM 患者中,DKA 的发生率为 3%~5%。DKA 的病史通常很短,多在几个小时内出现症状,包括视力模糊、多尿、多饮和体重减轻等。高血糖和酮尿引起的渗透性利尿导致循环容量不足,可能导致嗜睡甚至昏迷。代谢性酸中毒通过经典的过度换气刺激呼吸代偿,即 Kussmaul 呼吸,呼吸中可以闻到挥发性酮体的气味。腹痛、恶心和呕吐在 DKA 患者中比 HHS 患者更常见[42],但在老年患者中可能不明显。DKA 由高血糖、酮血症和代谢性酸中毒三联征组成。根据酸中毒的程度(包括碳酸氢盐的减少)和中枢神经系统的改变,将 DKA 严重程度分为轻度、中度和重度。大多数 DKA 患者表现为轻中度 DKA,血糖 >13.9mmol/L,碳酸氢盐介于 10~18mmol/L,动脉血 pH<7.3,尿液或血液中酮体升高,阴离子间隙升高的代谢性酸中毒[42]。β- 羟基丁酸是酮症酸中毒的主要代谢产物,因此,直接测量血清 β- 羟基丁酸是诊断的首选。

胰岛素治疗和液体补充、维持电解质平衡是高血糖危象治疗的基石。首选等渗盐水,在最初的 2~4 小时内以 500~1 000ml/h 的初始速度输注。在纠正血管内容量不足后,根据血钠浓度、水合状态、心率和体液平衡状态,决定将生理盐水的输注速度降低至 250ml/h 或更改为 0.45% 氯化钠溶液(250~500ml/h)。一旦血浆葡萄糖水平达 11.1~13.9mmol/L,置换液应含有 5%~10% 的葡萄糖,继续使用胰岛素直至酮血症得到纠正。对于老年糖尿病患者,补液过慢过少易出现低血压、肾前性肾功能不全;而补液过量过快则可能出现肺水肿、心功能不全。因此,补液速度需根据患者的血压、肾功能、心功能情况进行个体化调整。建议予以 0.1U/(kg·h)的速度持续静脉输注胰岛素。在 HHS 患者中,当血糖降至 ≤16.7mmol/L 时,胰岛素的速率切换为 0.02~0.05U/(kg·h),并以 150~250ml/h 的速率输注 5% 葡萄糖溶液,维持血糖在 11.1~16.7mmol/L 之间。DKA 患者中,当血糖降至 ≤11.1mmol/L 时,胰岛素输注量减少至 0.02~0.05U/(kg·/h),并以 150~250ml/h 的速率输注 5% 葡萄糖溶液以维持血糖在 7.8~11.1mmol/L 之间。如果 pH<6.9,加入碳酸氢盐,直到 pH≥7.0。如果 PH≥7.0 不使用碳酸氢

盐。当有效血浆渗透压 <310mOsm/kg,血糖≤13.9mmol/L,患者恢复精神状态,定义为 HHS 消退。当血糖水平低于 13.9mmol/L、静脉血 pH>7.30、阴离子间隙正常,血清碳酸氢盐≥18mmol/L 时,定义为 DKA 消退。钾离子在胰岛素缺乏和高渗以及代谢性酸中毒时会从细胞内转移到细胞外。在胰岛素治疗和补液期间,HHS 和 DKA 患者的血钾水平会由于钾向细胞内转移而降低,可能导致低钾血症。在血钾 <5.2mmol/L 时即开始补钾,维持 4~5mmol/L 的水平。血钾 <3.3mmol/L 的患者应立即开始静脉补钾,并应暂停胰岛素治疗直至血钾≥3.3mmol/L,以避免严重低钾血症。

HHS 或 DKA 患者治疗过程中重要的不良事件是脑水肿,脑水肿发病机制尚不完全清楚。脑水肿通常在治疗开始后 4~12 小时发生,也可能在治疗开始后 24~48 小时发生。临床表现包括意识改变或意识水平波动、对疼痛的运动或言语异常反应、去皮或去脑姿势、颅神经麻痹(尤其是第Ⅲ、Ⅳ和Ⅵ对颅神经)、异常的神经源性呼吸模式(例如咕噜声、呼吸急促、潮式呼吸)。推荐的治疗包括在 20 分钟内静脉注射 0.5~1g/kg 甘露醇,如果 30 分钟内没有初始反应则重复给药。如果对甘露醇没有初始反应,高渗盐水(3%)5~10ml/kg 输注,可作为甘露醇的替代品。脑水肿治疗开始后,应进行头颅 CT 扫描以排除其他可能导致神经功能恶化的脑内原因(约 10% 的病例),尤其是血栓形成和脑梗死、出血或硬脑膜窦血栓形成。

三、乳酸酸中毒

乳酸酸中毒罕有发生,但死亡率高,极其凶险。当乳酸酸中毒伴随血流动力学改变或败血症时,死亡率会增加近三倍。对于有潜在肾脏疾病的老年糖尿病患者(女性血清肌酐≥1.4mg/dl,男性血清肌酐≥1.5mg/dl或肌酐清除率 <60ml/min),或肝功能不全、充血性心力衰竭或有脱水风险者,应谨慎使用二甲双胍。在心肌梗死、脑卒中、败血症等组织缺氧的情况下,应禁用。此外,身体虚弱、体重不足和厌食症的老年人也应避免使用二甲双胍。

(陈逗逗　杨　涛)

参考文献

[1] WHITMER R A, KARTER A J, YAFFE K, et al. Hypoglycemic episodes and risk of dementia in older patients with type 2 diabetes mellitus [J]. JAMA, 2009, 301 (15): 1565-1572.

[2] PI-TKIEWICZ P, BURACZEWSKA-LESZCZYŃSKA B, KUCZEROWSKI R, et al. Severe hypoglycaemia in elderly patients with type 2 diabetes and coexistence of cardiovascular history [J]. KardiolPol, 2016, 74 (8): 779-785.

[3] FREEMAN J. Management of hypoglycemia in older adults with type 2 diabetes [J]. Postgrad Med, 2019, 131 (4): 241-250.

[4] PUNTHAKEE Z, MILLER M E, LAUNER L J, et al. Poor cognitive function and risk of severe hypoglycemia in type2 diabetes: post hoc epidemiologic analysis of the ACCORD trial [J]. Diabetes Care, 2012, 35 (4): 787-793.

[5] HOPE S V, TAYLOR P J, SHIELDS B M, et al. Are we missing hypoglycaemia-Elderly patients with insulin-treated diabetes present to primary care frequently with non-specific symptoms associated with hypoglycaemia [J]. Prim CareDiabetes, 2018, 12 (2): 139-146.

[6] STAHN A, PISTROSCH F, GANZ X, et al. Relationship between hypoglycemic episodes and ventricular arrhythmias in patients with type 2 diabetes and cardiovascular diseases: silent hypoglycemias and silent arrhythmias [J]. Diabetes Care, 2014, 37 (2): 516-520.

[7] HELLER S R, CRYER P E. Reduced neuroendocrine and symptomatic responses to subsequent hypoglycemia after 1 episode of hypoglycemia in non-diabetic humans [J]. Diabetes, 1991, 40 (2): 223-226.

[8] SEAQUIST E R, ANDERSON J, CHILDS B, et al. Hypoglycemia and diabetes: a report of a work group of the American Diabetes Association and the Endocrine Society [J]. Diabetes Care, 2013, 36 (5): 1384-1395.

[9] 中华医学会糖尿病学分会. 中国 2 型糖尿病防治指南（2017 年版）[J]. 中华糖尿病杂志, 2018, 10 (1): 4-67.

[10] ABDELHAFIZ A H, RODRGUEZ-MAAS L, MORLEY J E, et al. Hypoglycemia in older people-a less well recognized risk factor for frailty [J]. Aging Dis, 2015, 6 (2): 156-167.

[11] BONDS D E, KURASHIGE E M, BERGENSTA L R, et al. Severe hypoglycemia monitoring and risk management procedures in the Action to Control Cardiovascular Risk in Diabetes (ACCORD) trial [J]. Am J Cardiol, 2007, 99 (12A): 80i-89i.

[12] LIPSKA K J, KRUMHOLZ H, SOONES T, et al. Polypharmacy in the aging patient: a review of glycemic control in older adults with type 2 diabetes [J]. JAMA, 2016, 315 (10): 1034-1045.

[13] WEINSTOCK R S, XING D, MAAHS D M, et al. Severe hypoglycemia and diabetic ketoacidosis in adults with type 1 diabetes: results from the T1D Exchange clinic registry[J]. J Clin Endocrinol Metab, 2013, 98(8): 3411-3419.

[14] POLONSKY W H, PETERS A L, HESSLER D. The impact of real-time continuous glucose monitoring in patients 65 years and older[J]. J Diabetes Sci Technol, 2016, 10(4): 892-897.

[15] KITABCHI A E, UMPIERREZ G E, MILES J M, et al. Hyperglycemic crises in adult patients with diabetes[J]. Diabetes Care, 2009, 32(7): 1335-1343.

[16] KITABCHI A E, UMPIERREZ G E, MURPHY M B, et al. Management of hyperglycemic crises in patients with diabetes[J]. Diabetes Care, 2001, 24(1): 131-153.

[17] MALONE M L, GENNIS V, GOODWIN J S. Characteristics of diabetic ketoacidosis in older versus younger adults[J]. J Am Geriatr Soc, 1992, 40(11): 1100-1104.

[18] NEUMILLER J J, SETTER S M. Pharmacologic management of the older patient with type 2 diabetes mellitus[J]. Am J Geriatr Pharmacother, 2009, 7(6): 324-342.

[19] SIRCAR M, BHATIA A, MUNSHI M. Review of Hypoglycemia in the Older Adult: Clinical Implications and Management[J]. Can J Diabetes, 2016, 40(1): 66-72.

[20] DE DECKER L, HANON O, BOUREAU A S, et al. Association Between Hypoglycemia and the Burden of Comorbidities in Hospitalized Vulnerable Older Diabetic Patients: A Cross-Sectional, Population-Based Study[J]. Diabetes Ther, 2017, 8(6): 1405-1413.

[21] SHEN J, LIU M, JI L N, et al. Clinical Characteristics, Antihyperglycaemic Treatment Patterns, and Blood Glucose Control in Older Type 2 Diabetes Mellitus (T2DM)Patients in China: A Nationwide Cross-Sectional Study[C]. 79th Sci Sess of the American Diabetes Association, 2019.

[22] SOMMERFIELD A J, WILKINSON I B, WEBB D J, et al. Vessel wall stiffness in type 1 diabetes and the central hemodynamic effects of acute hypoglycemia[J]. Am J Physiol Endocrinol Metab, 2007, 293(5): e1274-e1279.

[23] LEE S, HARRIS N D, ROBINSON R T, et al. Effects of adrenaline and potassium on QTc interval and QT dispersion in man[J]. Eur J Clin Invest, 2003, 33(2): 93-98.

[24] JOY N G, MIKELADZE M, YOUNK L M, et al. Effects of equivalent sympathetic activation during hypoglycemia on endothelial function and pro-atherothrombotic balance in healthy individuals and obese standard treated type 2 diabetes[J]. Metabolism, 2016, 65(12): 1695-1705.

[25] WRIGHT R J, NEWBY D E, STIRLING D, et al. Effects of acute insulin-induced

hypoglycemia on indices of inflammation: putative mechanism for aggravating vascular disease in diabetes[J]. Diabetes Care, 2010, 33(7): 1591-1597.

[26] INTERNATIONAL HYPOGLYCAEMIA STUDY GROUP. Hypoglycaemia, cardiovascular disease, and mortality in diabetes: epidemiology, pathogenesis, and management[J]. Lancet Diabetes Endocrinol, 2019, 7(5): 385-396.

[27] FREEMANTLE N, DANCHIN N, CALVI-GRIES F, et al. Relationship of glycaemic control and hypoglycaemic episodes to 4-year cardiovascular outcomes in people with type 2 diabetes starting insulin[J]. Diabetes Obes Metab, 2016, 18(2): 152-158.

[28] KHUNTI K, DAVIES M, MAJEED A, et al. Hypoglycemia and risk of cardiovascular disease and all-cause mortality in insulin-treated people with type 1 and type 2 diabetes: a cohort study[J]. Diabetes Care, 2015, 38(2): 316-322.

[29] MATTISHENT K, LOKE Y K. Meta-Analysis: Association Between Hypoglycemia and Serious Adverse Events in Older Patients Treated With Glucose-Lowering Agents [J]. Front Endocrinol(Lausanne), 2021(12): 571568.

[30] BANGEN K J, Gu Y, Gross A L, et al. Relationship Between Type 2 Diabetes Mellitus and Cognitive Change in a Multiethnic Elderly Cohort[J]. J Am Geriatr Soc, 2015, 63(6): 1075-1083.

[31] GAO Y, XIAO Y, MIAO R, et al. The prevalence of mild cognitive impairment with type 2 diabetes mellitus among elderly people in China: A cross-sectional study[J]. Arch Gerontol Geriatr, 2016(62): 138-142.

[32] MATTISHENT K, LOKE Y K. Bi-directional interaction between hypoglycaemia and cognitive impairment in elderly patients treated with glucose-lowering agents: a systematic review and meta-analysis[J]. Diabetes Obes Metab, 2016, 18(2): 135-141.

[33] ISIK A T, SOYSAL P, YAY A, et al. The effects of sitagliptin, a DPP-4 inhibitor, on cognitive functions in elderly diabetic patients with or without Alzheimer's disease[J]. Diabetes Res Clin Pract, 2017(123): 192-198.

[34] INKSTER B, ZAMMITT N N, FRIER B M. Drug-induced hypoglycaemia in type 2 diabetes[J]. Expert Opin Drug Saf, 2012, 11(4): 597-614.

[35] GOLDENBERG R, GANTZ I, ANDRYUK P J, et al. Randomized clinical trial comparing the efficacy and safety of treatment with the once-weekly dipeptidyl peptidase-4(DPP-4)inhibitor omarigliptin or the once-daily DPP-4 inhibitor sitagliptin in patients with type 2 diabetes inadequately controlled on metformin monotherapy[J]. Diabetes Obes Metab, 2017, 19(3): 394-400.

[36] SCHEEN A J. Pharmacodynamics, efficacy and safety of sodium-glucose co-transporter type 2(SGLT2)inhibitors for the treatment of type 2 diabetes mellitus

[J]. Drugs, 2015, 75 (1): 33-59.

[37] MUNSHI M N, SLYNE C, SEGAL A R, et al. Simplification of Insulin Regimen in Older Adults and Risk of Hypoglycemia [J]. JAMA Intern Med, 2016, 176(7): 1023-1025.

[38] BATTELINO T, DANNE T, BERGENSTAL R M, et al. Clinical Targets for Continuous Glucose Monitoring Data Interpretation: Recommendations From the International Consensus on Time in Range [J]. Diabetes Care, 2019, 42(8): 1593-1603.

[39] DANNE T, NIMRI R, BATTELINO T, et al. International Consensus on Use of Continuous Glucose Monitoring [J]. Diabetes Care, 2017, 40(12): 1631-1640.

[40] HANDA T, NAKAMURA A, MIYA A, et al. The association between hypoglycemia and glycemic variability in elderly patients with type 2 diabetes: a prospective observational study [J]. Diabetol Metab Syndr, 2021, 13(1): 37.

[41] PASQUEL F J, UMPIERREZ G E. Hyperosmolar hyperglycemic state: a historic review of the clinical presentation, diagnosis, and treatment [J]. Diabetes Care, 2014, 37(11): 3124-3131.

[42] UMPIERREZ G, FREIRE A X. Abdominal pain in patients with hyperglycemic crises [J]. J Crit Care, 2002, 17(1): 63-67.

第十二章　老年糖尿病共患疾病

第一节　心力衰竭

⚠ 要点提示

1. 具有心力衰竭风险的药物在心力衰竭高风险或合并心力衰竭的老年糖尿病患者中应慎用或禁用。（B）

2. SGLT2 抑制剂降低心力衰竭住院风险,合并心力衰竭的老年糖尿病患者优先选择该类降糖药物。（B）

🧭 指南内容

年龄和糖尿病均是心力衰竭的危险因素,老年糖尿病患者中心力衰竭患病率高达 22.3%[1]。由于老年糖尿病患者中射血分数保留的心力衰竭较常见,因此,老年糖尿病患者的心力衰竭易被漏诊。研究显示,老年糖尿病患者中心力衰竭漏诊率高达 27.7%[2]。心力衰竭与心血管死亡和住院风险独立相关[3]。尽管老年糖尿病患者中心力衰竭常见,但却缺乏制定最佳治疗策略所需的临床证据。胰岛素可能导致水钠潴留而加重心力衰竭,在合并心力衰竭的老年糖尿病患者中应慎用。美国纽约心脏病协会心功能Ⅲ级及以上的老年糖尿病患者禁用噻唑烷二酮类降糖药。二甲双胍对糖尿病合并心力衰竭的患者安全有益,如无禁忌证或不耐受,二甲双胍应保留在治疗方案中[4-5]。大量研究证实,SGLT2 抑制剂可降低心力衰竭住院风险。合并心力衰竭的糖尿病患者可优先选择此类药物[6]。

? 解　读

　　糖尿病是心力衰竭重要的危险因素。研究显示,此前未诊断心力衰竭的老年 T2DM 患者中 27.7% 存在心力衰竭,22.9% 为射血分数保留的心力衰竭[2]。此外,糖尿病患者的心力衰竭预后也较非糖尿病患者更差,有研究显示,老年糖尿病患者心力衰竭死亡风险约为非糖尿病患者的 9 倍[7]。心力衰竭患者也是糖尿病的高危人群,中国心力衰竭登记研究显示,21% 的心力衰竭患者合并糖尿病[8]。降糖药物选择方面,胰岛素促进水钠潴留,可能加重心力衰竭;噻唑烷二酮类药物可引起水钠潴留、增加心力衰竭恶化或住院风险,对合并心力衰竭的糖尿病患者不予推荐。二甲双胍对 T2DM 合并心力衰竭患者安全且有益[4],稳定性心力衰竭患者应用二甲双胍相对安全,但急性或不稳定性心力衰竭患者血流动力学不稳定,易合并肝肾功能异常,应慎用。多项 CVOT 研究显示,SGLT2 抑制剂可降低糖尿病患者的心力衰竭住院风险(33%~39%)及心血管复合终点(死亡、因心力衰竭住院、心肌梗死、脑卒中)的发生风险。2020 年 ADA 指南、《中国 2 型糖尿病防治指南(2020 年版)》及 CCS/CHFS 心力衰竭指南均推荐,T2DM 合并心力衰竭(尤其是射血分数保留的心力衰竭)患者,无论其 HbA_{1c} 是否达标,只要没有禁忌证都应在二甲双胍的基础上加用 SGLT2 抑制剂。GLP-1 受体激动剂对心力衰竭是否具有益处,目前存在争议。已完成的 7 项 GLP-1 受体激动剂 CVOT 研究都未显示 GLP-1 受体激动剂可降低 T2DM 患者的心力衰竭住院风险[9-15]。目前通常认为 GLP-1 受体激动剂对心力衰竭的影响是中性的。

（王艳姣　刘幼硕）

参考文献

[1] BERTONIA G, HUNDLEY W G, MASSING M W, et al. Heart failure prevalence, incidence, and mortality in the elderly with diabetes[J]. Diabetes Care, 2004, 27(3): 699-703.

[2] BOONMAN-DE WINTER L J, RUTTEN F H, CRAMER M J, et al. High prevalence

of previously unknown heart failure and left ventricular dysfunction in patients with type 2 diabetes[J]. Diabetologia, 2012, 55(8): 2154-2162.

[3] CAVENDER M A, STEG P G, SMITH S C, et al. Impact of diabetes mellitus on hospitalization for heart failure, cardiovascular events, and death: outcomes at 4 years from the reduction of atherothrombosis for continued health(REACH)registry[J]. Circulation, 2015, 132(10): 923-931.

[4] EURICH D T, WEIR D L, MAJUMDAR S R, et al. Comparative safety and effectiveness of metformin in patients with diabetes mellitus and heart failure: systematic review of observational studies involving 34,000 patients[J]. Circ Heart Fail, 2013, 6(3): 395-402.

[5] TSENG C H. Metformin use is associated with a lower risk of hospitalization for heart failure in patients with type 2 diabetes mellitus: a retrospective cohort analysis[J]. J Am Heart Assoc, 2019, 8(21): e011640.

[6] 中华医学会糖尿病学分会, 中华医学会内分泌学分会. 中国成人2型糖尿病合并心肾疾病患者降糖药物临床应用专家共识[J]. 中华糖尿病杂志, 2020, 12(6): 369-381.

[7] BERTONI A G, HUNDLEY W G, MASSING M W, et al. Heart failure prevalence, incidence, and mortality in the elderly with diabetes[J]. Diabetes Care, 2004, 27(3): 699-703.

[8] ZHANG Y, ZHANG J, BUTLER J, et al. Contemporary epidemiology, management, and outcomes of patients hospitalized for heart failure in China: results from the China Heart Failure(China-HF)registry[J]. J Card Fail, 2017, 23(12): 868-875.

[9] MARSO S P, DANIELS G H, BROWN-FRANDSEN K, et al. Liraglutide and cardiovascular outcomes in type 2 diabetes[J]. N Engl J Med, 2016, 375(4): 311-322.

[10] GERSTEIN H C, COLHOUN H M, DAGENAIS G R, et al. Dulaglutide and cardiovascular outcomes in type 2 diabetes(REWIND): a double-blind, randomised placebo-controlled trial[J]. Lancet, 2019, 394(10193): 121-130.

[11] PFEFFER M A, CLAGGETT B, DIAZ R, et al. Lixisenatide in patients with type 2 diabetes and acute coronary syndrome[J]. N Engl J Med, 2015, 373(23): 2247-2257.

[12] HOLMAN R R, BETHEL M A, MENTZ R J, et al. Effects of once-weekly exenatide on cardiovascular outcomes in type 2 diabetes[J]. N Engl J Med, 2017, 377(13): 1228-1239.

[13] HERNANDEZ A F, GREEN J B, JANMOHAMED S, et al. Albiglutide and cardiovascular outcomes in patients with type 2 diabetes and cardiovascular disease

（Harmony Outcomes）: a double-blind, randomised placebo-controlled trial[J]. Lancet, 2018, 392（10157）: 1519-1529.

[14] MARSO S P, BAIN S C, CONSOLI A, et al. Semaglutide and cardiovascular outcomes in patients with type 2 diabetes[J]. N Engl J Med, 2016, 375（19）: 1834-1844.

[15] HUSAIN M, BIRKENFELD A L, DONSMARK M, et al. Oral semaglutide and cardiovascular outcomes in patients with type 2 diabetes[J]. N Engl J Med, 2019, 381（9）: 841-851.

第二节　骨　质　疏　松

！ 要点提示

1. 双能 X 线骨密度仪测定骨密度和骨折风险评估工具 FRAX 可提示老年糖尿病患者的骨折风险,但可能低估骨折风险。（B）

2. 合并骨质疏松的老年糖尿病患者应避免使用可能增加骨质疏松或骨折风险的药物。（B）

指南内容

骨质疏松症是一种与增龄相关的疾病,60 岁以上人群骨质疏松症患病率明显增高,80 岁以上女性椎体骨折患病率可高达 36.6%[1]。糖尿病患者的骨折风险明显超过非糖尿病人群[2]。因此,老年糖尿病患者是骨质疏松性骨折的高危人群,老年糖尿病患者一旦出现骨折,严重影响生活质量,致残率、致死率高。双能 X 线骨密度仪测定骨密度和骨折风险评估工具 FRAX 可用于评估糖尿病患者的骨折风险。但双能 X 线骨密度仪测得的骨密度会低估糖尿病患者的骨折风险,相同骨密度下,T2DM 患者较非糖尿病人群更易发生骨折[3]。骨折风险评估工具 FRAX 也同样会低估糖尿病患者的骨折风险[4]。应加强老年糖尿病患者骨质疏松防治知识教育,积极进行骨折风险评估,并早期干预。合并骨质疏松的老年糖尿病患者应避免使用可能增加骨质疏松或骨折风险的降糖药物。骨密度

T值<-2.5可以作为启用骨质疏松药物治疗的判定阈值[5]，在骨质疏松药物选择上需考虑多病共存、多重用药等情况，全面评估、权衡利弊进行后个体化用药并进行监测。

? 解　读

　　骨质疏松症是一种与增龄相关的骨骼疾病。最新的流行病学调查显示，中国40岁以上人群中，5.0%的男性和20.6%的女性存在骨质疏松，10.5%的男性和9.7%的女性存在椎体骨折[6]。对9万多例T2DM患者随访7年的前瞻性研究显示，即使校正了跌倒、骨折史等因素后，T2DM患者的骨折风险仍然比非糖尿病患者高20%[3]。老年人发生髋部骨折后1年内，20%患者会死于各种并发症，约50%患者致残，生活质量明显下降。T2DM患者可以在骨密度无明显降低的情况下发生骨折[7-8]。双能X线骨密度仪测得的骨密度可能低估糖尿病患者的骨折风险。研究发现，在相同髋部骨折风险的情况下，糖尿病女性和男性患者骨密度的T值比非糖尿病患者分别高0.59（95%CI：0.31~0.87）和0.38（95%CI：0.09~0.66）[8]。而相同骨密度时，T2DM患者较非糖尿病人群更易发生骨折[3]。由于DXA测量的骨密度可能低估糖尿病患者的骨折风险，临床如何准确评估糖尿病患者的骨折风险成为一个重要难题。目前，用于评估糖尿病患者骨折风险的方法包括：骨折风险评估工具（FRAX）、骨小梁评分（trabecular bone score，TBS）、高分辨率外周定量计算机断层扫描（high-resolution peripheral quantitative CT，HR-pQCT）等，其中FRAX最为常用。然而，FRAX也同样会低估糖尿病患者的骨折风险。加拿大一项研究显示，FRAX评估骨折风险相似的糖尿病组和非糖尿病组相比，糖尿病组的骨折发生率高于非糖尿病组[9]。

　　糖尿病合并骨质疏松症患者的抗骨质疏松药物治疗时机和方案与非糖尿病患者相似，骨密度T值<-2.5或FRAX评估患者为骨折高风险人群，可作为启用骨质疏松药物治疗的阈值[5]。由于研究观察到噻唑烷二酮类药物可能增加骨折发生率[10]，其他降糖药物对骨代谢的影响也受到

关注。①双胍类：二甲双胍能降低核因子 -κβ 受体活化因子（RANK）表达，抑制破骨细胞分化，减少骨丢失。临床研究发现在 T2DM 患者中，校正既往骨折史等因素后，二甲双胍可使骨折风险降低 19%[11]；但也有研究显示，二甲双胍不能增加 T2DM 患者的骨密度[12]，研究结果并非完全一致。②GLP-1 受体激动剂：荟萃分析显示，糖尿病患者使用利拉鲁肽和艾塞那肽后骨折风险降低[13-15]。③DPP-4 抑制剂：多项研究发现此类药物对骨折风险无明显影响。④SGLT2 抑制剂：荟萃分析未见达格列净、恩格列净及卡格列净这 3 种 SGLT2 抑制剂与骨折发生有明显的相关性，但在服用 SGLT2 抑制剂的亚洲患者中，有研究观察到骨折风险升高趋势，但差异无统计学意义[16]。⑤α- 糖苷酶抑制剂：α- 糖苷酶抑制剂对骨代谢影响的报道非常有限[17]，其对骨代谢的影响有待深入研究。⑥磺脲类药物：磺脲类药物与骨折无明显相关性[18]，但应注意用药后可能出现低血糖反应，这可能增加跌倒和骨折的风险[19]，尤其当磺脲类药物与噻唑烷二酮类药物合用时，骨折风险增高。⑦胰岛素：多项临床研究显示，胰岛素治疗与非椎体骨折风险升高有关[20-21]，可能这并非胰岛素的直接作用，而与患者病程长，存在糖尿病多重并发症相关。代谢手术后患者出现体重快速下降、摄食不足和肠道营养吸收不良等，导致骨量丢失[22]，肥胖女性患者骨量丢失更为明显，因此，对拟行代谢手术的患者，需在术前仔细评估骨折风险，并在术后定期监测维生素 D 营养状况、骨转换生化指标及骨密度，并酌情予以防治骨质疏松症的措施。对绝经后妇女或高骨折风险的男性，应注意避免使用噻唑烷二酮类药物，尤其避免联合使用磺脲类药物和噻唑烷二酮类药物。

（王艳姣　刘幼硕）

参考文献

［1］LING X, CUMMINGS S R, MINGWEI Q, et al. Vertebral fractures in Beijing, China: the Beijing Osteoporosis Project[J]. J Bone Miner Res, 2000, 15（10）: 2019-2025.

［2］GILBERT M P, PRATLEY R E. The impact of diabetes and diabetes medications on bone health [J]. Endocr Rev, 2015, 36 (2): 194-213.

[3] BONDS D E, LARSON J C, SCHWARTZ A V, et al. Risk of fracture in women with type 2 diabetes: the women's health initiative observational study [J]. J Clin Endocrinol Metab, 2006, 91 (9): 3404-3410.

[4] GIANGREGORIO L M, LESLIE W D, LIX L M, et al. FRAX underestimates fracture risk in patients with diabetes [J]. J Bone Miner Res, 2012, 27 (2): 301-308.

[5] 中华医学会骨质疏松和骨矿盐疾病分会, 中华医学会内分泌学分会, 中华医学会糖尿病学分会, 等. 糖尿病患者骨折风险管理中国专家共识 [J]. 中华糖尿病杂志, 2019, 11 (7): 445-456.

[6] WANG L, YU W, YIN X, et al. Prevalence of Osteoporosis and Fracture in China: The China Osteoporosis Prevalence Study [J]. JAMA Net Open, 2021, 4 (8): e2121106.

[7] YAMAMOTO M, YAMAGUCHI T, YAMAUCHI M, et al. Diabetic patients have an increased risk of vertebral fractures independent of BMD or diabetic complications [J]. J Bone Miner Res, 2009, 24 (4): 702-709.

[8] SCHWARTZ A V, VITTINGHOFF E, BAUER D C, et al. Association of BMD and FRAX score with risk of fracture in older adults with type 2 diabetes [J]. JAMA, 2011, 305 (21): 2184-2192.

[9] GIANGREGORIO L M, LESLIE W D, LIX L M, et al. FRAX underestimates fracture risk in patients with diabetes [J]. J Bone Miner Res, 2012, 27 (2): 301-308.

[10] HABIB Z A, HAVSTAD S L, WELLS K, et al. Thiazolidinedione use and the longitudinal risk of fractures in patients with type 2 diabetes mellitus [J]. J Clin Endocrinol Metab, 2010, 95 (2): 592-600.

[11] VESTERGAARD P, REJNMARK L, MOSEKILDE L. Relative fracture risk in patients with diabetes mellitus, and the impact of insulin and oral antidiabetic medication on relative fracture risk [J]. Diabetologia, 2005, 48 (7): 1292-1299.

[12] NORDKLINT A K, ALMDAL T P, VESTERGAARD P, et al. The effect of metformin versus placebo in combination with insulin analogues on bone mineral density and trabecular bone score in patients with type 2 diabetes mellitus: a randomized placebo-controlled trial [J]. Osteoporos Int, 2018, 29 (11): 2517-2526.

[13] THAYER K A, DOERGE D R, HUNT D, et al. Pharmacokinetics of bisphenol A in humans following a single oral administration [J]. Environ Int, 2015 (83): 107-115.

[14] MABILLEAU G, MIECZKOWSKA A, CHAPPARD D. Use of glucagon-like peptide-1 receptor agonists and bone fractures: a meta-analysis of randomized clinical trials [J]. J Diabetes, 2014, 6 (3): 260-266.

[15] ZHANG Y S, WENG W Y, XIE B C, et al. Glucagon-like peptide-1 receptor agonists and fracture risk: a network meta-analysis of randomized clinical trials [J].

Osteoporos Int, 2018, 29 (12): 2639-2644.

[16] TANG H L, LI D D, ZHANG J J, et al. Lack of evidence for a harmful effect of sodium-glucose co-transporter 2 (SGLT2) inhibitors on fracture risk among type 2 diabetes patients: a network and cumulative meta-analysis of randomized controlled trials [J]. Diabetes Obes Metab, 2016, 18 (12): 1199-1206.

[17] CHOI H J, PARK C, LEE Y K, et al. Risk of fractures and diabetes medications: a nationwide cohort study [J]. Osteoporos Int, 2016, 27 (9): 2709-2715.

[18] ZINMAN B, HAFFNER S M, HERMAN W H, et al. Effect of rosiglitazone, metformin, and glyburide on bone biomarkers in patients with type 2 diabetes [J]. J Clin Endocrinol Metab, 2010, 95 (1): 134-142.

[19] HUNG Y C, LIN C C, CHEN H J, et al. Severe hypoglycemia and hip fracture in patients with type 2 diabetes: a nationwide population-based cohort study [J]. Osteoporos Int, 2017, 28 (7): 2053-2060.

[20] JOSSE R G, MAJUMDAR S R, ZHENG Y, et al. Sitagliptin and risk of fractures in type 2 diabetes: Results from the TECOS trial [J]. Diabetes Obes Metab, 2017, 19 (1): 78-86.

[21] NAPOLI N, STROTMEYER E S, ENSRUD K E, et al. Fracture risk in diabetic elderly men: the MrOS study [J]. Diabetologia, 2014, 57 (10): 2057-2065.

[22] BEN-PORAT T, ELAZARY R, SHERF-DAGAN S, et al. Bone Health following Bariatric Surgery: Implications for Management Strategies to Attenuate Bone Loss [J]. Adv Nutr, 2018, 9 (2): 114-127.

第三节　肌少症与衰弱

要点提示

1. 老年糖尿病患者中应积极评估老年综合征。（B）

2. 老年糖尿病患者肌少症患病率高,是引起老年糖尿病患者衰弱的重要原因。（A）

3. 对所有老年糖尿病患者均应进行肌少症和衰弱评估,以早期干预、改善预后。（B）

（✑）指南内容

老年综合征是老年人中普遍存在的一种多种异常状态的群集（multifactorial conditions），严重影响老年人生活质量，导致不良的临床结局。亚太地区共识认为老年综合征应包含阿尔茨海默病、压疮、听力下降、视力下降、肌少症、衰弱和跌倒等。与非糖尿病老年人相比，老年糖尿病患者中老年综合征的患病率更高。

肌少症是一种增龄性疾病，中国 60 岁以上人群肌少症患病率约为 10%[1-3]。T2DM 与肌肉力量下降和肌肉质量差有关，加剧了与年龄有关的肌少症[4]。T1DM 患者也可出现肌少症[5-6]，其发生机制与自身免疫性损害有关[7]。合并肌少症的糖尿病患者糖代谢异常更加严重、营养状态更差，也更易合并骨质疏松、跌倒[8]。肌少症使老年糖尿病患者日常生活活动能力下降，并增加死亡率[9]。因此，老年糖尿病患者中的肌少症问题应得到重视。建议依据亚洲肌少症工作组的筛查与诊断标准在老年糖尿病患者中进行肌少症评估[10]。社区基层医疗卫生机构可以通过量表（简易五项评分问卷量表或简易五项评分问卷 + 小腿围量表）进行筛查，并对肌肉力量和躯体功能进行评估，考虑"肌少症可能"即进行生活方式干预。在急慢性医疗机构或临床研究中心，除上述筛查和评估的手段外，还可以进一步通过测定四肢骨骼肌含量来明确肌少症的诊断。

衰弱指随着年龄的增长，机体退行性改变、生理储备功能下降以及多种慢性疾病引起的机体易损性增加，无法抵抗身体或心理应激，是一种残疾前状态。因此，与残疾、共病不同，导致衰弱的病因在一定程度上尚可逆转，早期识别并干预衰弱的老年人有助于改善预后。在老年人中，糖尿病使衰弱的风险增加 5 倍[11]，导致患者活动能力下降、血糖监测和管理难度增加，影响患者的预后。关注老年糖尿病患者的肌少症和衰弱问题，对老年糖尿病患者进行肌少症和衰弱评估，并给予适当干预有助于改善老年糖尿病患者的预后并减少医疗支出[12-13]。

? 解 读

随着年龄的增长,各器官系统功能退化,在多种病理过程或诱发因素下,老年人常出现具有同一种临床表现特点的综合征,影响老年人功能状态和生活质量,称为老年综合征。老年综合征与传统医学综合征不同,简单来说,其为"多因一果",即多种致病因素导致一种临床表现;而传统医学综合征为"一因多果",即一种疾病产生多个临床表现。老年综合征严重损害老年人的生活能力,明显降低老年人的生活质量,导致多种不良临床结局,显著缩短老年人的健康寿命。目前国际上对于老年综合征应包含的种类尚无统一标准。亚太地区老年医学会从多个维度出发,指出老年综合征包含阿尔茨海默病、听觉下降、视觉下降、肌少症、衰弱、跌倒、压疮、营养不良、多重用药等 12 种病征。

肌少症又称肌肉衰减征或骨骼肌减少征,是一种与增龄相关的进行性、全身肌量减少和 / 或肌强度下降或肌肉生理功能减退的综合征,主要表现为肌肉力量、躯体功能和肌肉量的下降。老年糖尿病患者肌少症患病率高,是引起老年糖尿病患者衰弱的重要原因。肌少症严重影响老年人的力量、代谢与功能,与老年人跌倒、骨折甚至残疾密切相关,导致老年人生活质量下降,并增加老年人死亡风险。肌少症在老年人群中发病率较高,中国 60 岁以上人群肌少症的患病率约为 10%[1-3]。肌肉质量的减少不仅是 T2DM 的病因,同时也是 T2DM 的结果。与非糖尿病老年人相比,T2DM 老年患者肌肉质量、肌肉力量、躯体功能均出现明显下降[4]。这可能与胰岛素抵抗状态下,餐后肌肉蛋白质合成反应减弱,从而导致 T2DM 老年患者肌肉质量加速衰退有关。同样,T1DM 患者也可出现肌少症[5-6],T1DM 是一种慢性自身免疫性疾病,其发生肌少症的机制可能与肌细胞内过度沉积的脂质、晚期糖基化产物及持续高血糖引起的氧化应激和线粒体损伤有关[7]。所有老年糖尿病患者都应进行肌少症和衰弱评估,早期干预,改善预后。

与非肌少症的老年糖尿病患者相比,合并肌少症的老年糖尿病患者糖代谢和肾功能损害更严重,营养状态更差,更容易合并骨质疏松、跌倒。其机制可能主要与以下两方面有关:①骨骼肌是胰岛素介导处理葡萄糖的主要场所,骨骼肌的丢失使胰岛素敏感性降低,处理葡萄糖的能力下降,更容易出现高胰岛素血症和血糖升高;②合并肌少症的糖尿病患者基础代谢率降低,活动量减少,导致全身脂肪尤其是内脏脂肪堆积,进一步诱导胰岛素抵抗和 T2DM 的发生。此外,肌肉还可以储存能量,将血液中的糖储存为肌糖原;当人体需要能量时,肌糖原又能够转化为葡萄糖被人体利用,达到调节血糖的作用。合并肌少症的老年糖尿病患者日常生活活动能力明显下降,死亡率显著增加[9]。因此,临床工作中应重视糖尿病患者肌少症的问题。

《指南》编写委员会建议依据亚洲肌少症工作组(Asian Working Group for Sarcopenia, AWGS)的筛查与诊断标准对老年糖尿病患者进行肌少症评估[10]。AWGS 于 2019 年发布了最新的关于肌少症的诊断及治疗共识,提出了"肌少症可能(Sarcopenia Possible)"的概念,为社区基层医疗机构、临床医疗机构及研究机构提供了更为切实可行的诊疗路径,并强调了对肌少症风险人群的早期识别与干预。对于社区基层医疗机构,建议使用小腿围或 SARC-F 或 SARC-CaIF 问卷进行筛查。小腿围的测量方法为使用非弹性带测量双侧小腿的最大周径,也可用"指环试验(finger-ring test)"作为替代测量小腿围的有效方法。SARC-F 量表包含 5 项内容,与老年人功能状态密切相关,总分≥4 分为筛查阳性;其对肌少症诊断敏感度低,特异度高,可较准确识别躯体功能受损,且与不良临床结局相关。SARC-F 的优点是不依赖于检测仪器及界值、不受年龄和性别差异影响,是简单、快速、有效的筛查工具(表 12-1)。SARC-CaIF 中增加小腿围,提高了 SARC-F 的敏感性。男性小腿围 <34cm,女性小腿围 <33cm,或 SARF-F≥4 分,或 SARF-CaIF≥11 分的人群应进一步进行肌肉力量(握力)和躯体功能(5 次起坐时间)评估,如男性握力 <28kg,女性握力 <18kg,或 5 次起坐时间≥12s,则考虑"肌少症可能",考虑"肌少症可能"的患者应进行生活方式干预和相关健康教育并贯穿至生命终点,同时也鼓励患者转诊至医院进行确诊。对于临床医疗机构或研究机

构,除上述筛查和评估手段外,还可进一步测定四肢骨骼肌含量,以明确肌少症的诊断。根据 AWGS 2019 共识,肌肉力量和躯体功能下降都是肌肉量下降的结果,且对预后有不良影响,因此在肌肉量下降的同时,只要肌力或功能下降,即可诊断肌少症,肌力和功能同时下降则为严重肌少症(图 12-1)。

表 12-1　肌少症筛查问卷(SARC-F)

评估内容	询问内容	回答选项	得分
行走缓慢	这个星期您连续步行过 400m 吗？有几次这样的步行？	>2 次	0
		1~2 次	1
		0 次	2
步行辅助	您走过一个房间有多大困难？	没有困难	0
		有一些困难	1
		有很大困难,或需使用步行工具,或完全无法完成	2
从椅子上起身	您从床或椅子上起身有多大困难？	没有困难	0
		有一些困难	1
上台阶	您走上 10 级台阶有多大困难？	没有困难	0
		有一些困难	1
		有很大困难,或没有他人帮助无法完成	2
跌倒	过去 1 年中您跌倒过几次？	没有跌倒	0
		1~3 次	1
		4 次或以上	2

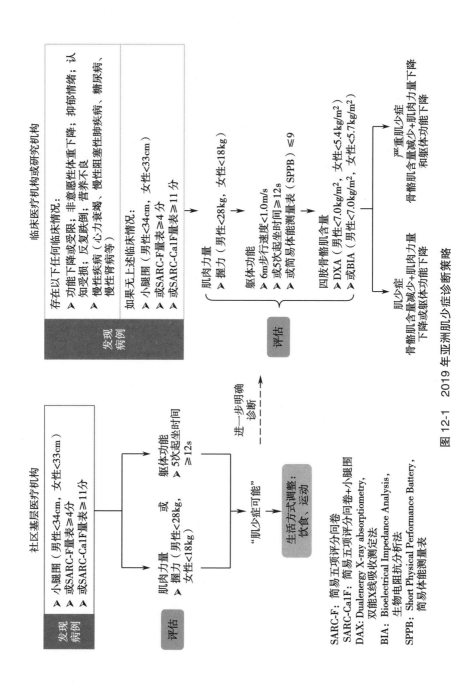

社区基层医疗机构

临床医疗机构或研究机构

发现病例

存在以下任何临床情况：
➤ 功能下降或受限；非意愿性体重下降；抑郁情绪；认知受损；反复跌倒；营养不良
➤ 慢性疾病（心力衰竭、慢性阻塞性肺疾病、糖尿病、慢性肾病等）

如果无上述临床情况：
➤ 小腿围（男性<34cm，女性<33cm）
➤ 或SARC-F量表≥4分
➤ 或SARC-CalF量表≥11分

➤ 小腿围（男性<34cm，女性<33cm）
➤ 或SARC-F量表≥4分
➤ 或SARC-CalF量表≥11分

评估

肌肉力量
➤ 握力（男性<28kg，女性<18kg）

躯体功能
➤ 6m步行速度<1.0m/s
➤ 或5次起坐时间≥12s
➤ 或简易躯体能测量表（SPPB）≤9

四肢骨骼肌含量
➤ DXA（男性<7.0kg/m², 女性<5.4kg/m²）
➤ 或BIA（男性<7.0kg/m², 女性<5.7kg/m²）

肌少症
骨骼肌含量减少+肌肉力量下降或躯体功能下降

严重肌少症
骨骼肌含量减少+肌肉力量下降和躯体功能下降

肌肉力量
➤ 握力（男性<28kg，女性<18kg）

或

躯体功能
➤ 5次起坐时间≥12s

"肌少症可能"

生活方式调整：
饮食，运动

进一步明确诊断

SARC-F：简易五项评分问卷
SARC-CalF：简易五项评分问卷+小腿围
DAX：Dualenergy X-ray absorptiometry, 双能X线吸收测定法
BIA：Bioelectrical Impedance Analysis, 生物电阻抗分析法
SPPB：Short Physical Performance Battery, 简易躯体能测量表

图 12-1　2019 年亚洲肌少症诊断策略

156

综上所述，《指南》强调要关注老年糖尿病患者的肌少症和衰弱问题，进行早期筛查、评估，并给予合适的干预有助于改善老年糖尿病患者的预后，减少医疗支出[11-12]。

（王 翼 刘幼硕）

参考文献

[1] HAI S, WANG H, CAO L, et al. Association between sarcopenia with lifestyle and family function among community-dwelling Chinese aged 60 years and older[J]. BMC Geriatr, 2017, 17(1): 187.

[2] GAO L, JIANG J, YANG M, et al. Prevalence of sarcopenia and associated factors in Chinese community-dwelling elderly: comparison between rural and urban areas[J]. J Am Med Dir Assoc, 2015, 16(11): e1-e6.

[3] HAN P, KANG L, GUO Q, et al. Prevalence and factors associated with sarcopenia in suburb-dwelling older Chinese using the Asian Working Group for Sarcopenia Definition[J]. J Gerontol A Biol Sci Med Sci, 2016, 71(4): 529-535.

[4] LEENDERS M, VERDIJK L B, VAN DER HOEVEN L, et al. Patients with type 2 diabetes show a greater decline in muscle mass, muscle strength, and functional capacity with aging[J]. J Am Med Dir Assoc, 2013, 14(8): 585-592.

[5] MORI H, KURODA A, ARAKI M, et al. Advanced glycation end-products are a risk for muscle weakness in Japanese patients with type 1 diabetes[J]. J Diabetes Investig, 2017, 8(3): 377-382.

[6] BOUCHI R, FUKUDA T, TAKEUCHI T, et al. Association of sarcopenia with both latent autoimmune diabetes in adults and type 2 diabetes: a cross-sectional study[J]. J Diabetes Complications, 2017, 31(6): 992-996.

[7] AN H J, TIZAOUI K, TERRAZZINO S, et al. Sarcopenia in autoimmune and rheumatic diseases: a comprehensive review[J]. Int J Mol Sci, 2020, 21(16): 5678.

[8] 何清华, 孙明晓, 岳燕芬, 等. 老年糖尿病肌少症患者的代谢特点及膳食分析[J]. 中华老年医学杂志, 2019, 38(5): 552-557.

[9] KALYANI R R, CORRIERE M, FERRUCCI L. Age-related and disease-related muscle loss: the effect of diabetes, obesity, and other diseases[J]. Lancet Diabetes Endocrinol, 2014, 2(10): 819-829.

[10] CHEN L K, WOO J, ASSANTACHAI P, et al. Asian Working Group for Sarcopenia: 2019 Consensus Update on Sarcopenia Diagnosis and Treatment[J]. J Am Med Dir

Assoc, 2020, 21（3）: 300-307.

[11] RODRIGUEZ-MAAS L, LAOSA O, VELLAS B, et al. Effectiveness of a multimodal intervention in functionally impaired older people with type 2 diabetes mellitus[J]. J Cachexia Sarcopenia Muscle, 2019, 10（4）: 721-733.

[12] UMEGAKI H. Sarcopenia and frailty in older patients with diabetes mellitus[J]. Geriatr GerontolInt, 2016, 16（3）: 293-299.

[13] SHEN J, LIU M, JI L N, et al. Clinical Characteristics, Antihyperglycaemic Treatment Patterns, and Blood Glucose Control in Older Type 2 Diabetes Mellitus （T2DM）Patients in China: A Nationwide Cross-Sectional Study[C]. 79th Sci Sess of the American Diabetes Association, 2019.

第四节　跌　　倒

！　要点提示

1. 老年糖尿病患者跌倒高发,应评估老年糖尿病患者的跌倒风险,尽早识别跌倒的危险因素,并早期干预。（C）

2. 防范跌倒可以减少老年糖尿病患者骨折的发生。（C）

　指南内容

随着年龄的增长,老年人各项生理功能减退,包括维持肌肉骨骼运动系统功能减退造成的步态协调性下降、平衡能力降低,以及在视觉、听觉、前庭功能、本体感觉方面的下降,均增加了跌倒的风险。跌倒是我国老年人创伤性骨折、因伤致死的主要原因。老年糖尿病患者发生跌倒的风险是非糖尿病老年人的 2.25 倍[1]。中国老年糖尿病患者跌倒的发生率为21.58%,显著高于非糖尿病人群的 11.41%[2]。老年糖尿病患者跌倒虽然高发,但也是可以预防的。所有老年糖尿病患者都需要进行跌倒风险评估,包括既往病史、躯体功能状态、环境、心理评估等。老年糖尿病患者跌倒的主要危险因素包括低血糖与血糖波动、中枢及外周神经病变、血管因素、直立性低血压、餐后低血压、糖尿病眼部病变、药物（降压药、利尿剂、镇静催眠药等）、肌少症与衰弱等。对于存在上述情况的老年糖尿病患者应积极干预,并寻求相关科室协助,以降低患者发生骨折和骨折相关并发症的风险。谨防合并骨质疏松的老年糖尿病患者跌倒。

? 解 读

跌倒是指突发的、不自主的、非故意的体位改变而倒落在地上或更低的平面上。随着年龄增长,老年人各项生理功能减退,包括维持肌肉骨骼运动系统功能、视觉、听觉、前庭功能均减退,造成行动迟缓,步态不稳、平衡能力降低,大大增加了跌倒的风险。跌倒是我国老年人创伤性骨折、失能和死亡的主要原因。糖尿病患者通常合并周围神经病变和外周血管病变,常出现下肢感觉、血液循环和神经功能障碍,以及足部病变等,更易出现步态不稳,并导致跌倒。

尽管跌倒在老年糖尿病患者中高发,但也是可以预防和控制的。对跌倒高危人群进行筛查和危险因素评估是跌倒预防的基础。首先,可对老年人跌倒的危险因素进行筛查,目前常用的有老年人跌倒风险评估工具（如 Morse 跌倒危险因素评估量表）和老年人平衡能力测试表等（表 12-2）。所有老年糖尿病患者都需要进行跌倒风险评估,包括既往病史、躯体功能状态、环境、心理评估等。老年糖尿病患者跌倒的主要危险因素包括低血糖与血糖波动、中枢及外周神经病变、血管因素、直立性低血压、餐后低血压、糖尿病眼部病变、药物（降压药、利尿剂、镇静催眠药等）、肌少症与衰弱等。此外,对危险因素进行评估后,要指导并教育患者积极控制血糖、血压,定期进行视力、神经肌肉功能、步态平衡能力的检查,减少或延缓并发症的发生和发展,预防跌倒。对于已经出现上述危险因素及并发症的患者,应积极干预,寻求相关科室协助,以降低患者发生骨折和骨折相关并发症的风险。谨防合并骨质疏松的老年糖尿病患者跌倒。

表 12-2　Morse 跌倒风险评估量表

最近 3 个月有无跌倒史	否 =0	是 =25	
多于 1 个疾病诊断	否 =0	是 =15	
步行时需要辅助	否 =0	拐杖、助步器、手杖 =15	仅能扶靠家具步行 =30
静脉输液治疗	否 =0	是 =20	
精神状态	自主行为能力 =0	无控制能力 =15	
步态 / 移动	正常、卧床不能移动 =0	虚弱 =10	严重虚弱 =20
总分 ＿＿	备注（高危≥45 分）		

（王　翼　刘幼硕）

参考文献

[1] ROMANDE METTELINGE T, CAMBIER D, CALDERS P, et al. Understanding the relationship between type 2 diabetes mellitus and falls in older adults: a prospective cohort study [J]. PLoS One, 2013, 8（6）: e67055.

[2] 范丽凤, 郑亚光, 朱秀勤, 等. 糖尿病患者跌倒及其危险因素研究 [J]. 中华护理杂志, 2004, 39（10）: 730-734.

第五节　认知障碍

！ 要点提示

1. 低血糖增加患者痴呆发生风险, 而有认知障碍的糖尿病患者易发生低血糖事件。（B）

2. 重视老年糖尿病患者认知功能, 推荐每年进行一次筛查, 便于尽早识别患者认知障碍及痴呆。（B）

3. 对有认知障碍的老年糖尿病患者实行宽松的血糖控制目标。（C）

（指南内容）

认知障碍与低血糖风险之间存在双向关系[1-2]。低血糖增加痴呆发生风险，包括血管性痴呆和阿尔茨海默病。另一方面，有认知障碍的糖尿病患者易发生低血糖。认知障碍使老年糖尿病患者很难执行复杂的自我管理任务[3]，例如监测血糖和调整胰岛素剂量，也影响患者进食时间及用餐合理性。因此，及早识别认知障碍对老年糖尿病管理具有重要意义。推荐老年糖尿病患者每年进行一次筛查，以便早期发现轻度认知障碍或痴呆。可选用简单易行的评估工具筛查认知障碍，如简易精神状态检查[4]、简短认知能力评估[5]和蒙特利尔认知评估量表[6]。调整伴认知障碍的糖尿病患者的治疗方案，选用低血糖风险低的药物，同时尽可能简化治疗方案、"去强化治疗"、血糖控制目标放宽，避免低血糖和高血糖危象。

（?）解 读

葡萄糖是大脑的主要能量来源，但由于大脑不能合成葡萄糖，其能量供应严重依赖于血液循环中葡萄糖的供给。一旦这种供给中断，就会造成大脑功能受损。低血糖可引起海马、皮质和基底节等多部位神经元损伤，从而影响认知功能，出现记忆、学习、空间执行功能减退。老年糖尿病患者发生低血糖的风险明显增加，加上感知低血糖的能力减弱且对低血糖的耐受性降低，更易发生无症状性低血糖和严重低血糖，导致认知功能障碍[1-2,7]；认知功能障碍可增加糖尿病患者发生低血糖的风险，两者形成恶性循环。此外，认知障碍使老年糖尿病患者很难执行复杂的自我管理任务[3]，出现例如识别、治疗低血糖困难，治疗依从性以及血糖监测准确性下降，影响患者进食时间及用餐合理性，导致低血糖发生增加。

鉴于此，《指南》推荐对 65 岁及以上的糖尿病患者初诊时及以后的随诊中每年进行 1 次认知功能筛查，以便进行早期干预[4-7]。临床上常用的认知功能筛查量表有简易精神状态检查（MMSE）[4]和蒙特利尔认知评估量表（MoCA）（图 12-2）[6]。

视空间与执行功能	复制立方体	画钟表（11点过10分）(3分)	得分

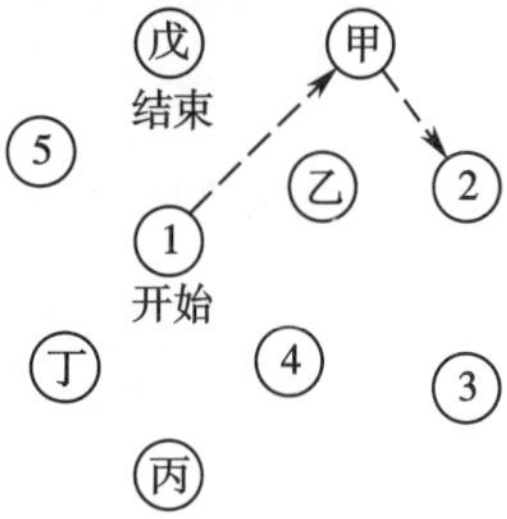

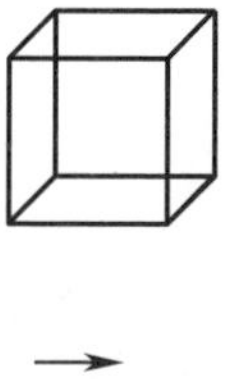

戊 结束　　甲

⑤　　　乙　　②

①
开始

丁　　　④　　　③

丙

【　】　　　　　　　　　【　】　　轮廓【　】　数字【　】　指针【　】　／5

命名					/3
	【　】		【　】	【　】	

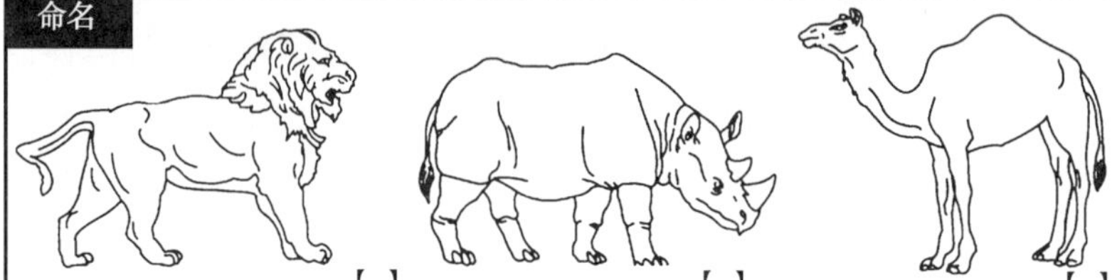

记忆	读出下列词语，而后由患者重复上述过程，重复2次 5分钟后回忆		面孔	天鹅绒	教堂	菊花	红色	不计分
		第一次						
		第二次						

注意	读出下列数字，请患者重复（每秒1个）	顺背【　】2 1 8 5 4 倒背【　】7 4 2	／2

读出下列数字，每当数字1出现时，患者必须用手敲打一下桌面，错误数大于或等于2个不给分

【　】5 2 1 3 9 4 1 1 8 0 6 2 1 5 1 9 4 5 1 1 1 4 1 9 0 5 1 1 2　／1

100连续减7　　【　】93　【　】86　【　】79　【　】72　【　】65

4~5个正确给3分，2~3个正确给2分，1个正确给1分，全都错误为0分　／3

语言	重复：我只知道今天张亮来帮忙　　　　　　　　　【　】 狗在房间的时候，猫总是躲在沙发下面　　【　】	／2

流畅性：在1分钟内尽可能多地说出动物的名字【　】＿＿＿（N≥11名称）　／1

抽象	词语相似性：如香蕉 – 桔子＝水果【　】火车 – 自行车【　】手表 – 尺子	／2

延迟回忆	回忆时不能提示	面孔【　】	天鹅绒【　】	教堂【　】	菊花【　】	红色【　】	仅根据非提示回忆计分	／5
选项	分类提示							
	多选提示							

定向	【　】日期　【　】月份　【　】年代　【　】星期几　【　】地点　【　】城市	／6

总分＿＿＿＿＿／30

图 12-2　蒙特利尔认知评估量表（Montreal cognitive assessment，MoCA）

存在认知障碍的糖尿病患者,需要强调个体化治疗,尽可能避免低血糖和高血糖危象的发生,适当放宽血糖控制目标,可以优先考虑不易出现低血糖的口服降糖药物,如二甲双胍、α-糖苷酶抑制剂、DPP-4 抑制剂等[7],加强血糖监测(例如持续葡萄糖监测)。除此之外,由于老年糖尿病患者具有并发症和/或伴发病多的特点,因此需注意简化治疗方案,对获益不明确的患者应考虑去强化治疗。

(刘幼硕)

参考文献

[1] CUKIERMAN-YAFFE T, GERSTEIN H C, WILLIAMSON J D, et al. Relationship between baseline glycemic control and cognitive function in individuals with type 2 diabetes and other cardiovascular risk factors : the action to control cardiovascular risk in diabetes-memory in diabetes (ACCORD-MIND) trial [J]. DiabetesCare, 2009, 32 (2): 221-226.

[2] CUKIERMAN T, GERSTEIN H C, WILLIAMSON J D. Cognitive decline and dementia in diabetes-systematic overview of prospective observational studies [J]. Diabetologia, 2005, 48 (12): 2460-2469.

[3] TOMLIN A, SINCLAIR A. The influence of cognition on self-management of type 2 diabetes in older people [J]. Psychol Res Behav Manag, 2016 (9): 7-20.

[4] FOLSTEIN M F, FOLSTEIN S E, MCHUGH P R. "Mini-mental state". A practical method for grading the cognitive state of patients for the clinician [J]. J Psychiatr Res, 1975, 12 (3): 189-198.

[5] BORSON S, SCANLAN J M, CHEN P, et al. The Mini-Cog as a screen for dementia : validation in a population-based sample [J]. J Am Geriatr Soc, 2003, 51 (10): 1451-1454.

[6] NASREDDINE Z S, PHILLIPS N A, BEDIRIAN V, et al. The Montreal Cognitive Assessment, MoCA : a brief screening tool for mild cognitive impairment [J]. J Am Geriatr Soc, 2005, 53 (4): 695-699.

[7] 中华医学会糖尿病学分会. 中国 2 型糖尿病防治指南(2020 年版)[J]. 中华内分泌代谢杂志, 2021, 37 (4): 311-398.

第六节　精神疾病

!　要点提示

1. 关注老年糖尿病患者的精神状态,尽早识别精神疾病并干预。(B)
2. 精神疾病的改善有利于老年糖尿病患者的血糖控制并提高生活质量。(B)

　指南内容

老年糖尿病患者发生抑郁的风险高于非糖尿病的老年人[1],但易被忽视。抑郁和焦虑情绪可能导致老年糖尿病患者依从性降低[2],血糖不易得到有效控制。应关注老年糖尿病患者的精神状态,尽早识别精神疾病并干预。可采用老年抑郁量表等简化筛查工具进行早期识别。建立和完善多学科团队协同照料模式,改善患者抑郁、焦虑症状,不但有助于提高生活质量,也有助于控制血糖。此外,老年人常出现谵妄[3],若老年糖尿病患者出现谵妄,应及时识别并去除诱因,积极鼓励家属参与非药物治疗的过程,提供护理支持,预防和治疗谵妄相关并发症。

?　解　读

多项研究证实老年糖尿病与抑郁症相关,两者相关性的可能解释有:①糖尿病可致身体功能(尤其是下肢功能)与认知功能下降,从而导致抑郁;②T2DM常合并超重与肥胖等其他代谢综合征表现,已知肥胖是抑郁症与抑郁情绪的独立预测因素;③抑郁情绪多见于血糖控制不佳的糖尿病患者,而HbA_{1c}是抑郁情绪复发的独立预测因素。反之,抑郁和焦虑情绪削弱糖尿病患者的依从性与多方面的自我管理(饮食、运动与戒烟等),血糖不易得到有效控制,进而加重或再诱发情绪异常[4-5]。应关注老年糖

尿病患者的精神状态,尽早识别精神疾病并干预。可采用老年抑郁量表
等简化筛查工具进行早期识别。建立和完善多学科团队协同照料模式,
改善患者抑郁、焦虑症状,不但有助于提高生活质量,也有助于控制血糖。
谵妄是老年人群中常见的急性、波动性神经精神综合征,主要特征为意识
异常、认知障碍和注意力障碍。谵妄在疗养院、病房及家庭护理的老年人
中均常见,在病房发生率可高达 42%[6]。高龄、痴呆、感染、代谢等是谵妄
主要的风险因素。若老年糖尿病患者出现谵妄,应及时识别并去除诱因,
积极鼓励家属参与非药物治疗的过程,提供护理支持,预防和治疗谵妄相
关并发症。

（贺洁宇　刘幼硕）

参考文献

[1] MARALDI C, VOLPATO S, PENNINX B W, et al. Diabetes mellitus, glycemic
control, and incident depressive symptoms among 70-to 79-year-old persons: the
health, aging, and body composition study[J]. ArchIntern Med, 2007, 167(11):
1137-1144.

[2] MENDES R, MARTINS S, FERNANDES L. Adherence to medication, physical
activity and diet in older adults with diabetes: its association with cognition, anxiety
and depression[J]. J Clin Med Res, 2019, 11(8): 583-592.

[3] KUKREJA D, GUUNTHER U, POPP J. Delirium in the elderly: current problems
with increasing geriatric age[J]. Indian J Med Res, 2015, 142(6): 655-662.

[4] COLHOUN H M, BETTERIDGE D J, DURRINGTON P N, et al. Primary prevention of
cardiovascular disease with atorvastatin in type 2 diabetes in the Collaborative Atorvastatin
Diabetes Study(CARDS): multicentre randomised placebo-controlled trial[J].
Lancet, 2004(364): 685-696.

[5] LAROSA J C, GRUNDY S M, WATERS D D, et al. Intensive lipid lowering with
atorvastatin in patients with stable coronary disease[J]. N Engl J Med, 2005(352):
1425-1435.

[6] AMARENCO P, BOGOUSSLAVSKY J, CALLAHAN A, et al. High-dose atorvastatin
after stroke or transient ischemic attack[J]. N Engl J Med, 2006(355): 549-559.

第七节　低　血　压

！ 要点提示

1. 合并直立性低血压的老年糖尿病患者应避免应用增加直立性低血压风险的降压药物。（B）

2. 合并餐后低血压的老年糖尿病患者选择降糖药时可考虑 α- 糖苷酶抑制剂。（B）

✦ 指南内容

增龄导致心血管结构和功能发生改变,因此,老年人容易出现直立性低血压和餐后低血压[1]。低血压增加跌倒风险[2],甚至增加心血管事件和死亡的风险[3-4]。老年糖尿病患者直立性低血压风险较非糖尿病老年人更高,40% 的直立性低血压患者合并糖尿病[5]。合并高血压的老年糖尿病患者可同时存在直立性低血压,因此,该类患者应优先选择 ARB 类或钙通道阻滞剂[6-7],避免坦索罗辛、卡维地洛等可能恶化直立性低血压的降压药物。在老年人中,摄入碳水化合物含量高的热食和直立姿势均与症状性餐后低血压有关[8]。在老年糖尿病患者中应关注头晕、晕厥等症状与进食和体位变化的关系。调整生活方式可能有助于减少老年糖尿病患者症状性低血压的发生。此外,α- 糖苷酶抑制剂有助于改善老年糖尿病患者的餐后低血压症状[9-10],选用降糖药物时可予以考虑。

？ 解　读

老年糖尿病患者合并低血压,主要以直立性低血压和餐后低血压为主。

直立性低血压诊断标准:体位从卧位转为站立位后,3 分钟内收缩压至少下降 20mmHg 和 / 或舒张压至少下降 10mmHg,伴或不伴头晕、视物模糊等低灌注症状[11]。老年人直立性低血压患病率为 10%~30%[12]，导致患者行走困难，增加跌倒、摔伤、骨折的风险。研究表明，年龄、卧位收缩压、HbA$_{1c}$ 水平、糖尿病慢性并发症等是直立性低血压的危险因素。《指南》提到合并高血压的老年糖尿病患者可同时存在直立性低血压，该类患者应优先选择 ARB 类或钙通道阻滞剂。β 受体阻滞剂（特别是非选择性的拉贝洛尔和卡维地洛）和 α 阻滞剂联用可导致周围血管扩张使患者发生直立性低血压，利尿剂联合 ACEI 类药物可能导致外周血管扩张和血容量减少，增加直立性低血压发生风险，均应谨慎使用[6]。

餐后低血压定义为进餐 2 小时内收缩压下降≥20mmHg，或餐前收缩压≥100mmHg 而餐后收缩压 <90mmHg，常伴头晕、黑矇、晕厥、跌倒等症状[15]。餐后低血压在老年糖尿病患者中常见，危险因素包括高龄、共病、高碳水化合物饮食以及多重用药等。病程较长、存在并发症、伴有头晕晕厥等症状者应警惕餐后低血压的发生。餐后低血压的治疗可分为非药物治疗（如调整饮食结构、餐后适当运动等）及药物治疗。《指南》指出老年糖尿病患者中 α- 糖苷酶抑制剂可以通过抑制碳水化合物在小肠的吸收和延缓胃排空缓解餐后低血压。值得注意的是，目前 α- 糖苷酶抑制剂被证实仅能缓解餐后血压降低的幅度，而不能完全预防血压降低。GLP-1 受体激动剂可能通过延缓胃排空控制餐后血糖升高及血压降低，DPP-4 抑制剂对胃排空速率也有一定的延缓作用，其是否能改善餐后低血压需进一步明确。通过饮食和运动控制血糖能否改善餐后血压降低的频率和幅度，及不同的降糖药物联合是否能进一步改善餐后血压的降低均需进一步研究。

（詹俊鲲 刘幼硕）

参考文献

[1] O'BRIEN H, ANNE KENNY R. Syncope in the Elderly [J]. Eur Cardiol, 2014, 9（1）: 28-36.

[2] OOI W L, HOSSAIN M, LIPSITZ L A. The association between orthostatic hypotension and recurrent falls in nursing home residents [J]. Am J Med, 2000, 108（2）: 106-111.

[3] MASAKI K H, SCHATZ I J, BURCHFIEL C M, et al. Orthostatic hypotension predicts mortality in elderly men: the Honolulu Heart Program[J]. Circulation, 1998, 98(21): 2290-2295.

[4] XIN W, LIN Z, MI S. Orthostatic hypotension and mortality risk: a meta-analysis of cohort studies[J]. Heart(British Cardiac Society), 2014, 100(5): 406-413.

[5] SHIBAO C, GRIJALVA C G, RAJ S R, et al. Orthostatic hypotension-related hospitalizations in the United States[J]. Am J Med, 2007, 120(11): 975-980.

[6] DI STEFANO C, MILAZZO V, TOTARO S, et al. Orthostatic hypotension in a cohort of hypertensive patients referring to a hypertension clinic[J]. J Hum Hypertens, 2015, 29(10): 599-603.

[7] KAMARUZZAMAN S, WATT H, CARSON C, et al. The association between orthostatic hypotension and medication use in the British Women's Heart and Health Study[J]. Age & Ageing, 2010, 39(1): 51-56.

[8] MAURER M S, KARMALLY W, RIVADENEIRA H, et al. Upright posture and postprandial hypotension in elderly persons[J]. Ann Intern Med, 2000, 133(7): 533-536.

[9] ZHANG J, GUO L. Effectiveness of acarbose in treating elderly patients with diabetes with postprandial hypotension[J]. J Investig Med, 2017, 65(4): 772-783.

[10] SHIBAO C, GAMBOA A, DIEDRICH A, et al. Acarbose, an alpha-glucosidase inhibitor, attenuates postprandial hypotension in autonomic failure[J]. Hypertension, 2007, 50(1): 54-61.

[11] THE CONSENSUS COMMITTEE OF THE AMERICAN AUTONOMIC SOCIETY AND THE AMERICAN ACADEMY OF NEUROLOGY. Consensus statement on the definition of orthostatic hypotension, pure autonomic failure, and multiple system atrophy[J]. Neurology, 1996, 46(5): 1470.

[12] JOSEPH A, WANONO R, FLAMANT M, et al. Orthostatic hypotension: A review[J]. Nephrol Ther, 2017, 13(Suppl 1): S55-S67.

第八节 肿 瘤

! 要点提示

1. 建议老年糖尿病患者接受与其年龄和性别匹配的肿瘤筛查。(B)

2. 新发老年糖尿病患者须警惕胰腺癌的可能。(B)

指南内容

　　糖尿病患者肿瘤风险增加,包括肝细胞癌、肝胆管癌、胰腺癌、乳腺癌、卵巢癌、子宫内膜癌和胃肠道恶性肿瘤等多种癌症[1-2]。建议老年糖尿病患者接受与其年龄和性别匹配的肿瘤筛查。此外,血糖升高有时是胰腺癌的首发临床表现[3],因此,新发老年糖尿病患者应警惕胰腺癌的可能。

❓ 解　读

　　糖尿病患者是肿瘤高危人群,包括肝细胞癌、肝胆管癌、胰腺癌、乳腺癌、卵巢癌、子宫内膜癌和胃肠道恶性肿瘤等多种癌症,其中胰腺癌和肝癌的风险增加最为明显,特别是在老年人群中[1-2]。建议老年糖尿病患者接受与其年龄和性别匹配的肿瘤筛查[4]。同时,建议进行肿瘤相关危险因素(如肥胖、缺乏运动和吸烟等)控制[5]。研究显示,大约85%的胰腺癌患者有糖耐量受损或糖尿病[6]。鉴于此,《指南》推荐新发的非典型糖尿病患者(年龄≥50岁、发病前有体重减轻、无糖尿病家族史以及缺乏典型的烦渴多饮、多尿、多食等糖尿病症状),需要警惕胰腺癌的可能,可行胰腺磁共振检查[7]。

(李　爽　刘幼硕)

参考文献

[1] SACERDOTE C, RICCERI F. Epidemiological dimensions of the association between type 2 diabetes and cancer: a review of observational studies [J]. Diabetes Res Clin Pract, 2018 (143): 369-377.

[2] CARSTENSEN B, READ S H, FRIIS S, et al. Cancer incidence in persons with type 1 diabetes: a five-country study of 9 000 cancers in type 1 diabetic individuals [J]. Diabetologia, 2016, 59 (5): 980-988.

[3] AGGARWAL G, KAMADA P, CHARI S T. Prevalence of diabetes mellitus in pancreatic cancer compared to common cancers [J]. Pancreas, 2013, 42 (2): 198-201.

［4］SUH S, KIM K W. Diabetes and Cancer: Cancer Should Be Screened in Routine Diabetes Assessment[J]. Diabetes Metab J, 2019, 43(6): 733-743.

［5］AMERICAN DIABETES ASSOCIATION. Comprehensive medical evaluation and assessment of comorbidities: standards of medical care in diabetes, 2019[J]. Diabetes Care, 2019, 42(Suppl 1): S34-S45.

［6］KHADKA R, TIAN W, HAO X, et al. Risk factor, early diagnosis and overall survival on outcome of association between pancreatic cancer and diabetes mellitus: Changes and advances, a review[J]. Int J Surg, 2018(52): 342-346.

［7］PIZZATO M, TURATI F, ROSATO V, et al. Exploring the link between diabetes and pancreatic cancer[J]. Expert Rev Anticancer Ther, 2019, 19(8): 681-687.

第九节 阻塞性睡眠呼吸暂停综合征

！ 要点提示

1. 阻塞性睡眠呼吸暂停综合征与血糖波动、糖尿病并发症发生相关。（B）

2. 建议肥胖的老年糖尿病患者进行阻塞性睡眠呼吸暂停综合征筛查。（B）

3. 减重、持续气道正压是治疗阻塞性睡眠呼吸暂停综合征的有效方法，且可改善血糖控制。（B）

指南内容

阻塞性睡眠呼吸暂停综合征（obstructive sleep apnea syndrome, OSAS）是常见的睡眠障碍类型之一，属于片段化睡眠，是导致糖代谢异常、继发性高血压及多器官损害的睡眠呼吸疾病。OSAS导致多种应激激素分泌增加、血糖波动加剧、血糖控制难度增加。OSAS的患病率随着年龄增长而增加[1]，肥胖也是OSAS的重要危险因素。合并糖尿病者OSAS常更严重[2]，OSAS也与糖尿病并发症的发生和进展密切相关。男性OSAS的发生率高于女性，绝经女性OSAS发生率明显高于绝经前女性。建议老年糖尿病患者，尤其是肥胖者进行OSAS筛查。

合并 OSAS 的老年糖尿病患者,应积极进行生活方式干预,如戒烟、限酒,避免浓茶和咖啡以及日间过度劳累和兴奋而影响睡眠[3]。持续气道正压是治疗 OSAS 的有效方法,可显著改善糖尿病患者血糖水平及胰岛素抵抗[4-5]。尽可能不选用导致体重增加的药物,伴低氧血症的患者应慎用或禁用双胍类药物。此外,需注意排查并治疗引起或加重 OSAS 的基础疾病,如甲状腺功能减退等[6]。

？ 解　读

OSAS 随年龄增长患病率增加,是老年人最常见的睡眠呼吸障碍性疾病。老年 OSAS 的临床特点有:①发病率高。②临床症状比中青年患者轻,容易漏诊。患者呼吸紊乱和缺氧程度较轻,打鼾等症状可能并不严重,一般不易觉察,而觉醒时的症状如白天困倦、注意力下降等往往又被老年人的生理性改变所掩盖。③并发症多,心脑血管疾病、代谢综合征等发生率明显高于年轻 OSAS 患者。《指南》指出,OSAS 是老年糖尿病常见共病,关系密切。OSAS 可导致糖代谢异常,糖尿病也可诱发 OSAS。老年 OSAS 患者治疗包括手术及非手术治疗,建议根据患者病情特点进行多方面指导,提倡实施多学科个体化联合治疗。老年 OSAS 患者多采取持续气道正压通气、口腔正畸器治疗等非手术治疗方法。口腔矫正器适用于轻中度老年 OSAS 患者,特别是下颌后缩者。对于老年人,手术治疗风险增加,效果往往不佳且并发症多。

（詹俊鲲　刘幼硕）

参考文献

[1] FIETZE I, LAHARNAR N, OBST A, et al. Prevalence and association analysis of obstructive sleep apnea with gender and age differences-Results of SHIP-Trend[J]. J Sleep Res, 2019, 28(5): e12770.

[2] NAGAYOSHI M, PUNJABI N M, SELVIN E, et al. Obstructive sleep apnea and incident type 2 diabetes[J]. Sleep Med, 2016(25): 156-161.

[3] 中国医师协会睡眠医学专业委员会 . 成人阻塞性睡眠呼吸暂停多学科诊疗指南[J].
中华医学杂志, 2018, 98 (24): 1902-1914.

[4] CHEN L, PEI J H, CHEN H M. Effects of continuous positive airway pressure treatment
on glycaemic control and insulin sensitivity in patients with obstructive sleep apnea and
type 2 diabetes: a meta-analysis[J]. Arch Med Sci, 2014, 10 (4): 637-642.

[5] GUO L X, ZHAO X, PAN Q, et al. Effect of continuous positive airway pressure
therapy on glycemic excursions and insulin sensitivity in patients with obstructive
sleep apnea-hypopnea syndrome and type 2 diabetes[J]. Chin Med J(Engl), 2015,
128 (17): 2301-2306.

[6] 中华医学会, 中华医学会杂志社, 中华医学会全科医学分会, 等 . 成人阻塞性睡眠
呼吸暂停基层诊疗指南（ 2018 年 ）[J]. 中华全科医师杂志, 2019, 18 (1): 21-29.

第十节　睡眠障碍

！ 要点提示

1. 老年糖尿病患者存在多种可导致睡眠障碍的因素, 应关注患者的睡眠情况。（ B ）

2. 对睡眠障碍进行干预有助于提高老年糖尿病患者的睡眠及生活质量, 同时改善血糖。（ C ）

指南内容

除 OSAS 外, 老年糖尿病患者还可能存在多种形式的睡眠障碍。本节内容讨论非 OSAS 所致的睡眠障碍。老年人存在脑功能生理性退化、易出现焦虑情绪、心理承受能力较弱等特点, 是睡眠障碍的高发人群。在我国, 60 岁以上的老年人睡眠障碍患病率为 47.2%, 且年龄越大患病率越高[1]。糖尿病患者夜尿增多、痛性神经病变、躯体症状和精神障碍等均可能导致睡眠障碍。老年糖尿病患者睡眠障碍发生风险高, 影响血糖控制和生活质量, 应予以关注。对存在睡眠障碍的老年糖尿病患者积极进行健康教育与干预, 有助于提高睡眠及生活质量, 同时改善血糖[2]。

? 解　读

　　睡眠障碍是常见的老年综合征之一。老年人常见的睡眠障碍表现为入睡和维持睡眠困难、夜间睡眠 - 觉醒周期缩短、嗜睡。建议对存在睡眠障碍的老年糖尿病患者积极进行健康教育与干预,包括睡前避免剧烈运动、刺激性物质(如咖啡、饮酒、吸烟)摄入和电子设备(手机、电视)干扰等,必要时联用其他心理治疗、物理治疗和 / 或药物治疗。

（贺洁宇　刘幼硕）

参考文献

[1] KIRCHHOF P, BENUSSI S, KOTECHA D, et al. 2016 ESC Guidelines for the management of atrial fibrillation developed in collaboration with EACTS[J]. Eur J Cardiothorac Surg, 2016(50): e1-e88.

[2] SCHNABEL R B, YIN X, GONA P, et al. 50 year trends in atrial fibrillation prevalence, incidence, risk factors, and mortality in the Framingham Heart Study: a cohort study[J]. Lancet, 2015(386): 154-162.

第十一节　口腔疾病

! 要点提示

　　1. 老年糖尿病患者牙周炎高发,加剧血糖控制难度。(B)

　　2. 鼓励老年糖尿病患者养成良好的卫生习惯,定期进行口腔检查。(B)

　　3. 良好的血糖控制有利于治疗口腔病变,控制口腔病变也有利于改善血糖。(B)

指南内容

　　随着年龄的增长,口腔疾病的风险增加。口干、口腔运动功能下降、口腔卫生管理能力下降等多种原因均可导致老年人出现口腔疾病。糖尿病患者口腔疾病的患病率、病程和严重程度均较非糖尿病人群明显增加[1-3]。牙周炎是糖尿病的常见伴发疾病之一,糖尿病是牙周炎的重要危险因素,糖尿病患者与非糖尿病人群相比,牙周炎的发生风险增加近3倍。与非老年糖尿病患者相比,老年患者面临更普遍、严重的口腔问题,如龋齿、口腔干燥症、牙周疾病等。良好的血糖控制有利于患者牙周炎等口腔病变的治疗,而针对牙周炎等口腔病变的治疗有利于改善血糖的控制[4-6]。鼓励老年糖尿病患者养成良好的卫生习惯,坚持每天有效刷牙,去除牙石、食物嵌顿等局部刺激因素,保持口腔环境清洁,定期进行口腔检查和牙周洁治。

❓ 解　读

老年人存在口干、口腔运动功能下降、口腔卫生管理能力下降、身体机能逐渐衰弱等特点,导致其出现口腔疾病的风险明显增加。糖尿病是口腔疾病发生的危险因素,糖尿病患者由于唾液减少、流速减慢,唾液内葡萄糖浓度升高、酶活性降低等原因,导致口腔黏膜干燥,口腔自洁能力降低,加之自身免疫功能下降,易受致病因素侵袭。糖尿病口腔疾病包括:牙龈炎、牙周炎、口腔黏膜病变、龋齿、牙槽骨吸收、牙齿松动脱落、颌骨及颌周感染等,其中牙龈炎和牙周炎最常见。与非糖尿病的老年人群相比,老年糖尿病患者面临更普遍、严重的口腔问题。在美国,近2/3(62.3%)的老年糖尿病患者存在牙周炎[7];而中国老年糖尿病患者牙周炎的患病率高达73.3%,影响血糖控制[8]。牙周炎不仅是血糖控制的负面影响因素[1-3,9],也可增加糖尿病患者心血管、视网膜和肾脏并发症的风险[10]。良好的血糖控制有助于口腔病变的治疗,而针对牙周疾病的治疗,同样有助于改善糖尿病患者的血糖控制,可使患者的 HbA_{1c} 下降0.4%,并延缓并发症的发生,改善糖尿病患者的生活质量[4-6,10]。因此,《指南》建议老年糖尿病患者保持口腔环境清洁,坚持每天早晚有效刷牙以清除食物残渣、牙菌斑,预防龋齿及牙龈炎,配合使用牙线进行牙间隙清洁,去除局部刺激因素,如牙石、不良修复体、用口呼吸、食物嵌塞等。此外,建议患者定期进行口腔检查和针对性治疗,如清洁牙石、冲洗牙周袋等[11]。

（李 爽 刘幼硕）

参考文献

[1] ARTESE H P, FOZ A M, RABELO MDE S, et al. Periodontal therapy and systemic inflammation in type 2 diabetes mellitus: a meta-analysis[J]. PLoS One, 2015, 10 (5): e0128344.

[2] BISSONG M, AZODO C C, AGBOR M A, et al. Oral health status of diabetes mellitus patients in Southwest Cameroon[J]. Odontostomatol Trop, 2015, 38(150): 49-57.

[3] WU C Z, YUAN Y H, LIU H H, et al. Epidemiologic relationship between periodontitis and type 2 diabetes mellitus[J]. BMC Oral Health, 2020, 20(1): 204.

[4] CASANOVA L, HUGHES F J, PRESHAW P M. Diabetes and periodontal disease: a two-way relationship[J]. Br Dent J, 2014, 217(8): 433-437.

[5] RAPONE B, FERRARA E, CORSALINI M, et al. The effect of gaseous ozone therapy in conjunction with periodontal treatment on glycated hemoglobin level insubjects with type 2 diabetes mellitus: an unmasked randomized controlled trial[J]. Int J Environ Res Public Health, 2020, 17(15): 5467.

[6] DEMMER R T, JACOBS D R, DESVARIEUX M. Periodontal disease and incident type 2 diabetes: results from the First National Health and Nutrition Examination Survey and its epidemiologic follow-up study[J]. Diabetes Care, 2008, 31(7): 1373-1379.

[7] EKE P I, DYE B A, WEI L, et al. Update on Prevalence of Periodontitis in Adults in the United States: NHANES 2009 to 2012[J]. J Periodontol, 2015, 86(5): 611-622.

[8] 张颜, 李宏伟, 任金霞, 等. 老年糖尿病患者的牙周炎及牙列缺损状况的调查研究[J]. 中华老年口腔医学杂志, 2013, 11(5): 281-283.

[9] 中华医学会糖尿病学分会. 中国 2 型糖尿病防治指南（2020 年版）[J]. 中华内分泌代谢杂志, 2021, 37(4): 311-398.

[10] GENCO R J, GRAZIANI F, HASTURK H. Effects of periodontal disease on glycemic control, complications, and incidence of diabetes mellitus[J]. Periodontol, 2020, 83 (1): 59-65.

[11] SÄLZER S, GRAETZ C, DÖRFER C E, et al. Contemporary practices for mechanical oral hygiene to prevent periodontal disease[J]. Periodontol, 2000, 84 (1): 35-44.

第十三章　老年糖尿病患者多重用药

1. 多重用药在老年糖尿病患者中较为普遍且难以避免。（B）
2. 在选择降糖药物时需充分考虑药物之间的相互作用,避免不良反应。（B）

指南内容

多重用药是指患者同时使用≥5种药物。老年糖尿病患者多合并高血压、冠心病、脑卒中及慢性呼吸系统疾病等,多重用药在老年糖尿病患者中较为普遍且难以避免。多重用药会增加药物相互作用的风险,不仅可能影响老年糖尿病患者的降糖疗效,还可能增加低血糖风险。磺脲类药物主要经肝脏 CYP2C9 酶代谢,老年患者合用氟康唑、西咪替丁等 CYP2C9 抑制剂时,会减慢磺脲类药物代谢,增加低血糖风险。阿卡波糖与华法林合用会使凝血酶原国际标准化比值升高,增加出血风险,需要及时调整剂量[1]。瑞格列奈主要通过 CYP2C8 和 CYP3A4 酶代谢,与氯吡格雷、酮康唑、ACEI 类及单胺氧化酶抑制剂等药物合用时,可能增强和 / 或延长瑞格列奈的降糖作用,增加低血糖风险。因此,在制定药物治疗方案时需考虑老年患者的药物使用情况,对于多重用药的患者,尽可能选择药物相互作用较少的降糖药物,避免不良的药物 - 药物相互作用。

解　读

多重用药是最常见、最重要的老年综合征之一,它可增加老年人失能的发生率和病死率,已成为全球严重的公共卫生问题。目前,老年人多重用药的定义尚未完全统一。美国的定义强调临床需要,指老年人应用比临床需要更多的药物或药物方案中含有≥1种潜在不恰当用药(potentially inappropriate medication, PIM),强调临床应用不需要/不必要药物为多重用药[2]。欧洲的定义强调用药数目,定义老年人每天用药数目≥5种为多重用药[3]。此定义虽简单可行,但目前老年人共病率高,多数老年人用药已超过这一标准。老年医学界主张老年人处方质量评估是对药物治疗方案利弊的总体评估,而不是简单计数所用药物[4]。

临床上多重用药主要有以下方面的原因:①老年人多病共存,需要多种药物治疗;②共病患者多科就诊,多名医师开药而无用药协调者(药师、老年病医师或全科医师);③以往就诊医师开的对症药物未及时停药;④患者自行购买非处方药,如非甾体抗炎药、通便药等;⑤处方瀑布(处方级联),由于药物不良反应(adverse drug reaction, ADR)临床表现与疾病极其相似,极易误诊,一旦ADR被误诊为新的医疗问题而开具新药,新药又导致ADR再开新药,以致用药越来越多,如同瀑布一样启动一系列ADR。多重用药的危险因素包括患者、医师、制度等方面。就患者而言,高龄、低体重、患≥6种慢性病、肌酐清除率(creatinine clearance, Ccr)<50ml/min、ADL受损、服用>9种药物、每天服药≥12剂、高危药物、有ADR史均增加多重用药的风险;就医师而言,老年病理/药理学知识缺乏、习惯开新药、不愿意适时停药均为危险因素;就制度而言,保健医疗提供者增加访问次数、药房数量增加、药物种类增加、药物市场快速增长均为危险因素。我国42.0%的老年人同时患有两种以上疾病,以高血压、糖尿病、冠心病、脑卒中、慢性呼吸系统疾病等组合最为常见,且患病率逐年增长[5,6];3B研究[7]显示,30.0%的中国糖尿病患者伴发高血压,12.2%伴发血脂异常,29.8%为高血糖伴发高血压及血脂异常患者。因此,多病共存的老年人多重用药情况不可避免且非常普遍。老年患者肝、肾功能减退以及体脂的变化显著改变药物分布、代谢和排泄,增加发生药物相互作用风险,可能引起残疾和死亡等严重临床后果。

只要是药物就有可能导致ADR,最易引起ADR的药物包括神经精神药、心血管药、非甾体抗炎药、降糖药、抗凝药、抗肿瘤药、抗菌药物、糖皮质激素及生物制剂等几大类。多重用药主要通过以下三种机制引起ADR：①药物-药物相互作用[8]：研究表明，同时使用2种药物发生相互作用的概率为6%，同时使用5种药物可达50%，同时使用8种药物发生相互作用概率为100%。虽然药物-药物相互作用并非都引起ADR，但潜在的发生风险无疑是增加的。药物-药物相互作用可发生于药物在体内所有过程。CYP450酶是机体药物代谢的重要酶系，其中CYP3A4、CYP2D6、CYP2C9、CYP2C19、CYP1A2、CYP2E1是主要亚型，参与绝大部分药物代谢；酶诱导剂使CYP450酶活性增强，药物代谢增加，药物浓度下降，疗效降低；酶抑制剂使CYP450酶活性减弱，药物代谢降低，药物浓度升高，ADR增加。②药物-疾病相互作用：一方面，疾病状态下的药效学和药动学可能发生改变；另一方面，部分药物也会影响疾病的发生和发展，如利尿剂、泼尼松引起糖尿病患者血糖升高。③药物-食物相互作用：药物-食物相互作用表现为药动学和药效学两个方面。多重用药使药物相互作用的风险增加，从而引起药物不良反应，不仅可能影响老年糖尿病患者的降糖疗效，还可能增加低血糖风险。

老年糖尿病患者治疗药物相互作用潜在危害及处置如下：①二甲双胍：二甲双胍在体内无须肝脏CYP450酶代谢，直接以原型经肾脏排泄。西咪替丁可与二甲双胍竞争有机阳离子转运体（organic cation transporter，OCT）或多药及毒性化合物外排转运体（multidrug and toxic compound extrusion，MATEs），两者合用会减慢二甲双胍排泄，可能造成二甲双胍血药浓度升高。②α-糖苷酶抑制剂：阿卡波糖与华法林联用可提高华法林的生物利用度，使国际标准化比值（international normalized ratio，INR）升高，增加出血风险，因此合并使用阿卡波糖与华法林时，应密切监测INR值，及时调整华法林用量。伏格列波糖和米格列醇与华法林联用安全性良好，使用华法林的患者如需使用α-糖苷酶抑制剂，建议选用伏格列波糖或米格列醇[1]。③磺脲类：我国上市的磺脲类药物主要有格列本脲、格列美脲、格列齐特、格列吡嗪和格列喹酮。磺脲类药物在体内主要经CYP2C9代谢，老年患者合并使用CYP2C9抑制剂（如氟康唑、西咪替丁）可能减慢其代谢，增加低血糖风险。合用CYP2C9诱导剂，如卡马西平、利福平、苯巴比妥可能加快磺脲类药物代谢,导致血糖升高。④格列奈类:目前临床应用的主要有瑞格列奈、那格列奈和米格列奈。瑞格列奈主要通过 CYP2C8 和 CYP3A4 酶代谢。85% 氯吡格雷经酯酶水解成无活性的羧酸衍生物,无活性的羧酸衍生物是 CYP2C8 强抑制剂。当瑞格列奈与氯吡格雷、CYP3A4 抑制剂酮康唑等药物合用时,可抑制瑞格列奈在体内的代谢并升高其血药浓度,造成瑞格列奈的降糖作用增强和 / 或延长,从而增加低血糖风险。⑤DPP-4 抑制剂:沙格列汀主要通过 CYP3A4/5 代谢,与 CYP3A4/5 强抑制剂,如酮康唑、阿扎那韦、克拉霉素、茚地那韦、伊曲康唑、奈非那韦、利托那韦、沙奎那韦和泰利霉素合用时,能显著升高沙格列汀血浆浓度,合用时沙格列汀日剂量应≤2.5mg。而沙格列汀与卡马西平(CYP3A4/5 诱导剂)合用时,沙格列汀的代谢加快,其降糖活性显著降低[9]。西格列汀少量经 CYP3A4 和 CYP2C8 代谢,临床意义的相互作用少见。西格列汀是 P-gp 的底物,与地高辛合用可升高地高辛的血药浓度,两者合用时需谨慎。如果不能停用西格列汀,则需监测地高辛药物浓度[10]。阿格列汀、利格列汀和维格列汀在人体内基本不经 CYP450 酶代谢,无药物代谢酶相关的相互作用。阿格列汀不是 P-gp 底物,与地高辛(P-gp 底物)、环孢素(P-gp 抑制剂)合用无临床意义的相互作用。利格列汀和维格列汀基本不通过 CYP450 酶代谢,但均为 P-gp 底物,与 P-gp 诱导剂(如利福平)合用时,会降低其疗效;维格列汀与 ACEI 类药物合用时,可能增加血管神经性水肿的风险[11-12]。⑥噻唑烷二酮类:罗格列酮和吡格列酮主要经 CYP2C8 代谢。CYP2C8 抑制剂,如吉非罗齐和氯吡格雷等能显著减慢此类药物的代谢,升高其血药浓度;CYP2C8 强诱导剂(如利福平)能加快药物代谢,降低疗效。⑦SGLT2 抑制剂:达格列净主要经 UGT1A9 代谢为无活性的达格列净 3-O- 葡糖苷酸,仅有极少量经 CYP450 酶代谢。恩格列净在体内经 UGT2B7、UGT1A3、UGT1A8、UGT1A9 代谢为无活性的葡糖苷酸,不抑制、不诱导 CYP450 酶,不抑制 UGT1A1,药物 - 药物相互作用少见。卡格列净仅有 7% 经 CYP3A4 代谢,不抑制、不诱导 CYP450 酶。

　　因此,在制定药物治疗方案时需考虑老年患者的药物使用情况,由多学科团队采用老年综合评估的方法,最终对用药适当性进行评估,使患者的用药与老年人用药指南、功能、老年综合征和预期寿命等相匹配。老年患者多重用药评估工具有 Beers 标准、老年人不适当处方筛查工具（STOPP）、老年人处方遗漏筛查工具（START）。在老年人功能方面,功能自理者以减少靶器官损害、延长健康预期寿命为目标;衰弱、失能者以改善功能,提升生活质量为目标;临终者以不增加治疗负担和痛苦为目标。患者的治疗意愿和预期寿命也影响药物选择。对于多重用药的患者,尽可能选择药物相互作用较少的降糖药物,避免不良的药物 - 药物相互作用,制定合理处方,减少药物不良反应。

（王 冀 刘幼硕）

参考文献

[1] DASH R P, BABU R J, SRINIVAS N R. Reappraisal and perspectives of clinical drug-drug interaction potential of α-glucosidase inhibitors such as acarbose, voglibose and miglitol in the treatment of type 2 diabetes mellitus [J]. Xenobiotica, 2018, 48（1）: 89-108.

[2] FICK D, SEMLA T, Beizer J, et al. American Geriatrics Society updated Beers criteria for potentially inappropriate medication use in older adults [J]. J Am Geriatr Soc, 2012, 60（4）: 616-631.

[3] 宋长城,张婷,吕颖钺,等. 老年患者多重用药的研究进展 [J]. 中国老年学杂志, 2017, 35（17）: 4423-4425.

[4] 宋岳涛. 老年综合评估 [M]. 北京:中国协和医科大学出版社, 2012.

[5] 殷立新,张立辉. 特殊人群用药指导丛书:老年人用药指导 [M]. 北京:人民卫生出版社, 2012.

[6] 陶立群. 我国老年慢性病现状及发展趋势 [J]. 老龄问题研究, 2006（3）: 17-29.

[7] JI L, HU D, PAN C, et al. Primacy of the 3B approach to control risk factors for cardiovascular disease in type 2 diabetes patients [J]. Am J Med, 2013, 126（10）: e911-e922.

[8] 中国老年保健医学研究会老年内分泌与代谢病分会,中国毒理学会临床毒理专业委员会. 老年人多重用药安全管理专家共识 [J]. 中国全科医学, 2018, 21（29）: 3533-3544.

[9] SCHEEN A J. Dipeptidylpeptidase-4 inhibitors（gliptins）: focus on drug-drug

interactions [J]. Clin Pharmacokinet, 2010, 49（9）: 573-588.

[10] 陈莉明. 二肽基肽酶 4 抑制剂类口服降糖药的药化性质和药理活性综合比较分析 [J]. 中华糖尿病杂志, 2016（8）: 508-510.

[11] GRAEFE-MODY U, RETLICH S, FRIEDRICH C. Clinical pharmacokinetics and pharmacodynamics of linagliptin [J]. Clin Pharmacokinet, 2012, 51（7）: 411-427.

[12] BROWN N J, BYIERS S, CARR D, et al. Dipeptidyl peptidase-Ⅳ inhibitor use associated with increased risk of ACE inhibitor-associated angioedema [J]. Hypertension, 2009, 54（3）: 516-523.

第十四章　老年糖尿病特殊情况

!　要点提示

1. 健康状态分层为 Group 1 和 Group 2 的住院老年糖尿病患者空腹血糖控制目标为 6.1~7.8mmol/L,餐后 2h 血糖或随机血糖控制在 7.8~10.0mmol/L,健康状态分层为 Group 3 的患者适当放宽目标。(B)

2. 择期手术的老年糖尿病患者在围手术期将血糖控制在 7.8~10.0mmol/L,急诊手术的老年糖尿病患者不建议在术前设定过于严格的血糖控制目标。(B)

3. 老年糖尿病患者容易出现感染,感染导致血糖难以控制,甚至出现高血糖危象。(B)

4. 生命晚期患者的主要治疗目标是维护尊严、减少痛苦、保证生活质量;应适当放宽血糖、血压、血脂控制目标,降低治疗强度,但需避免发生糖尿病急症。(B)

一、医院管理

指南内容

老年糖尿病患者常因各种非糖尿病相关的问题住院,如心血管疾病、呼吸困难、感染等,内分泌科医师需与其他专科医师进行团队合作对患者的血糖进行管理。住院患者的情况可能会在短时间发生变化,要求医师及时识别并调整治疗方案。出现应用糖皮质激素治疗、鼻饲、全肠外营养、透析等可能引起患者血糖变化的情况时,应及时再次评估降糖方案。此外,临床医师应该始终将患者的年龄、预期寿命、整体的健康状态、功能状态、认知能力等纳入考量,在血糖控制与不良反应之间权衡。患者在非内分泌科专科住院期间,制定清晰的血糖控制目标有利于血糖管理[1]。参照《中国住院患者血糖管理专家共识》的建议,健康状态分层为Group 1和Group 2的住院老年糖尿病患者采取一般的血糖控制目标:空腹血糖控制在6.1~7.8mmol/L,餐后2h血糖或随机血糖控制在7.8~10.0mmol/L;可根据患者个体情况,对低血糖风险高、预期寿命短、健康状态分层为Group 3的老年糖尿病患者,适当放宽目标至空腹血糖7.8~10.0mmol/L,餐后2小时血糖或随机血糖7.8~13.9mmol/L,同时应避免高血糖危象发生。

?　解　读

住院的老年糖尿病患者常为多病共存的衰弱老年人,心血管疾病、呼吸困难、感染等问题常常成为住院需要解决的主要矛盾。内分泌科医师需与多专科医师进行团队合作,在实行老年综合评估的基础上,将患者的年龄、预期寿命、整体的健康状态、功能状态、认知能力、高血糖与低血糖的临床风险纳入综合考量,在血糖控制与不良反应之间权衡,制定个体化的降糖目标和方案[1-2]。《中国住院患者血糖管理专家共识(2017版)》提出,院内血糖管理应分别针对重症患者和非危重症患者,并将低血糖风险、心脑血管疾病危险人群、肝肾功能不全、高龄、预期寿命、精神或智力障碍等因素作为制定血糖控制目标的独立参考依据[3]。上述危险因素也皆在老年糖尿病患者中存在,且可能与低血糖风险叠加,因此住院老年糖尿病患者在制定血糖控制目标和方案时更需考虑周全。《指南》综合纳入老年人的共病数目及程度、日常生活能力受损、认知功能障碍等特点,制定等级为1~3级的健康状况评级标准,并据此制定分层血糖管理目标,确保对每一位老年糖尿病患者精准评判,在此基础上制定适合患者的个体化治疗目标和方案。

二、养老机构管理

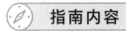 指南内容

随着我国老龄化社会进程加快,养老机构老年糖尿病患者的健康管理越来越重要。对有专业医护人员的养老机构,可参照前述老年糖尿病的医院管理进行处理。但目前我国养老机构主要提供基本生活照料,缺少糖尿病等慢性病的健康管理服务。严格的饮食控制对老年糖尿病患者血糖控制获益有限[4],还可能增加其发生营养不良的风险。结合患者个人喜好的常规饮食,有助于提高患者生活质量[5]。

? 解　读

养老机构是指为老年人提供全日集中住宿和照料护理服务,床位数在 10 张及以上的机构。入住养老机构的老年人大多存在日常生活能力下降、认知功能障碍和多重用药等老年综合征相关问题,上述问题可增加老年糖尿病患者的低血糖风险。2021 年《中国养老机构内老年人血糖规范化管理专家共识》建议参考老年人疾病、功能状态及预期寿命后使用不同的血糖控制目标。该共识指出,在营养方面常见的误区是患者自行减少主食与肉类摄入,这可能导致营养不良或肌少症的发生,故建议按照不同组别制定相应的营养标准,并将营养措施细化到体重监测、饮食结构与推荐摄入量、烹饪方式、餐次分布等方面。此外,该共识对运动方式、血糖监测方法、极高血糖识别与处理、慢性并发症识别与转诊、降糖药物管理等方面提出规范化的指导建议,为老年糖尿病患者在养老机构的生活与管理提供了依据[6]。

三、居家管理

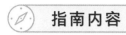 指南内容

　　居家老年人中糖尿病患病率高[7],糖尿病是居家老年人需重点关注的慢性病之一。老年糖尿病患者的居家管理应包括居家老年人自身对健康的管理、家庭成员对居家老年人的照护以及社区医疗机构对居家老年人进行的慢性病管理。多学科团队干预模式可改善居家老年糖尿病患者的血糖和心态,并能够在一定程度上提高患者的自我管理能力[8]。老年糖尿病患者居家管理应注意预防低血糖、高血糖危象以及跌倒等急性事件。

? 解　读

　　老年糖尿病患者通常病程较长,并发症、自身基础疾病较多,在接受住院治疗和护理后,大多数时间需居家维持治疗,而出院后由于缺乏医护人员监督,加之糖尿病相关知识匮乏或实施有一定困难,导致血糖水平难以长期维持。因此,需要重视老年糖尿病患者的居家管理,包括医护人员指导患者用药和血糖自我监测,做好低血糖相关知识宣教,培养患者自我管理疾病的能力和家庭成员对居家老年人的照护能力,应对社区医疗机构的工作人员进行糖尿病教育培训,尤其需要掌握血糖监测、低血糖预防等方面的知识[5]。"多学科团队"是指针对某一疾病,由医院组成两个以上相关学科团队,开展定期、定时的讨论会,制定最佳个体化治疗方案,并贯彻到患者的治疗和管理中。有研究显示,多学科团队干预模式可改善居家老年糖尿病患者的血糖控制水平、抑郁情绪,并能够在一定程度上提高患者的自我管理能力[8]。

四、围手术期管理

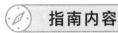

指南内容

老年糖尿病患者围手术期血糖控制目标为 7.8~10.0mmol/L[9-10]。对于拟行心脏手术或其他精细手术的患者,在权衡低血糖风险的基础上,建议可考虑更为严格的血糖控制目标,即 6.1~7.8mmol/L[11]。手术需要禁食,手术当日早上停用所有口服降糖药物,禁食期间每 4~6 小时进行一次血糖监测,术中根据情况增加血糖监测频次,如血糖水平超过控制目标给予短效人胰岛素或速效胰岛素类似物。对接受小手术的患者,若仅应用口服降糖药血糖即可控制良好,则术中无须应用胰岛素,并在术后恢复其口服降糖药。对接受大、中手术的患者,尤其是血糖控制不佳的患者,应及时改为胰岛素治疗,术中应继续应用胰岛素,并密切监测血糖。术后患者恢复正常饮食前可胰岛素静脉输注控制血糖,恢复正常饮食后改为胰岛素皮下注射。拟行急诊手术的患者不建议在术前设定过于严格的血糖控制目标,而应尽快进行术前准备,采用胰岛素静脉输注的方式降低血糖,并监测血糖。围手术期应关注血糖变化,警惕低血糖发生。

？　解　读

高血糖影响手术切口愈合,增加感染以及心脑血管事件的发生率,延长住院时间,影响患者的远期预后[9]。但过于严格的血糖控制则增加低血糖风险,而发生一次低血糖,围手术期死亡率即可增加[10]。因此,老年人围手术期血糖控制需根据患者术前血糖水平、治疗方案、有无并发症和伴发病以及手术类型等进行全面评估,制定个体化的血糖控制目标,要点在于控制高血糖、避免发生低血糖、维持血糖平稳,主要包括以下几方面:

(一)择期手术

对多数围手术期老年糖尿病患者推荐的血糖控制目标为 7.8~

10.0mmol/L[9-10]。对低血糖风险低、拟行心脏手术或其他精细手术的患者,可建议更为严格的血糖控制目标,即 6.1~7.8mmol/L[11]。根据患者的血糖情况、一般状况及手术类型决定是否需要停用口服降糖药以及是否需要胰岛素治疗。手术需要禁食,手术当日早上停用所有口服降糖药物,禁食期间每 4~6 小时进行血糖监测,术中根据情况增加血糖监测频次,如超过血糖控制目标时给予短效人胰岛素或速效胰岛素类似物。对接受小手术的患者,若仅需单纯饮食控制或口服降糖药即可使血糖达标,则术中无须应用胰岛素,并在术后恢复其口服降糖药。对接受大、中手术的患者或口服降糖药血糖控制不佳者,应在术前及时改为胰岛素治疗,基础胰岛素联合餐时胰岛素可有效控制血糖[10]。手术当日早上停用所有的速效或短效胰岛素,给予原剂量 60%~80% 长效胰岛素或 50% 中效胰岛素[11]。术中需静脉输注胰岛素,并密切监测血糖,一般建议每 1~2 小时监测 1 次血糖[10]。术后患者恢复正常饮食前仍予胰岛素静脉输注控制血糖,建议维持随机血糖在 7.8~10.0mmol/L[12],恢复正常饮食后可改为胰岛素皮下注射。

(二)急诊手术

如存在水、电解质、酸碱平衡紊乱,先纠正代谢紊乱。拟行急诊手术的患者,不建议在术前设定过于严格的血糖控制目标,应尽快进行术前准备,采用胰岛素静脉输注的方式控制血糖,并密切监测血糖[10]。

(三)低血糖的处理

低血糖的管理重在预防和及时发现。当患者术中血糖 <3.9mmol/L 时,应立即暂停胰岛素输注,开始升血糖处理,建议静脉推注 50% 葡萄糖注射液 30ml,15~30 分钟监测 1 次血糖;血糖为 3.9~5.6mmol/L,建议暂停或减慢胰岛素输注速度,每小时监测 1 次血糖。术前或术后发生低血糖时,可进食的清醒患者立即口服 10~25g 快速吸收的碳水化合物;不能口服的,静脉推注 50% 葡萄糖注射液 20~50ml,之后持续静脉滴注 5% 或 10% 葡萄糖注射液维持血糖,每 15~20 分钟监测 1 次血糖直至血糖 ≥5.6mmol/L[10]。

五、感染与疫苗接种

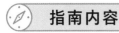

糖尿病患者易并发细菌、真菌、病毒以及非典型致病菌感染,常见的感染部位包括呼吸道、泌尿系统、皮肤和软组织等。老年糖尿病患者感染风险较高,且不易控制[13]。病程长、血糖控制不佳的老年患者并发感染将导致血糖更加难以控制,甚至诱发高血糖危象。因新型冠状病毒肺炎(COVID-19)死亡的患者中80.0%以上为老年人,其中26.8%的老年患者合并糖尿病[14]。因此,老年糖尿病患者应注意防护,避免新冠病毒等特殊病原体感染。良好的血糖控制、加强自身卫生、必要的免疫接种在一定程度上可预防严重感染。老年糖尿病患者应根据情况进行流感、肺炎链球菌等疫苗接种,以减少住院和死亡风险。对于合并感染的老年糖尿病患者,严格控制血糖是首要措施,但对共存疾病多、预期寿命短的患者可适当放宽血糖目标,同时需进行有效的抗感染治疗,必要时行外科手术治疗。

?　解　读

老年糖尿病患者感染风险较高,不易控制,后果严重[13,15]。糖尿病并发感染可形成一个恶性循环,即感染导致难以控制的高血糖,而高血糖进一步加重感染。感染可诱发糖尿病急性并发症,也是糖尿病的重要死因之一。

（一）糖尿病患者常见感染类型

糖尿病患者常见感染类型包括:①泌尿系统感染:常见,无症状菌尿和其他尿路感染并发症的风险增加[16]。常见的致病菌是大肠杆菌及克雷伯菌;其次为革兰氏阳性球菌和真菌。②呼吸道感染:肺炎常见的致病菌包括葡萄球菌、链球菌及革兰氏阴性菌。毛霉菌病及曲霉病等呼吸道真菌感染亦多见于糖尿病患者。流感病毒、新型冠状病毒也可导致糖尿病患者呼吸道感染[17-18]。因新型冠状病毒肺炎（COVID-19）死亡的患者中80.0%以上为老年人，其中26.8%的老年患者合并糖尿病[14]。③结核分枝杆菌感染：糖尿病患者结核分枝杆菌感染率显著高于非糖尿病患者，并且多见非典型的影像学表现。④消化系统感染：糖尿病患者感染幽门螺杆菌[19]、肝炎病毒的风险更高[20-21]。⑤其他感染：糖尿病患者皮肤葡萄球菌感染、牙周炎、颌面部感染、外耳炎均常见。糖尿病也增加了脓毒血症和慢性骨髓炎及霉菌性生殖器感染的风险[22-23]。

（二）糖尿病合并感染的防治

良好的血糖控制，加强自身卫生及必要的免疫接种在一定程度上可有效预防严重感染的发生。65岁以上患者都需接种23价肺炎球菌多糖疫苗[24]，接种时间超过5年者需再接种一剂。老年糖尿病患者应根据情况进行流感及新冠肺炎疫苗接种。严格控制高血糖为基础治疗措施，首选胰岛素作为降糖药物；进行有效抗感染治疗，并根据药物敏感试验结果，及时调整抗生素种类；必要时行外科手术治疗，特别是在糖尿病足的治疗过程中更为重要。磺脲类药物与氟康唑、伏立康唑、咪康唑、环丙沙星、氯霉素、克拉霉素合用时可导致血药浓度变化，增加低血糖风险。氟喹诺酮类药物和大环内酯类药物可能与血糖异常有关。高龄老年人需加强检测[25]。

六、舒缓医疗

⊘ **指南内容**

当老年糖尿病患者进入生命的晚期时应进行不同于其他时期的特殊管理。在这一阶段，维护患者的尊严、减少痛苦和保证生活质量尤为重要。患者有权拒绝检查和治疗，医护人员应考虑减少诊断性检查及不必要的治疗，尽可能使医护人员、患者、家属共同参与医疗决策过程。这一阶段的主要目标并非严格的血糖、血压、血脂管理,采取姑息治疗、预防低血糖和高血糖危象,解除患者疼痛等不适症状,有助于提高患者生活质量。研究发现,姑息治疗患者中停用他汀类药物可改善生活质量,但在血糖和血压方面尚缺乏类似的证据[26]。在降糖方案的选择上,可以将口服降糖药物作为一线药物,但不建议使用有胃肠道不良反应的药物,必要时可给予基础胰岛素。

? 解　读

缓和照顾阶段控制血糖不是为了延缓慢性并发症发生,而是为了避免因低血糖或高血糖引起的症状或急性并发症的发生,故允许血糖波动范围增加。血糖控制方案应根据糖尿病分型、预期生存时间、进食情况和肝肾功能等情况个体化制定。T1DM 患者或依赖胰岛素治疗的 T2DM 患者继续使用既往胰岛素方案,或调整为长效胰岛素类似物[27]。患者能进食时可以尽量延续使用原有的治疗药物,但要避免长效磺脲类药物[28]。当患者预期生存时间为数月时,应重新评估并尽量简化血糖控制方案,如采用每天一次的长效胰岛素类似物。患者生存时间为数周时,若进食量减少,可以根据进餐情况调整治疗方案,停止使用双胍类、糖苷酶抑制剂等影响营养物质吸收的药物,酌情使用胰岛素治疗。血糖监测频率应根据糖尿病类型、降糖药物特点和食物摄入量(终末期糖尿病患者食物摄入不稳定,原因包括痴呆、吞咽困难、衰老或化疗导致的味觉变化,以及对医院、养老院或长期护理机构提供的食物不满意)和活动水平量身定制。如 T1DM 患者或家属要求降低血糖监测频率,需结合病情谨慎决定。对于 T2DM 患者,只在特殊出现高血糖的情况(如感染或开始使用肾上腺皮质激素)和低血糖风险增高(如由化疗和阿片类镇痛药引起的厌食恶病质综合征、营养不良、吞咽障碍)时[5],才应考虑高频率血糖监测。根据患者情况血糖监测可从每天 2 次到每 3 天 1 次不等[29]。在生命的晚期,糖尿病治疗决策应考虑:低血糖和高血糖的风险,还要考虑共病、预期寿命等,还应提供识别低血糖的教育。此外,必须尊重患者拒绝治疗的权利,并考虑到宗教和文化传统,包括对死后遗体的照顾。

（贺洁宇　李　爽　王艳姣　詹俊鲲　刘幼硕）

参考文献

[1] UMPIERREZ G E, PASQUEL F J. Management of inpatient hyperglycemia and diabetes in older adults[J]. Diabetes Care, 2017, 40(4): 509-517.

[2] GEORGIA M D, KRISTEN D C, AMISHA W, et al. Management of inpatient hyperglycemia and diabetes in older adults[J]. Clin Geriatr Med, 2020, 36(3): 491-511.

[3] 中国医师协会内分泌代谢科医师分会,中国住院患者血糖管理专家组. 中国住院患者血糖管理专家共识[J]. 中华内分泌代谢杂志, 2017, 33(1): 1-10.

[4] CANADIAN AGENCY FOR DRUGS AND TECHNOLOGIES IN HEALTH. Diabetic diets for frail elderly long-term care residents with type Ⅱ diabetes mellitus: a review of guidelines[M]. Ottawa: Canadian Agency for Drugs and Technologies in Health, 2015.

[5] MUNSHI M N, FLOREZ H, HUANG E S, et al. Management of diabetes in long-term care and skilled nursing facilities: a position statement of the American Diabetes Association[J]. Diabetes Care, 2016, 39(2): 308-318.

[6] 王双,詹俊鲲,程梅,等. 中国养老机构内老年人血糖规范化管理专家共识(2021)[J]. 中华老年医学杂志, 2021, 40(6): 683-694.

[7] 李杨,黄丹,刘彤,等. 老年糖尿病患者生活质量相关因素的研究现状[J]. 中国老年学杂志, 2015(14): 4090-4092.

[8] SHAKIB S, DUNDON B K, MADDISON J, et al. Effect of a Multidisciplinary Outpatient Model of Care on Health Outcomes in Older Patients with Multimorbidity: A Retrospective Case Control Study[J]. PLoS One, 2016, 11(8): e0161382.

[9] SINCLAIR A J, DASHORA U, GEORGE S, et al. Joint British Diabetes Societies for In patient Care(JBDS-IP)Clinical Guideline In patient care of the frail older adult with diabetes: an Executive Summary[J]. Diabet Med, 2020, 37(12): 1981-1991.

[10] 中华医学会麻醉学分会. 围术期血糖管理专家共识(快捷版)[J]. 临床麻醉学杂志, 2016, 32(1): 93-95.

[11] UMPIERREZ G, CARDONA S, PASQUEL F, et al. Randomized controlled trial of intensive versus conservative glucose control in patients undergoing coronary artery bypass graft surgery: GLUCO-CABG trial[J]. Diabetes Care, 2015, 38(9): 1665-

1672.

[12] KWON S, THOMPSON R, DELLINGER P, et al. Importance of perioperative glycemic control in general surgery: a report from the Surgical Care and Outcomes Assessment Program[J]. Ann Surg, 2013, 257 (1): 8-14.

[13] PEARSON-STUTTARD J, BLUNDELL S, HARRIS T, et al. Diabetes and infection: assessing the association with glycaemic control in population-based studies[J]. Lancet Diabetes Endocrinol, 2016, 4 (2): 148-158.

[14] SHAHID Z, KALAYANAMITRA R, MCCLAFFERTY B, et al. COVID-19 and older adults: what we know[J]. J Am Geriatr Soc, 2020, 68 (5): 926-929.

[15] MCDONALD H I, NITSCH D, MILLETT E R, et al. New estimates of the burden of acute community-acquired infections among older people with diabetes mellitus: a retrospective cohort study using linked electronic health records[J]. Diabet Med, 2014, 31 (5): 606-614.

[16] KIRANMALA K, JOHNSON R, SAVIO J, et al. Microbiologic profile and clinical practices in urinary tract infections in a tertiary care center in Southern India[J]. J Family Med Prim Care, 2019, 8 (9): 2888-2892.

[17] 中国疾病预防控制中心新型冠状病毒肺炎应急响应机制流行病学组, 中国疾病预防控制中心. 新型冠状病毒肺炎流行病学特征分析[J]. 中华流行病学杂志. 2020. 41 (2): 145-151.

[18] CHEE Y J, NG S, YEOH E. Diabetic ketoacidosis precipitated by Covid-19 in a patient with newly diagnosed diabetes mellitus[J]. Diabetes Res Clin Pract, 2020 (164): 108166.

[19] HOSSEININASAB NODOUSHAN S A, NABAVI A. The Interaction of Helicobacter pylori Infection and Type 2 Diabetes Mellitus[J]. Adv Biomed Res, 2019 (8): 15.

[20] FERREIRA G, STUURMAN A L, HORSMANS Y, et al. Hepatitis B virus infection and the risk of liver disease progression in type 2 diabetic patients with potential nonalcoholic fatty liver disease: a retrospective, observational, cohort study in the United Kingdom Clinical Practice Research Datalink[J]. Eur J Gastroenterol Hepatol, 2020, 32 (1): 101-109.

[21] LIN P Y, CHEN S C, LO T C, et al. Dual Infection with Hepatitis B Virus and Hepatitis C Virus Correlated with Type 2 Diabetes Mellitus[J]. Exp Clin Endocrinol Diabetes, 2020, 128 (1): 38-42.

[22] NICHOLS G A, BRODOVICZ K G, KIMES T M, et al. Prevalence and incidence of urinary tract and genital infections among patients with and without type 2 diabetes[J]. J Diabetes Complications, 2017, 31 (11): 1587-1591.

[23] LI D, WANG T, SHEN S, et al. Urinary tract and genital infections in patients with

type 2 diabetes treated with sodium-glucose co-transporter 2 inhibitors：A meta-analysis of randomized controlled trials[J]. Diabetes Obes Metab, 2017, 19(3)：348-355.

[24] MATANOCK A, LEE G, GIERKE R, et al. Use of 13-Valent Pneumococcal Conjugate Vaccine and 23-Valent Pneumococcal Polysaccharide Vaccine Among Adults Aged≥65 Years：Updated Recommendations of the Advisory Committee on Immunization Practices[J]. Morb Mortal Wkly Rep, 2019, 68(46)：1069-1075.

[25] 中华医学会呼吸病学分会感染学组. 糖尿病合并肺炎诊治路径中国专家共识[J]. 中华内分泌代谢杂志, 2020, 36(8)：635-642.

[26] KUTNER J S, BLATCHFORD P J, TAYLOR D H, et al. Safety and benefit of discontinuing statin therapy in the setting of advanced, life-limiting illness：a randomized clinical trial[J]. JAMA Intern Med, 2015, 175(5)：691-700.

[27] COSTA S D. Palliative care and diabetes：Making the most of the end of life[J]. J Diabetes Nursing, 2012, 16(8)：327.

[28] KING E J, HABOUBI H, EVANS D, et al. The management of diabetes in terminal illness related to cancer[J]. Q J Med, 2012, 105(1)：3-9.

[29] DUNNING T L. Palliative and End-of-Life Care：Vital Aspects of Holistic Diabetes Care of Older People With Diabetes[J]. Diabetes Spectr, 2020, 33(3)：246-254.

第十五章 老年 1 型糖尿病及相关问题

要点提示

1. 随着医疗水平提高,老年 T1DM 患者的数量会明显增加。(C)
2. 个体化制定老年 T1DM 患者的血糖控制目标和治疗策略。(C)
3. 认知能力或身体机能下降的老年 T1DM 患者治疗策略应力求简便,同时应加强护理支持。(C)

指南内容

老年 T1DM 患者指年龄≥65 岁,包括 65 岁以前诊断和 65 岁及以后诊断的 T1DM 患者。随着生活和医疗水平的提高,T1DM 患者的寿命延长,老年 T1DM 患者的数量会明显增加。

与老年 T2DM 的管理相似,需结合患者的年龄、预期寿命、功能状态、基础疾病以及并发症情况等确定血糖控制目标以及降糖方案。老年 T1DM 患者血糖管理难度大,高血糖危象和低血糖风险均较老年 T2DM 患者更高。在老年 T1DM 患者出现微血管或大血管并发症之前,可以考虑较为严格的血糖控制目标,但需权衡低血糖风险。长病程是老年 T1DM 患者发生低血糖的危险因素,病程超过 40 年的老年 T1DM 患者中严重低血糖发生率达 18.6%[1],应适当放宽患者血糖控制目标。

由于疾病管理的复杂性,老年 T1DM 的自我管理过程依赖于患者良好的认知能力。有严重低血糖的老年 T1DM 患者更容易出现认知功能下降,应简化胰岛素治疗方案。T1DM 可能导致老年人身体功能下降,随着身体功能的下降,老年 T1DM 患者的自我管理能力下降,应加强护理支持。对于丧失独立生活能力的老年 T1DM 患者,需护理人员协助患者进食、活动以及注射胰岛素。

关于老年 T1DM 患者中血压、血脂、蛋白尿管理的循证医学证据均较缺乏。临床医师应根据每个患者的个体情况确定治疗目标及策略。

? 解 读

一、老年 T1DM 的流行病学与分型诊断

（一）流行病学

流行病学调查结果显示，T1DM 的发病率逐步上升，在过去 30 年间全球范围内平均每年增长 3%~4%。尽管中国是 T1DM 发病率较低的国家之一，但也呈现较快上升趋势。T1DM 发病年龄分布情况表明，65 岁以上老年人 T1DM 的发病率相对较低（0.32~0.38/10 万人年）[2]。但随着社会和医学的进步，T1DM 在诊断、治疗、管理、并发症诊治等方面都有非常大的改善，因此患者的预期寿命明显增加。T1DM 发病率的增加以及 T1DM 患者寿命的延长，造成老年 T1DM 患者数量正在快速增加[3-4]。为了改善 T1DM 患者的健康状况，并在其整个生命周期内保持医疗质量，关注老年 T1DM 患者的研究是至关重要的。

（二）分型诊断

T1DM 是由免疫系统进行性破坏胰岛 β 细胞，通常导致胰岛素绝对缺乏从而依赖外源性胰岛素治疗的糖尿病。T1DM 典型的临床特征包括：发病年龄低、起病急骤、"三多一少"症状明显、有酮症或酮症酸中毒倾向、胰岛功能差、依赖外源性胰岛素治疗。T1DM 可以发生在任何年龄层的患者，65 岁以后诊断的老年糖尿病患者也需要考虑 T1DM 的可能性[5]。区分 T1DM 与 T2DM 的依据是胰岛自身免疫和胰岛素依赖情况。值得注意的是，成人隐匿性自身免疫性糖尿病（latent autoimmune diabetes in adults，LADA）患者可能不会出现上述典型症状，并且可能经历暂时的非胰岛素依赖期。因此，随着起病年龄的增加，分型诊断的难度也逐渐增大，尤其是在老年糖尿病患者，T1DM 常易误诊、漏诊。

1. 胰岛自身免疫 目前，临床上普遍使用的胰岛自身免疫反应的标志物包括胰岛素自身抗体（IAA）、谷氨酸脱羧酶抗体（GADA）、胰岛细胞抗体

（ICA）、蛋白酪氨酸磷酸酶抗体（IA-2A）、锌转运体 8 抗体（ZnT8A）。这些标志物不仅是有效的诊断指标，也有助于遗传易感个体的筛查和预测[6]。对 T1DM 患者一级亲属的研究表明，持续存在两种或两种以上的胰岛自身抗体阳性者，随访 15 年期间 85% 进展至临床糖尿病。进展速度取决于首次检测自身抗体阳性的年龄、阳性抗体的种类、数量和滴度、患者的性别和HLA 基因型[7]。因此，美国糖尿病学会（ADA）指南建议对遗传易感个体，尤其是 T1DM 一级亲属定期检测免疫学标志物，有助于在自身免疫启动的初期发现高危患者[8]。T1DM 可分为三个阶段。第一阶段为免疫紊乱期；第二阶段为血糖异常期；第三阶段为临床症状期。表 15-1 阐述了各期的特点和诊断标准。需要注意的是，持续存在两种或两种以上的胰岛自身抗体的个体，即使未出现糖代谢异常和 / 或临床症状，也可以诊断为 T1DM 免疫紊乱期[9]。在这一阶段进行密切跟踪并增加随访频率，有助于早期预测疾病发生，降低糖尿病酮症酸中毒发生率，减轻起病时的代谢紊乱程度，帮助患者更好地控制代谢指标，延缓长期并发症发生，改善疾病预后。随着健康筛查的普及，越来越多的患者在出现临床症状前检测出糖代谢异常或达到糖尿病诊断标准，这一时期即使对于老年患者也一定要重视胰岛自身免疫标志物的检测，避免 T1DM 的误诊与漏诊，错过干预治疗的最佳时机。

表 15-1 T1DM 分期

	第一阶段 免疫紊乱期	第二阶段 血糖异常期	第三阶段 临床症状期
特点	存在胰岛自身免疫 血糖正常 无临床症状	存在胰岛自身免疫 血糖异常 无临床症状	达到糖尿病 诊断标准 有临床症状
诊断标准	多种胰岛自身抗体 阳性 糖代谢正常：未出现 IGT 或 IFG	多种胰岛自身抗体阳性 糖代谢异常：出现 IGT 和 / 或 IFG	出现糖尿病 临床症状 达到糖尿病 诊断标准

2. **胰岛素依赖** T1DM 患者的发病年龄不同，其胰岛 β 细胞的破坏速度也有明显差异。儿童和青少年常常进展迅速，往往起病时伴有酮症或酮症酸中毒；成人 T1DM 往往进展缓慢，发病一段时间内仍保有一定程

度的 β 细胞功能,部分患者在数月至数年的时间内胰岛功能部分缓解,可暂时停用胰岛素,或每日使用很少量胰岛素治疗。但在疾病后期,T1DM患者普遍出现胰岛 β 细胞功能完全衰竭,基本不分泌胰岛素,血浆 C 肽分泌曲线低平或检测不到。LADA 是由自身免疫性 β 细胞破坏介导的糖尿病,因此也包括在 T1DM 的范围内。LADA 患者起病时尚有一定程度的胰岛 β 细胞功能,不依赖胰岛素治疗。LADA 患者胰岛 β 细胞功能减退快于 T2DM,但比经典 T1DM 慢,一般需要 3~5 年。LADA China 三年随访研究显示,高滴度 GADA 的 LADA 患者胰岛功能衰减速度明显快于低滴度GADA 的 LADA 患者和 T2DM 患者[10]。

二、老年 T1DM 的血糖控制目标与胰岛素治疗方案

(一)血糖控制目标

T1DM 治疗的目标是保持血糖水平在目标范围内,以避免和 / 或延缓急性和慢性并发症。对于老年 T1DM 患者,美国糖尿病协会(ADA)指南建议 HbA_{1c} 控制目标(<7.5%~8.5%),但对血糖控制范围没有明确规定[11]。中国 T1DM 胰岛素治疗指南推荐需综合考虑 T1DM 患者每日活动量、良好血糖控制的意愿、发生并发症的可能性、低血糖发生频率和低血糖史等因素,为每例 T1DM 患者制定个体化的糖化目标。老年 T1DM 患者如无并发症且预期寿命长者, HbA_{1c} 目标为 <7.5%;合并轻中度并发症者 HbA_{1c} 目标为 <8.0%;合并严重并发症、一般情况差者 HbA_{1c} 目标为 <8.5%[12]。

一项真实世界研究[13]纳入 2014—2016 年确诊的 31 430 例成年T1DM 患者,研究结果发现成年 T1DM 患者中,随着年龄的增加 HbA_{1c} 水平持续下降。 HbA_{1c} 达标比例也随年龄增长大幅增加,65 岁以上的老年T1DM 患者达标率为 29%。相较于儿童青少年及年轻的成年 T1DM 患者,老年 T1DM 患者的代谢控制情况较好[14],与老年患者较高频率的自我血糖监测有关[15]。 $HbA_{1c} \geq 9\%$ 的成年 T1DM 患者的严重低血糖风险和 DKA 发生率分别是 $HbA_{1c} < 7\%$ 患者的 2 倍和 12 倍。因此,在为老年T1DM 患者制定血糖控制目标时,应避免血糖控制目标过于宽松导致的急性并发症。此外,在为老年 T1DM 患者制定血糖控制目标时需要尤其

关注这一群体的个体间差异。新诊断的老年 T1DM 患者可能不存在并发症,也有可能本身就存在其他慢性疾病,还有一些患者确诊时已经伴有并发症。部分 LADA 患者病程进展缓慢,老年时期可能仍保有一定程度的 β 细胞功能,低血糖和高血糖急症的风险较低。而大多数青少年起病的 T1DM 进入老年时期病程相对较长,胰岛 β 细胞功能基本全部丧失,低血糖和高血糖急症的风险较高,并且可能合并严重的并发症。同时,不同老年个体的身体功能、认知功能和自我管理能力也存在较大程度的差异。因此,在确定老年 T1DM 患者个体化血糖指标时,需要进行身体功能和认知功能、疾病治疗和自我管理知识、健康素养和计算能力的评估。值得注意的是,由于胰岛素的使用、年龄增长、病程延长、并发症的发生、认知功能的下降、糖调节能力减弱、多重用药等因素,老年 T1DM 患者低血糖的风险较高。因此,在制定个体化的代谢控制目标时需要充分考虑上述因素,评估低血糖风险,通过调整血糖控制和治疗方案尽可能避免低血糖发生。还应加强血糖监测和处理低血糖事件的健康宣教,在血糖控制达标和减少低血糖风险之间达到适当的平衡。

(二)胰岛素治疗方案

与 T2DM 不同,T1DM 患者通常存在自身胰岛素绝对缺乏,因此外源性胰岛素治疗必不可少。胰岛素治疗方案必须个体化,无并发症、预期寿命长的人群和基础疾病较多、预期寿命较短的人群应不同。模拟生理性胰岛素分泌方式的外源性胰岛素替代治疗方案——基础加餐时胰岛素治疗,是 T1DM 首选的胰岛素治疗方案[12]。基础加餐时胰岛素替代治疗方法包括每日多次胰岛素注射(multiple daily injection, MDI)和持续皮下胰岛素输注(continuous subcutaneous insulin infusion, CSII)。对于认知能力、视力和关节灵活度逐年下降的老年 T1DM 患者,胰岛素笔的操作可能存在困难。在每日多次胰岛素注射的糖尿病患者中,胰岛素注射剂量、注射时间相关的失误相当常见。治疗方案的依从性低与较差的血糖控制相关[16]。胰岛素泵是一种复杂而精密的医疗设备。一项回顾性调查比较了胰岛素泵治疗的老年 T1DM 患者与年轻 T1DM 患者的获益,这两个年龄组严重低血糖的风险和住院率下降比例基本相似[17]。另一项回顾性研究表明,胰岛素泵可以有效和安全地治疗符合特定条件的老年 T1DM 患者[18]。值得注意的是,随着年龄的增长,T1DM 患者的认知能力逐渐下降,这可能影响胰岛素泵的使用。因此,对于认知功能受损的老年 T1DM 患者,应定期重新评估其使用胰岛素泵的能力。同时,视力、听力的下降,以及骨关节炎、震颤等影响手功能和灵活性的基础病,均会影响胰岛素泵的日常使用。但年龄不能成为使用胰岛素泵的禁忌证。除了上述方案,在制定胰岛素替代治疗方案时,需要考虑老年 T1DM 患者胰岛功能衰竭速度的个体差异,兼顾胰岛功能状态、胰岛素敏感性、血糖控制目标、低血糖风险、身体功能、认知功能、自我管理能力和 / 或照护情况等因素制定个体化的治疗方案。

老年 T1DM 特殊情况下的胰岛素治疗:①胰岛功能部分缓解期:经典老年 T1DM 患者的蜜月期,或是初诊老年 LADA 患者,在一段时间的胰岛素治疗后胰岛功能部分缓解,即使暂时停用或仅使用少量胰岛素治疗,也能维持血糖接近正常或在正常范围内。这一时期可以根据血糖控制情况,每日注射≤3 次小剂量胰岛素(包括预混胰岛素)。同时需要继续监测血糖,如果出现血糖波动大、血糖不易控制,需频繁调整胰岛素用量时,建议及时评估患者胰岛功能并改用胰岛素强化治疗方案[12]。②脆性糖尿病阶段:对病程较长的老年 T1DM 患者,在胰岛 β 细胞功能完全丧失后,进入脆性糖尿病阶段。这一阶段表现为高血糖、低血糖频繁交替出现,血糖巨幅波动。持续皮下胰岛素输注及动态血糖监测有助于减少血糖波动,降低低血糖发生频率,经过适当的教育和培训,可使脆性糖尿病阶段的 T1DM 患者获益。③临终阶段:对需要姑息治疗的老年 T1DM 患者,主要治疗目标是保持舒适、控制及预防痛苦的症状、维护生活质量和尊严,可以考虑适当简化胰岛素治疗方案,以达到预防低血糖和高血糖急症状态的目标。病情稳定的患者可以继续之前的治疗方案,重点预防低血糖并通过监测血糖控制高血糖,保持血糖水平低于肾糖阈,HbA$_{1c}$ 的监测意义不大。器官衰竭的患者更需要重视预防低血糖,预防并治疗脱水。对于 T1DM 患者,餐前胰岛素剂量可能会随食物摄入量的减少而减少,但不应停止。对濒死状态的 T1DM 患者的血糖管理方案尚未达成共识,可给予少量基础胰岛素以维持血糖水平,防止糖尿病急性并发症。

三、老年 T1DM 急性并发症

（一）糖尿病酮症酸中毒

DKA 是由绝对胰岛素缺乏引起的威胁生命的高血糖危象，T1DM 患者高发，但老年 T1DM 患者 DKA 的流行病学调查数据有限。德国糖尿病前瞻性随访登记（DPV）研究[19]提示，高 HbA_{1c}（$HbA_{1c} \geqslant 9\%$）、糖尿病病程 5~10 年、年龄为 18~30 岁、有移民背景的成人 T1DM 患者更易发生DKA。18~30 岁的患者 DKA 发病率最高（4.03 例 /100 人年），发病率随年龄增长逐渐下降，50 岁以上的 T1DM 患者 DKA 发病率 <2 例 /100 人年。尽管老年 T1DM 患者 DKA 发生率较低，但老年 T1DM 患者 DKA 预后较差，仍需重视老年 T1DM 患者的代谢控制情况，对 $HbA_{1c} \geqslant 9\%$ 的患者及时干预。

（二）严重低血糖事件

对老年 T1DM 患者应特别关注严重低血糖事件，低血糖会增加跌倒、心肌缺血、心律失常、暂时或永久性认知障碍以及死亡的风险，从而导致较差的预后。T1D Exchange 研究数据表明，与年轻人相比，50 岁以上的 T1DM 患者严重低血糖发生频率最高，访视前 3 个月内发生至少一次严重低血糖事件的比例高达 10%。在校正了年龄、糖尿病持续时间、性别、种族 / 民族、保险状况等因素后，严重低血糖事件的频率降低与胰岛素泵的使用有关（5% vs 9%，$P<0.001$），与 CGM 的使用有关（5% vs 7%，$P=0.06$），与 HbA_{1c} 水平无关。而且长病程的老年 T1DM 患者，严重低血糖导致癫痫发作或意识丧失的发生率更高。在 211 名年龄 $\geqslant 65$ 岁且糖尿病病程 $\geqslant 40$ 年的受试者中，1/5 的患者在过去的一年中至少发生一次严重低血糖事件[1]。

糖尿病患者的认知能力可能受到血糖控制情况、低血糖、抑郁，以及微血管和大血管病变和其他与年龄有关的因素的影响。而老年 T1DM 患者严重低血糖发生率更高、病程更长，尤其需要关注认知功能的评估。因此 ADA 指南建议对老年糖尿病患者每年进行认知障碍筛查。50 岁以上的 T1DM 患者中，代谢控制欠佳（$HbA_{1c}>8\%$）与痴呆风险增加有关，如果

HbA$_{1c}$长期在9%以上,痴呆风险更高[20]。此外,与仅患糖尿病者相比,T1DM合并痴呆的患者严重低血糖后死亡的风险高出67%[21]。

值得注意的是,严重低血糖事件与无意识性低血糖事件、血糖变异性增加有关,而与HbA$_{1c}$或平均葡萄糖水平无关。因此,对于老年T1DM患者,尤其是频繁发生严重低血糖事件的长病程患者,应考虑增加血糖监测频率、减少β受体阻滞剂的应用[22]。目前的研究表明,CGM的使用与严重低血糖事件频率降低有关[23]。CGM是自我监测血糖(self monitoring blood glucose,SMBG)的有益补充。由于老年人无意识性低血糖的风险很高,因此不能识别轻度至中度低血糖发作,而CGM内置的警报可以帮助老年患者及时处理低血糖事件,提高安全性。相关临床研究表明,使用CGM可以改善血糖控制,降低T1DM患者的低血糖风险[23]。一些研究表明,老年糖尿病患者使用CGM后较少发生中度和重度低血糖事件,严重低血糖的发生率更低,幸福感、低血糖恐惧和糖尿病带来的精神压力也明显优于对照组[24]。

四、老年T1DM的综合管理与特殊情况

(一)综合管理目标

老年T1DM患者综合管理的相关循证医学证据较为缺乏,考虑到这一群体个体间差异较大,在进行健康教育、并发症筛查以及血压、血脂、蛋白尿等综合管理时,需要结合患者的年龄、预期寿命、身体功能状态、基础病及并发症合并情况全面综合评估,制定个体化治疗目标。

(二)特殊情况

受并发症、认知障碍、功能障碍等因素影响,老年T1DM患者自我管理能力常常下降,需要长期护理支持。并且相较于T2DM,T1DM的治疗相对复杂,这增加了照护者在患者日常生活中的重要性。然而,能够提供专业护理支持的照护者相对有限,有些照护者甚至不知道T1DM和T2DM的区别。因此,作为糖尿病教育必不可少的一部分,建议对提供护理支持的照护者进行关于胰岛素、胰岛素泵及CGM使用的长期教育支持,以改善老年T1DM患者的管理[11]。

随着人口老龄化、T1DM 患者寿命延长及急性并发症的死亡率下降，老年 T1DM 患者的管理需更多关注慢性并发症和合并症。①慢性并发症：针对老年 T1DM 慢性并发症的研究数据较为缺乏。美国 T1D Exchange 和德国 / 澳大利亚 DPV 注册研究[25]报道，60 岁以上 T1DM 患者微血管并发症的发病率分别为：视网膜病变 34% vs 40%、神经病变 36% vs 70%、微量白蛋白尿 17% vs 44%。美国一项真实世界研究（T1PCO 研究）[13]纳入 4 753 例年龄 >65 岁的 T1DM 患者，HbA_{1c}>9% 的患者神经病变及肾脏病患病率高于 HbA_{1c}<7% 患者（神经病变 19% vs 15%，肾脏病变 16% vs 14%）。心血管并发症是老年 T1DM 的主要死亡原因[26-28]，美国一项横断面研究提示 65 岁以上 T1DM 患者的 CVD 患病率为 40%[29]。芬兰的一项随访 18 年的研究提示，血糖对 CVD 死亡率的影响在 T1DM 高于 T2DM，HbA_{1c} 每增加 1%，45 岁以上 T1DM 患者 CVD 死亡风险增加 52.5%[30]。②合并症：老年 T1DM 的合并症除了与 T2DM 相同的高血压、心肌梗死等其他代谢性疾病外，还包括其他自身免疫性疾病，如桥本甲状腺炎、乳糜泻。研究[25]报道 60 岁以上 T1DM 患者高血压的患病率为 21%~42%；脑卒中和心肌梗死的患病率分别为 2%~8% 和 6%~9%。T1DM 患者常合并其他自身免疫性疾病[30]，故老年 T1DM 患者也需筛查其他自身免疫性疾病。

由于老年 T1DM 的并发症及合并症多，常同时服用多种药物，需考虑不同药物对血糖的影响及药物间的相互作用。老年患者常服用的糖皮质激素、雌激素、甲状腺素、噻嗪类利尿剂、可乐定、苯妥英钠等可升高血糖浓度，合用时应增加胰岛素用量；而 β- 受体阻滞剂、溴隐亭、氯贝丁酯、酮康唑、茶碱等可通过不同方式致血糖降低，胰岛素与上述药物合用时应适当减量。

综上，老年 T1DM 的患病率及患病人数增加，但针对这一群体的研究较少，需要更多的研究提供循证医学证据。老年 T1DM 的治疗需制定个体化的血糖控制目标，尽可能简化治疗方案，加强护理，同时关注急性及慢性并发症与合并症的诊疗。

（陈　阳　杨　涛）

参考文献

[1] WEINSTOCK R S, XING D, MAAHS D M, et al. Severe hypoglycemia and diabetic ketoacidosis in adults with type 1 diabetes: results from the T1D Exchange clinic registry[J]. The Journal of clinical endocrinology and metabolism, 2013, 98(8): 3411-3419.

[2] WENG J, ZHOU Z, GUO L, et al. Incidence of type 1 diabetes in China, 2010-13: population based study[J]. BMJ, 2018(360): j5295.

[3] LIVINGSTONE S J, LEVIN D, LOOKER H C, et al. Estimated life expectancy in a Scottish cohort with type 1 diabetes, 2008-2010[J]. JAMA, 2015, 313(1): 37-44.

[4] MILLER R G, SECREST A M, SHARMA R K, et al. Improvements in the life expectancy of type 1 diabetes: the Pittsburgh Epidemiology of Diabetes Complications study cohort[J]. Diabetes, 2012, 61(11): 2987-2992.

[5] AMERICAN DIABETES ASSOCIATION. Classification and Diagnosis of Diabetes[J]. Diabetes care, 2020, 43(Suppl 1): S14-S31.

[6] 朱婧, 陈阳, 顾愹. 1型糖尿病基因和免疫预测研究进展[J]. 中华糖尿病杂志, 2016, 8(10): 4.

[7] ANETTE G, ZIEGLER G S E. Seroconversion to Multiple Islet Autoantibodies and Risk of Progression to Diabetes in Children[J]. JAMA, 2012, 309(23): 2473-2479.

[8] CHIANG J L, KIRKMAN M S, LAFFEL L M, et al. Type 1 diabetes through the life span: a position statement of the American Diabetes Association[J]. Diabetes care, 2014, 37(7): 2034-2054.

[9] INSEL R A, DUNNE J L, ATKINSON M A, et al. Staging presymptomatic type 1 diabetes: a scientific statement of JDRF, the Endocrine Society, and the American Diabetes Association[J]. Diabetes care 2015, 38(10): 1964-1974.

[10] ZHOU Z, XIANG Y, JI L, et al. Frequency, immunogenetics, and clinical characteristics of latent autoimmune diabetes in China(LADA China study): a nationwide, multicenter, clinic-based cross-sectional study[J]. Diabetes, 2013, 62(2): 543-550.

[11] AMERICAN DIABETES ASSOCIATION. Older Adults[J]. Diabetes care, 2020, 43(Suppl 1): S152-S62.

[12] 中华医学会糖尿病学分会. 中国1型糖尿病胰岛素治疗指南[J]. 中华糖尿病杂志, 2016, 8(10): 591-597.

[13] PETTUS J H, ZHOU F L, SHEPHERD L, et al. Incidences of Severe Hypoglycemia and Diabetic Ketoacidosis and Prevalence of Microvascular Complications Stratified by Age and Glycemic Control in U. S. Adult Patients With Type 1 Diabetes: A Real-World Study[J]. Diabetes care, 2019, 42(12): 2220-2227.

[14] FOSTER N C, BECK R W, MILLER K M, et al. State of Type 1 Diabetes Management and Outcomes from the T1D Exchange in 2016-2018[J]. Diabetes technology & therapeutics, 2019, 21 (2): 66-72.

[15] MILLER K M, BECK R W, BERGENSTAL R M, et al. Evidence of a strong association between frequency of self-monitoring of blood glucose, hemoglobin A1C levels in T1D Exchange Clinic Registry participants[J]. Diabetes Care, 2013, 36 (7): 2009-2014.

[16] PEYROT M, BARNETT A H, MENEGHINI L F, et al. Insulin adherence behaviours and barriers in the multinational Global Attitudes of Patients and Physicians in Insulin Therapy study[J]. Diabetic medicine: a journal of the British Diabetic Association, 2012, 29 (5): 682-689.

[17] MATEJKO B, CYGANEK K, KATRA B, et al. Insulin pump therapy is equally effective and safe in elderly and young type 1 diabetes patients[J]. The review of diabetic studies: RDS, 2011, 8 (2): 254-258.

[18] BRIGANTI E M, SUMMERS J C, FITZGERALD Z A, et al. Continuous Subcutaneous Insulin Infusion Can Be Used Effectively and Safely in Older Patients with Type 1 Diabetes: Long-Term Follow-up[J]. Diabetes technology & therapeutics, 2018, 20 (11): 783-786.

[19] KALSCHEUER H, SEUFERT J, LANZINGER S, et al. Event Rates and Risk Factors for the Development of Diabetic Ketoacidosis in Adult Patients With Type 1 Diabetes: Analysis From the DPV Registry Based on 46 966 Patients[J]. Diabetes care, 2019, 42 (3): e34-e36.

[20] LACY M E, GILSANZ P, KARTER A J, et al. Long-term Glycemic Control and Dementia Risk in Type 1 Diabetes[J]. Diabetes care, 2018, 41 (11): 2339-2345.

[21] MATTISHENT K, RICHARDSON K, DHATARIYA K, et al. The effects of hypoglycaemia and dementia on cardiovascular events, falls and fractures and all-cause mortality in older individuals: A retrospective cohort study[J]. Diabetes, obesity & metabolism, 2019, 21 (9): 2076-2085.

[22] WEINSTOCK R S, DUBOSE S N, BERGENSTAL R M, et al. Risk Factors Associated With Severe Hypoglycemia in Older Adults With Type 1 Diabetes[J]. Diabetes care, 2016, 39 (4): 603-610.

[23] TOSCHI E, MUNSHI M N. Benefits and Challenges of Diabetes Technology Use in Older Adults[J]. Endocrinology and metabolism clinics of North America, 2020, 49 (1): 57-67.

[24] RUEDY K J, PARKIN C G, RIDDLESWORTH T D, et al. Continuous Glucose Monitoring in Older Adults With Type 1 and Type 2 Diabetes Using Multiple Daily

Injections of Insulin: Results From the DIAMOND Trial [J]. Journal of diabetes science and technology, 2017, 11 (6): 1138-1146.

[25] WEINSTOCK R S, SCHÜTZ-FUHRMANN I, CONNOR C G, et al. Type 1 Diabetes in Older Adults: Comparing Treatments and Chronic Complications in the United States T1D Exchange and the German/Austrian DPV Registries [J]. Diabetes research and clinical research, 2016 (122): 28-37.

[26] JØRGENSEN M, ALMDAL T, CARSTENSEN B. Time trends in mortality rates in type 1 diabetes from 2002 to 2011 [J]. Diabetologia, 2013, 56 (11): 2401-2404.

[27] MORRISH N, WANG S, STEVENS L, et al. Mortality and causes of death in the WHO Multinational Study of Vascular Disease in Diabetes [J]. Diabetologia, 2001, 44 (Suppl 2): S14-S21.

[28] SOEDAMAH-MUTHU S, FULLER J, MULNIER H, et al. High risk of cardiovascular disease in patients with type 1 diabetes in the UK: a cohort study using the general practice research database [J]. Diabetes Care, 2006, 29 (4): 798-804.

[29] CHAPMAN M, CROCKETT S, PURVIS T, et al. Macrovascular disease in the elderly with type 1 diabetes [J]. J Diabetes Metab, 2013, 4 (8): 299.

[30] JUUTILAINEN A, LEHTO S, RÖNNEMAA T, et al. Similarity of the impact of type 1 and type 2 diabetes on cardiovascular mortality in middle-aged subjects [J]. Diabetes Care, 2008, 31 (4): 714-719.

第十六章　糖尿病相关技术

> **！ 要点提示**

1. HbA_{1c} 未达标前每 3 个月检测一次,达标后每 6~12 个月检测一次;胰岛素治疗或低血糖风险高的患者需进行自我血糖监测,条件允许的患者(尤其是 T1DM 患者)可佩戴 CGM。(B)

2. 葡萄糖目标范围内时间是评价患者血糖控制水平的新的补充指标。(B)

3. 正确掌握胰岛素注射方法,关注注射治疗所引起的硬结、脂肪增生与萎缩。(B)

4. 应用胰岛素泵可以改善血糖控制,但需对患者及家属进行胰岛素泵知识教育,以避免胰岛素泵相关并发症。(B)

一、血糖监测

> **指南内容**

血糖监测技术包括 SMBG、CGM、糖化白蛋白和 HbA_{1c} 等。HbA_{1c} 是临床上用以评价长期血糖控制状况的金标准,是调整治疗方案的重要依据。对于 HbA_{1c} 未达标的患者,建议每 3 个月检测一次。达标后,可每 6~12 个月检测一次。但 HbA_{1c} 也存在一定的局限性,如难以反映低血糖风险,无法捕捉低血糖事件。建议胰岛素治疗的老年糖尿病患者进行自我血糖监测,基本监测点为空腹、三餐前,以了解患者的血糖基线水平,如患者存在夜间低血糖风险,建议根据情况加测睡前和夜间血糖,对于口服降糖药治疗且血糖控制平稳的患者无须频繁监测。

在老年糖尿病患者中,佩戴 CGM 能进一步改善 HbA_{1c},同时降低血糖变异性,而不增加低血糖风险[1-2]。T1DM 患者胰岛功能差、血糖波动大,更可能从 CGM 中获益。建议临床医师结合患者的血糖情况、认知水平、行动能力、经济情况等进行综合评估后提出是否佩戴 CGM 的建议。TIR 是指 24 小时内葡萄糖在目标范围的时长或所占的百分比,成人糖尿病患者中 TIR 的血糖范围一般界定为 3.9~10.0mmol/L,但尚缺乏针老年糖尿病患者的研究。近年来国际共识推荐 TIR 可作为成人 T1DM 和 T2DM 血糖控制情况的评价指标,同时 TBR 和 TAR 也可以作为评价治疗方案的有效参数。我国研究表明,在 T2DM 中 TIR 独立于 HbA_{1c} 与糖尿病微血管并发症相关(患者平均年龄 60.4 岁)[3],与心血管死亡、全因死亡相关(患者平均年龄 61.7 岁)[4]。在老年糖尿病的管理中,TIR 也可以作为评价血糖控制水平的补充指标,但尚需针对老年糖尿病患者的研究证实。TIR 目标的确定需考虑老年糖尿病患者的个体化差异和低血糖风险,并有待进一步的循证医学证据明确。

？ 解　读

目前临床上常见的血糖监测包括毛细血管血糖监测(SMBG 和院内血糖监测 POCT)、HbA_{1c}、糖化白蛋白(glycated albumin, GA)和 CGM(包括回顾式、实时和扫描式葡萄糖监测系统)。其中毛细血管血糖监测是血糖监测的基本形式,而 SMBG 无法精细反映全天血糖的波动变化[5]。HbA_{1c} 是反映长期血糖控制的金标准,也是临床调整治疗方案的重要依据,但其结果对调整治疗后的评估存在"延迟效应",不能精确反映患者低血糖风险,也不能反映血糖波动的特征。CGM 是指通过葡萄糖传感器监测皮下组织间液的葡萄糖浓度变化的技术,与 SMBG 相比,CGM 可以提供更全面的血糖信息,了解血糖波动的趋势,发现不易被传统监测方法所检测到的高血糖和低血糖[6]。回顾性 CGM 相当于葡萄糖监测的"Holter",佩戴结束后才能获得监测结果,因此能更客观地发现患者血糖波动变化的规律。相较于回顾性 CGM,实时 CGM 技术在提供即时葡萄糖信息的同时提供高血糖、低血糖报警、预警功能[7]。回顾性和实时 CGM

技术的临床定位和患者获益有所不同。2016 年国家药品监督管理局批准
上市的扫描式葡萄糖监测系统（flash glucose monitoring，FGM），兼具回顾
性及实时 CGM 系统的核心功能，无须毛细血管血糖校准，最长可以佩戴
14 天，通过监测组织间液的葡萄糖水平，定性和定量反映患者血糖水平及
血糖波动的特征。FGM 的上市推动了血糖监测由过去的点血糖向血糖趋
势或血糖曲线的变化，这对更加全面地评价个体血糖状态，发现隐匿性的
高血糖、低血糖情况，针对性生活方式管理和治疗调整大为有益，真正实
现血糖管理的实时反馈。

　　2017 年国际糖尿病先进技术与治疗大会提出 CGM 数据中的三个关
键数值：TIR、TBR 和 TAR[8]。T2DM 中的 TIR 与糖尿病微血管并发症、
心血管死亡和全因死亡相关，并独立于 HbA_{1c}。国际和国内的共识推荐
TIR 作为血糖控制情况的评价指标，同时 TAR 和 TBR 也可以作为评价治
疗方案的有效参数。老年糖尿病患者由于年龄大、糖尿病持续时间长、胰
岛素治疗时间和低血糖风险高还伴随着认知和身体功能减退及其伴随疾
病，因此治疗较为复杂。为老年糖尿病患者设定血糖控制目标时，个体化
很重要，应减少 <3.9mmol/L 的时间百分比和防止过高的血糖。随着 CGM
在临床实践中的应用，作为糖尿病自我管理的一个组成部分，使用 CGM
可以获得即刻的血糖水平，以及血糖变化趋势和速率，有助于糖尿病患
者优化饮食和运动，及时调整治疗药物，减缓和预防急性并发症。在临
床工作中，TIR、TAR 和 TBR 指标可作老年糖尿病患者血糖控制目标的
补充。

二、注射技术

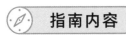 **指南内容**

　　正确的皮下胰岛素注射技术包括：每次注射后更换针头、选择合适的
部位注射、变换注射的部位、适当护理注射部位以及避免肌内注射。推荐
注射部位包括腹部、大腿、臀部和上臂。长期在同一部位进行注射可能导

致局部脂肪增生或脂肪萎缩[4],需定期并轮替变换注射部位。老年糖尿病患者如果存在痴呆、视力减退、神经病变、活动能力差、手指灵活性差等情况,在进行胰岛素注射时出现错误的风险增加。无针注射技术是《中国糖尿病药物注射技术指南》推荐的注射方法之一,能缓解患者对传统有针注射笔的恐针心理,降低注射痛感,从而提高患者依从性,改善血糖控制[9]。此外,无针注射可减少有针注射相关的不良反应,如皮下硬结、脂肪增生或萎缩,并减少了胰岛素的用量。有条件时可用于健康状态为良好(Group 1)和中等(Group 2)的老年糖尿病患者。但无针注射的操作较胰岛素笔注射复杂,需经专业人员指导,熟练掌握操作方法后方可自行注射。对于无法自行完成注射操作的患者,需教育患者家属积极协助或选用其他的注射方式。

? 解 读

良好的血糖控制有赖于正确的胰岛素注射技术:使用最短的 4mm 注射针头是安全有效的;应避免肌内注射;脂肪增生是胰岛素异常吸收的常见并发症;在正确的部位进行轮换注射,将有助于预防脂肪增生;患者良好的心理状态有利于提高依从性。对于老年糖尿病患者来说,具备良好的依从性、规范的胰岛素注射、克服恐惧的心理和防止注射部位的感染等是至关重要的。40% 左右老年患者胰岛素注射的依从性较差。不规范的胰岛素注射方法可引起注射部位结节、感染等不良反应,还会增加注射部位疼痛,降低患者治疗依从性。因此,护理人员应关注老年糖尿病患者胰岛素注射的问题,了解不规范注射的常见原因,指导老年糖尿病患者自我注射。以下将介绍临床常见影响注射技术的因素和改进方法。

(一)解剖学和生理学

1. 皮肤厚度 皮肤是针在注射部位必须穿过的第一个障碍,使用多种成像技术对注射部位的成人皮肤进行研究显示皮肤平均厚度 2~2.5mm。国外研究显示,无论种族、年龄,皮肤厚度差异很小,与胰岛素注射及胰岛素类型无关。

2. 皮下脂肪厚度　与相对恒定的皮肤厚度相比较,皮下脂肪组织的厚度变化很大。

3. 肌内注射的风险　肌内注射的胰岛素吸收速率不稳定,根据肌肉的活动状态而不同,可能导致血糖控制不佳、血糖波动、出现不明原因的低血糖。肌内注射可能导致出血、擦伤和疼痛的风险。出现无法解释的血糖变化和低血糖提示可能肌内注射[10]。

4. 针的长度　4mm针头足够穿过皮肤进入皮下脂肪组织,肌内注射的风险很小,因此无论年龄、性别、种族或BMI,都被认为是成人最安全的针头。

（二）注射部位和注射方式

1. 无菌技术　正规注射胰岛素时,应先洗手;使用碘制剂进行消毒可破坏胰岛素的活性,故应使用酒精消毒,在注射前必须让酒精完全干燥;不应在炎症、水肿、溃疡或感染部位注射[11];不应隔衣服注射。

2. 注射方式　建议老年糖尿病患者选择最短的4mm胰岛素针头,可减少将胰岛素注射至肌肉的发生率,此针头对进针的角度及深度没有特殊要求,便于操作。

3. 注射部位的选择和轮换　建议注射部位为腹部、大腿、臀部和上臂。这4个部位皮下组织较疏松,易于药物吸收,且神经分布较少。速效胰岛素可选择任一部位注射;短效胰岛素首选腹部;早餐前的预混胰岛素首选腹部,晚餐前的预混胰岛素首选臀部及大腿;中长效胰岛素应选择在睡前注射,避免肌内注射及晚餐时注射;长效胰岛素首选大腿及臀部。胰岛素类似物可在任何部位使用,其具有相似的吸收和作用（药效学/药代学）,但人胰岛素差异较大,腹部吸收最快,臀部最慢。正确地轮换注射部位是保护组织的最佳方法,建议1个月左右轮换注射部位。将注射部位划分为象限,每周使用一个象限,以一致的方向旋转象限[12]。正确的轮换部位要间隔至少1cm。

（三）注射部位的不良反应和预防措施

1. 皮下脂肪增生　脂肪营养不良主要有两种类型:①脂肪萎缩,即脂肪细胞减少,表现为凹陷;②脂肪增生,即脂肪细胞增大,表现为脂肪组织肿胀或硬化。其中脂肪增生常见,中国一项研究显示脂肪增生发生率为53.1%。注射到脂肪增生部位的胰岛素吸收不稳定,导致高血糖、低血糖或血糖变异性增加[13]。建议对出现脂肪增生患者进行培训,包括注射部位的轮换、每次注射后及时更换针头、选择正确的部位等。每年定期检查是否有脂肪增生或脂肪萎缩,红色记号笔标记脂肪增生或萎缩部位,告知患者及家属避开这些部位注射。

2. 针头的重复使用　针头的重复使用是目前胰岛素注射的常见问题。针头的重复使用与皮下脂肪增生有关,同时也是患者发生局部皮肤感染、注射部位疼痛和出血的危险因素。因此,应遵循"一针一换"的原则。

（四）无针注射技术的应用

目前常用的胰岛素注射通过针头来完成,可引起注射疼痛、心里不适、皮下脂肪萎缩、炎症等。老年糖尿病患者常伴痴呆、视力下降、肢体活动受限等,使用胰岛素注射时会出现胰岛素剂量不准确等错误,增加了低血糖的风险。近年来随着胰岛素注射技术的进步,无针注射技术可缓解老年患者对针头的恐惧感,降低疼痛感,提高依从性,进一步改善血糖。我国的一项研究显示,与传统胰岛素笔治疗相比,无针注射胰岛素治疗降糖效果相当,患者的满意度明显高于传统治疗,安全性更高。无针注射可减少传统注射的不良反应,如皮下硬结、脂肪萎缩或增生,减少胰岛素剂量。健康状况良好的老年糖尿病患者经专业人员指导,熟练掌握操作方法后可以使用。

三、胰岛素泵

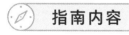 指南内容

胰岛素泵是采用人工智能控制的胰岛素输送装置,可以连续进行皮下胰岛素注射,最大程度模拟胰岛素的生理分泌,以帮助管理血糖。对于老年糖尿病患者,尤其是 T1DM 患者,如采用多针胰岛素皮下注射治疗血

糖波动大、低血糖风险高,建议可尝试改为胰岛素泵。在老年 T2DM 患者中,小样本研究提示,使用胰岛素泵可以有效控制血糖,安全性和患者满意度良好[14]。采用多针胰岛素皮下注射难以精确调整胰岛素用量的患者也可考虑应用胰岛素泵。认知能力下降、视力下降、手指灵活性下降、无他人协助、缺乏胰岛素泵的知识等均可能是老年糖尿病患者使用胰岛素泵的限制因素[15]。临床医师需结合患者的个体情况决定是否采用胰岛素泵治疗,并对患者及家属进行胰岛素泵知识的充分教育,包括胰岛素泵的设置、报警的处理、潜在的并发症等。应建立良好的协助模式,在患者的胰岛素泵需要调整时能快速有效处理,以免出现胰岛素泵相关的急性不良事件。

？ 解　读

老年患者常伴有认知障碍、严重的视力下降、灵活性减退、没有护理人员或伴侣协助糖尿病管理、缺乏管理血糖的信心、对泵治疗的益处和局限性认识不足,以及无法让胰岛素泵团队进行评估和持续管理等因素均是老年糖尿病患者使用胰岛素泵的限制因素[16]。

老年糖尿病患者常合并糖尿病性视网膜病、黄斑水肿、黄斑变性和青光眼等,需评估患者的视力。通过使用更易于阅读的屏幕和添加放大镜提高患者阅读屏幕的能力;此外,可以通过声音或振动的方式进行提示。糖尿病管理团队必须熟悉各种类型泵的具体功能,并能够根据不同临床需求的老年患者的具体情况应用这些功能,对泵治疗中的问题进行仔细评估和持续监测。常见的问题包括导管阻塞导致的胰岛素输送中断、泵故障以及插入部位炎症和感染的处理。制定对泵故障的处理方案,确保患者和 / 或其护理者能够通过其糖尿病团队获得帮助。评估患者是否了解何时需要化验酮体、何时补充胰岛素注射、何时联系医生或去急诊室。总之,临床医师需结合患者的个体情况决定是否采用胰岛素泵治疗,并对患者及家属进行胰岛素泵知识的充分教育,包括胰岛素泵的设置、报警的处理、潜在的并发症等。应建立良好的协助模式,在患者的胰岛素泵需要调整时能快速有效处理,以免出现胰岛素泵相关的急性不良事件。

(谢 云 陈莉明)

参考文献

[1] RUEDY K J,PARKIN C G,RIDDLESWORTH T D,et al. Continuous Glucose Monitoring in Older Adults With Type 1 and Type 2 Diabetes Using Multiple Daily Injections of Insulin:Results From the DIAMOND Trial[J]. J Diabetes Sci Technol, 2017,11(6):1138-1146.

[2] VIGERSKY R A,FONDA S J,CHELLAPPA M,et al. Short- and long-term effects of real-time continuous glucose monitoring in patients with type 2 diabetes[J]. Diabetes Care,2012,35(1):32-38.

[3] LU J,WANG C,SHEN Y,et al. Time in Range in Relation to All-Cause and Cardiovascular Mortality in Patients With Type 2 Diabetes:A Prospective Cohort Study[J]. Diabetes Care,2021,44(2):549-555.

[4] FRID A H,KREUGEL G,GRASSI G,et al. New Insulin Delivery Recommendations [J]. Mayo Clin Proc,2016,91(9):1231-1255.

[5] FONSECA V A,GRUNBERGER G,ANHALT H,et al. Continuous Glucose Monitoring:A Consensus Conference of the American Association of Clinical Endocrinologists and American College of Endocrinology[J]. Endocr Pract,2016,22 (8):1008-1021.

[6] 中华医学会糖尿病学分会. 中国动态血糖监测临床应用指南(2012 年版)[J]. 中华糖尿病杂志,2012,4(10):582-590.

[7] 贾伟平. 持续葡萄糖监测[M]. 上海:上海科学技术出版社,2017.

[8] DANNE T,NIMRI R,BATTELINO T,et al. International Consensus on Use of Continuous Glucose Monitoring[J]. Diabetes Care,2017,40(12):1631-1640.

[9] JI L,GAO L,CHEN L,et al. Insulin delivery with a needle-free insulin injector versus a conventional insulin pen in Chinese patients with type 2 diabetes mellitus: A 16-week,multicenter,randomized clinical trial(the FREE study)[J]. EClinicalMedicine,2020(23):100368.

[10] KALRA S,GUPTA Y. Clinical Applications of Intramuscular Insulin[J]. Journal of Endocrinology and Metabolism,2014,4(3):40-43.

[11] GENTILE S,AGRUSTA M,GUARINO G,et al. Metabolic consequences of incorrect insulin administration techniques in aging subjects with diabetes[J]. Acta Diabetol,

2011, 48 (2): 121-125.

[12] VIDAL M, COLUNGO C, JANSÀ M. Actualización sobre técnicas y sistemas de administración de la insulina (I) [J]. Av Diabetol, 2008, 24 (3): 175-190.

[13] GRASSI G, SCUNTERO P, TREPICCIONI R, et al. Optimizing insulin injection technique and its effect on blood glucose control [J]. J Clin Transl Endocrinol, 2014, 1 (4): 145-150.

[14] HERMAN W H, ILAG L L, JOHNSON S L, et al. A clinical trial of continuous subcutaneous insulin infusion versus multiple daily injections in older adults with type 2 diabetes [J]. Diabetes Care, 2005, 28 (7): 1568-1573.

[15] STEPHENS E A, HEFFNER J. Evaluating older patients with diabetes for insulin pump therapy [J]. Diabetes Technol Ther, 2010, 12 (Suppl 1): S91-S97.

[16] SCHEINER G, SOBEL R J, SMITH D E, et al. Insulin pump therapy: guidelines for successful outcomes [J]. Diabetes Educ, 2009, 35 (Suppl 2): 29S-41S; quiz 28S, 42S-43S.

第十七章　老年糖尿病与中医药学

📖　指南内容

糖尿病属中医"消渴病"范畴,我国传统医学治疗历史由来已久。中医认为,糖尿病的基本病机为阴虚燥热,因其有口干多饮、多食易饥、小便频数的临床特点,分别对应病位在肺、胃、肾,而治疗相应分上、中、下三消论治。中医药在糖尿病及并发症的治疗中有一定效果,由于老年患者常伴器官功能衰退,多种并发症和伴发疾病并存,中西药物使用情况复杂等多重因素,因此,需要在专业中医指导下接受中医、中西医结合治疗,并且在治疗过程中注意用药的安全性。

❓　解　读

一、阴虚燥热为糖尿病的基本病机

中医学认为糖尿病属"消渴病"的范畴,主要症状表现为"三多",即口干多饮、多食易饥、小便频数,其病机是由于饮食不节、劳欲过度等导致的阴虚燥热,以阴虚为本,燥热为标。阴虚常表现为五心烦热、潮热盗汗等,燥热可表现为口干舌燥、烦渴欲饮、大便秘结等。阴虚与燥热常互为因果,燥热易导致阴虚,而阴虚又可加重燥热,病变涉及主要脏腑为肺、胃、肾,而以肾为关键。病位在肺的主要表现为口干多饮,病位在胃的表现为多食易饥,病位在肾的表现为小便频数。

二、采用三消辨证作为主要辨证论治方法

早在宋代《太平圣惠方》中就提出了"三消"学说,后世根据本病"三多"症状的偏重不同,冠以上、中、下三消之名,作为基本证候。通常把主要症状为口渴多饮的称为上消,易饥多食的称为中消,多尿或伴水肿的称

为下消。《指南》推荐的三消辨证,其特点为简明便捷、易于掌握、方便应用,临床中可结合症状快速判断证候,从而指导治疗。在解决糖尿病及其并发症的复杂临床问题时,中医学尚有其他多种辨证论治方法如八纲辨证、脏腑辨证、分期分型辨证[1-2]等,可采取一种或多种辨证方法相结合灵活应用。在辨证的基础上,合理选用对证的中药方剂或中成药,及非药物疗法,如热证可选金芪降糖片,阴虚可选六味地黄丸[3];对于含有西药成分的中成药如消渴丸[4]等,尚需遵照药品使用说明书,在专业医师指导下使用。

（王世东）

参考文献

[1] 吕仁和,张发荣,高彦彬.消渴病中医分期辨证与疗效评定标准:消渴病辨证诊断参考标准[J].中国医药学报,1993,8(3):54.

[2] 赵进喜,王世东,黄为钧.中医药防治糖尿病及其并发症研究述评[J].世界中医药,2017,12(1):10-15.

[3] 中华医学会糖尿病学分会.中国2型糖尿病防治指南(2020年版)[J].中华内分泌代谢杂志,2021,37(4):311-398.

[4] 仝小林,刘喜明,魏军平,等.糖尿病中医防治指南[J].中国中医药现代远程教育,2011,9(4):148-151.

55检